自然治癒力を高める連続講座

2

# 自然治癒力・免疫力を高める食生活

# 自然治癒力・免疫力を高める食生活

## 目次

CONTETS

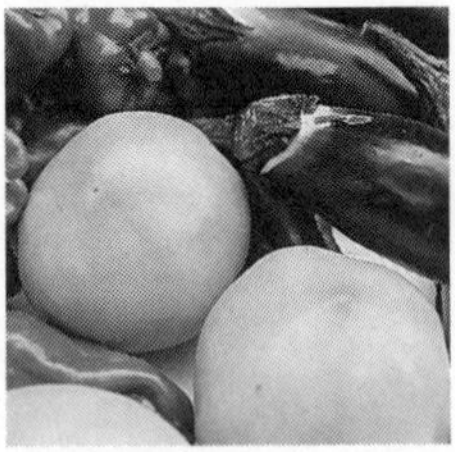

特集① 家庭でできる自然療法 5

「家庭でできる自然療法のすすめ」……東城百合子（「あなたと健康」主幹） 6

「腹6分で老いを忘れる」……船瀬俊介（地球環境問題ジャーナリスト） 18

特集② 免疫と食生活 31

「食と健康を免疫力から考える」……安保徹（新潟大学大学院医学部教授） 32

特集③ 食と生活習慣 45

「食の健康〈常識〉を問い直す」……島田彰夫（神戸山手大学教授） 46

「長生きの秘訣は〈医食同源〉にあり」……新居裕久（新宿医院院長・昭和大学医学部客員教授） 58

表紙アート／はせくらみゆき（アートセラピスト）
デザイン／スタジオY2

「がん・糖尿病を予防する食生活」……田上幹樹（東京都教職員互助会三楽病院副院長） 68

**特集④ ホリスティックな食と健康** 79

「予防こそ最良の知恵」……帯津良一（帯津三敬病院名誉院長） 80

「アンドルー・ワイル博士の〈医食同源〉を聞く」……上野圭一（翻訳家・鍼灸師） 92

**特集⑤ 代替療法と食事** 103

「やさしいアーユルヴェーダ入門」……上馬場和夫（富山県国際伝統医学センター次長） 104

「シュタイナー医療から食を学ぶ」……大住祐子（人智学に基づく医療・看護研究所主宰） 116

**連載エッセイ** 153

**アマゾン、インディオからの癒し②** 母への感謝と18回めのアマゾン訪問……南研子（熱帯森林保護団体代表） 154

**チベット医学童話②** 「タナトゥク」インド・ダラムサラより……小川康（チベット医学占星術大学2年生・薬剤師） 163

**癌からの贈りもの①** 乳癌《がん》を宣告されて……鈴木ゆみ（読者の手記） 174

**特別企画 いったい私たちは何をどう食べると良いのか** 123

食生活の指針――編集部の「まとめ」 124

「野菜丸ごと基礎知識」 130

「発酵パワーのすごさ」 150

本の通信販売 181

編集部と読者の皆様で作るページ 186

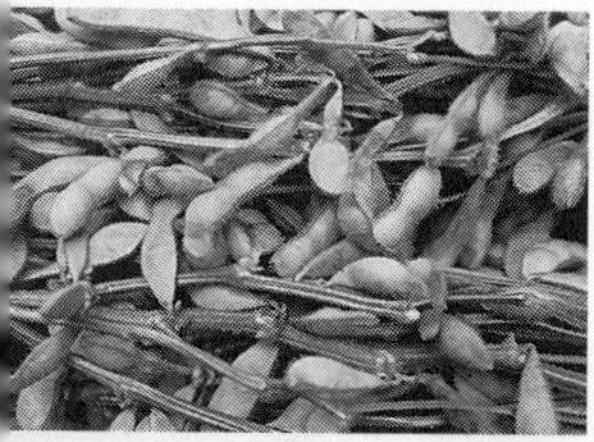

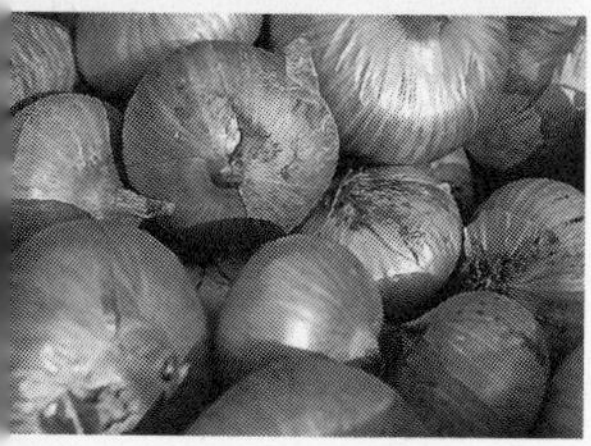

## 第2号のごあいさつ

食は、誰もが毎日欠かすことのできない生活習慣ですが、今の私たちの食生活を省《かえり》みると、理想的な食を実践している方はほとんどいないように思えます。いったいなぜでしょうか?

1つには、飽食の時代を生きている私たちは、食べ物がいくらでもあり、いつでも食べられると思っているために、「食べることを軽んじて、食べ方を改める必要性を感じない」からでしょう。

2つめは、毎日の生活が忙しく予定に追われ過ぎているために、特別な自覚症状のない限り、「体を養生する食べ方に気を配ることが日常生活の優先順位の中で低い」ということです。今の子どもたちの朝食抜き現象も問題になっています。

そして3つめに食がビジネス、経済活動の標的となり、自然食から加工度の高い食品、大量生産のできる食品など、企業が売りたいもの中心の食業界の中で、「本当に体によい食べ方、まともな食べ物についての情報が、私たち消費者に届きにくい」という問題があるのではないかと思います。

そこで第2号では「私たちは、何をどのように食べると心身ともに快調で健康に生活していくことができるか」について、自然治癒力を高めるという観点から、ある一点に決めつけることなく、自然療法、医学的側面、ジャーナリズム等、色々な分野の専門家に取材し、ご登場いただきました。その中で若干ですが、「肉は良い、悪い」「朝食は欠かさず食べる、食べなくても良い」「牛乳は?」など、意見が異なる結果に見える部分もあります。

編集部では、読者の皆様が誤解を招かぬように、主なテーマ別に、各専門家の方々の意見をまとめて整理しました。(P124)整理の結果わかったことは、立場上、表現の違いはありますが実際には対立する考えはほとんどなかったということです。

それぞれの専門家のご意見全体をじっくりとお読みになり、皆様も「ご自分の心身を今ある食べ物でどう養うか」を学び、これからの食生活の中でご活用ください。

特集 1

# 家庭でできる自然療法



Yuriko Tojo

## 東城百合子

（「あなたと健康」主幹）

「家庭でできる自然療法のすすめ」

**1925年岩手県生まれ。20代に肺結核を患うが、玄米自然食によって病から立ちなおる。以来、自然食、自然の力を多くの人に伝えるため健康運動を始め、今日に至る。**



Shunsuke Funase

## 船瀬俊介

（地球環境問題ジャーナリスト）

「腹6分で老いを忘れる」

**1950年福岡県生まれ。早稲田大学卒業後、日本消費者連盟のスタッフとなる。その後独立して消費者・環境・健康問題を中心に評論・執筆・講演活動を続けている。**

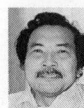

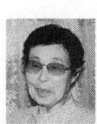

# 家庭でできる自然療法のすすめ

東城百合子（「あなたと健康」主幹）

若いときに結核で倒れて生命を失いそうになり、自然の食べ物で救われたという東城さん。その経験から35歳のとき沖縄で健康運動をスタートするが、不幸にして一度ならず、二度、三度の挫折を味わう。だが、苦しみは不幸ではない、歓びを生む親なのだからという信念が多くの人々の支持を呼び、気がつくと「あなたと健康」30周年という年を迎えていたという。自然に学んだ30年の歩みのなかから、玄米食と自然療法について東城さんの貴重な体験とメッセージをご紹介します。

## 「手」抜きは「心」抜き

今の人たちは手作りをしなくなりました。機械が作ったものを当たり前に食べていますが、添加物が入ろうと入るまいと機械が作ったものには「心」がありません。手抜きは心抜きということですから、「手」を使わないと「心」は育ちません。でも、その差についてはほとんどの方が意識していないようです。

私の孫も、テレビの宣伝を見て、あれを食べたい、これを食べたいと言うことがあります。そういうときは、「テレビで宣伝しているものは、いっぱいお店で売っているでしょう。そういうものは、みんな機械が作るのよ。でもお母さんは、毎日毎日その度に作っているでしょう。だからお母さんが作るのと違うのよ」と話します。すると孫は「あ、そうか」と納得します。

私は、生活の中で納得する体験が得られるかどうかということが、今と昔では大きく違ってきていると思います。子どもたちが、機械が作ったものと母親が作ったものは違うんだと納得できるのは、いつも母親が作っているところを見ていたり、それを食べているという生活環境があるからです。親はその環境を整えていく必要があります。

## 「いのち」をいただくということ

去年のことですが、北海道から取れたての新鮮なサンマが送られてきました。それを、今、小学校5年生になる孫娘が自分でさばいて、3枚におろし、お刺身にしました。少し前まで生きていた魚に自ら包丁を入れて料理する。そういったことを自ら体験し、「いのち」をいただくということはどういうことか考えたり、感じたりします。そして家族で孫娘の料理したそのお刺身を食べながら、サンマについて話すことは、生きた情報となって子どもたちの記憶の中に残るのです。

例えば、焼いたサンマに大根おろしを添えるということは、サンマをおいしく食べるひとつの方法ですが、その方がよりおいしいというだけでなく、酸とアルカリ、陰と陽のバランスが調和するということでもあるのです。サンマ（魚）は酸性食品であり、陽性ですから、アルカリ性食品で陰性の大根おろしを合わせて食べることで調和するわけです。

食物の酸性とアルカリ性というのは、食べたものが体内で消化吸収されたあとに残るミネラルの量と種類によって決まります。そのミネラルが、体液を酸性に傾けるものが酸性食品、アルカリ性に傾けるものがアルカリ性食品です。

また、陰と陽というのは、東洋医学的な考え方ですが、これもミネラルに関係します。体質を造るのは食べものの影響が大きく、陰性の食べものを食べすぎると陰性の体質（細胞が弛《ゆる》んで働きにくい下垂型）になり、逆に、陽性の食べものを食べ過ぎると、陽性の体質（細胞が縮んで働きにくい硬化型）になるということがあります。

さらに、サンマだけでは栄養が片寄るから、色の濃い野菜の人参や青菜なども一緒に食べるとバランスがよくなるよと教えてあげます。そうやって、体で覚えていくわけです。

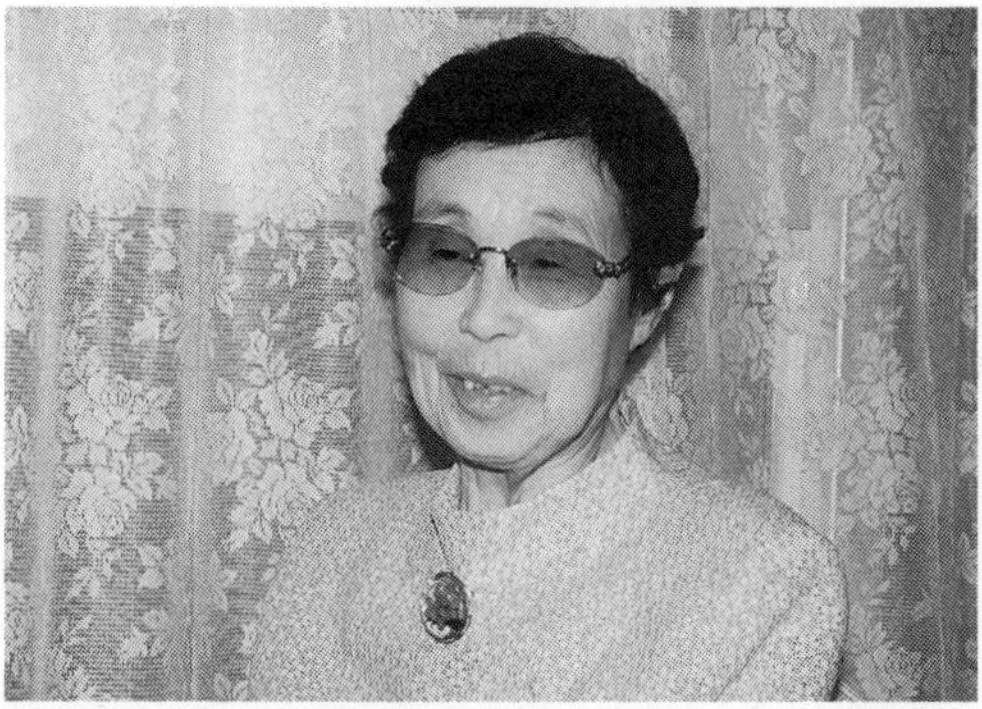

## 「いのち」につながるものの見方・考え方

ほとんどの親たちが肉には栄養があると言いますが、実際にどんな栄養素が含まれているかは、知らない人が多いようです。肉の主な栄養素はタンパク質で、カルシウムもビタミンもないに等しい。そのタンパク質を消化するためにはビタミンCやカルシウムが必要です。また、肉には脂肪が多く含まれていますが、脂肪を代謝するためにはビタミンAが必要になります。小松菜などの青菜の中には多くのビタミンAやカルシウムが含まれています。肉を食べ、タンパク質を上手く消化吸収するためには、同時に青菜などの野菜でビタミン類を補うことが必要なわけです。だからといって、タンパク質だ、脂肪だ、ビタミンだと、分析で出てくるものをサプリメントなどで補おうといくら食べても、「いのち」につながりません。「いのち」につながるというのは、自分で料理したり、漬け物を漬けたり、体を張って、接触することで学んでいくものです。

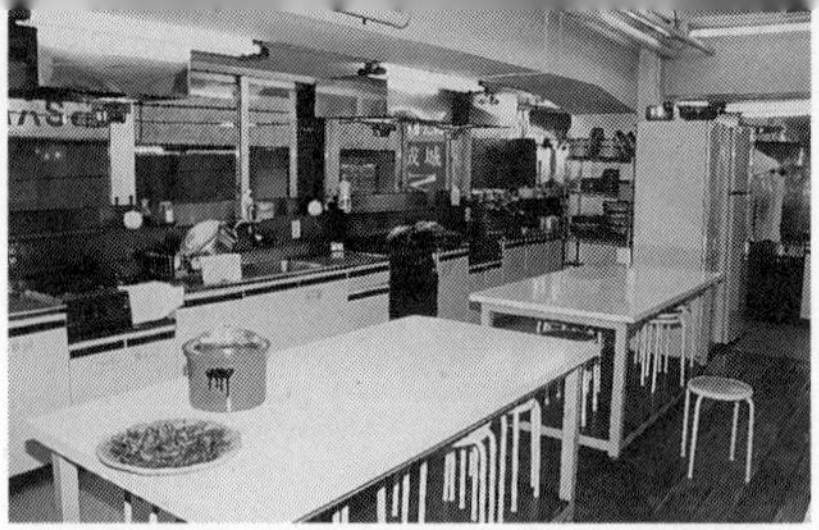
あなたと健康社の料理教室。

ビタミンの不足を何で埋めるのかといったら、それはバランスです。調和することが大切なのです。例えばステーキを３００グラム食べるとしたら、酸・アルカリのバランスを摂るために、野菜などをその約3倍摂《と》る必要があります。肉というのは酸性の強い食品ですから、アルカリ性の食べもので中和するわけです。でも3倍ということは、約1キログラムも野菜などを食べるということです。

そんな食べ方できますか？

私の子どもは食べ盛りのときに、肉を食べたがりました。玄米や豆や植物性のグルテン（小麦蛋白《たんぱく》の加工品）などを食べても、消化がよいので、お腹にたまった感じがしませんから物足りなかったようです。でも肉は1食に50グラムくらいにし、あとは植物性のもので補えば十分です。私はそれがわかっていましたから譲りませんでした。子どもは多少不満なようでしたが、元気に育ちましたよ。親は、こういう基礎になるものの見方・考え方がないと、はっきり伝えることもできないし、権威を持って堂々と子どもを躾《しつけ》ることもできないと思います。

## 昔の人は「いのち」のある暮らしをしていた

昔の人は栄養学を知らなくても、何をどんなふうに食べるかを、今の人よりよっぽどわかっていました。それは、「いのち」のある暮らしをしていましたから、「自然」「いのち」に対する勘《かん》がよかったのです。

春夏秋冬、季節は移り変わっていくのだ、それは自然が回すのだ、それぞれの季節ごとに、その土地その土地で実る旬《しゅん》の恵みをありがたくいただくのだという考え方が生活の中に根付いていました。その季節ごと、その土地でできるものをいただけばいい、それが、体によい、いちばんわかりやすい栄養学です。今はそれがありません。スーパーなどに並んでいる食材を見ても、旬も季節感もありませんし、どこから来たものか不明な食材もあります。そうやって売られているものを何も考えずに購入し食べている人がほとんどでしょう。

今は何でも便利を優先し、簡単なもの、インスタント食品などを多用し、買い物さえまともにできない人が多いようです。ただ「もの」として食材を扱うインターネット販売や宅配などを利用して食材を届けてもらっていたら、買い物に行くことすらなくなります。

しかし、今はいろいろな事情で宅配などを利用しなければならない家庭も多いと思いますし、宅配などの中には生活スタイル全体を提案する良心的な宅配組織もあり、そういうところでは、スーパーなどで買い物する以上に季節感があったり、よい食材が手に入るということもあります。よく調べてそういうところの宅配を利用することはよいと思います。

いずれにしても、親が食材を選ぶ目を持つことや、食べものに対する考え方・見方の基礎を知ろうとすることが大事です。子どもは、身近に、買い物について行くことや食材の話を聞いたり、接触したりという体験があれば、自然に興味を持ち、野菜の種類も素材の選び方もわかるようになっていきます。

## 理屈はいくら伝えてもわからない、体験が必要

昔は、料理をする人が喜んで作ったときと、イライラしながら作ったときでは、お料理の味が違うということを体で知っていました。そういうことはやらなければわかりません。失敗して、「これではだめだ、どうしたらおいしくできるのかな」などと心の中で思いながら作る、それが祈りになっていくわけです。そういう接触が、毎日毎日の自分を積み上げていくことになるのですが、今の人たちにはその「心」が抜けてしまっているのです。言葉でいくら「心」のこもった料理を作りましょうと理屈を伝えてもわかりません。「ぬか床って何ですか？　かき回す？　どうして？」と言う。そこで、実際の体験をしてもらうために私の料理教室では、ぬか味噌《みそ》を作っています。はじめは、ぬか床に手を入れるのを汚いと嫌がる人もいますが、何度かぬか床をかき回していくうちにだんだんと慣れてきます。自分で作ったぬか床でできたぬか漬《づ》けを食べ、よく発酵していておいしいと感じると、「腸に入って有効菌が育ってそれで吸収力もつくのよ」という説明も熱心に聞くし、納得もしやすい。そして次からは何も言われなくても自分でちゃんと手を入れてかき回すようになるのです。基礎を覚えるということも、理屈を覚えることももちろん大切です

が、それに伴い実践しなければ基礎も理屈も生かされません。

## 日本では発酵食品がよく育つ

昔からご飯と味噌《みそ》汁と漬け物はいつもセットで、ご飯を主食に、おかずはご飯に見合う量を、ご飯一口におかず一口という具合に順番に食べていました。この組み合わせは食べたものの吸収力につながっていきます。日本は、湿気が多い風土ですから発酵食品がよく育つ環境があります。

私たちが日頃食べている、味噌、漬け物、納豆、醬油《しょうゆ》、お酢などはみんな発酵食品です。その発酵食品を食べることで腸内の有効菌が育って、消化を助け、吸収力を高めます。また、発酵食品は微生物の働きでできますが、古いものほどバクテリア、酵素などの働きが浸透して陽性となり、細胞に活力をつけてくれます。

## 味噌《みそ》汁の基本はダシから

味噌《みそ》汁の基本はダシです。今は、ダシを化学調味料ですませる人が多いですが、ダシは、元となる煮干《にぼ》しから選ぶのです。新しい煮干しは、腹がしっかりと締まっていますし、つやがあります。そういう煮干しはよいダシがでますし、そのままでもおいしいくらいです。また、煮干しのはらわたは取るものだと思っている人がいますが、はらわたが取れるというのは、古くて腐《くさ》っているからだということを知らないのです。よい煮干しというのは、ピリッと締《つ》まっていて、はらわたが取れないものです。

そういうものを選ぶ目を養うことです。煮干しに限らず、食材選びは理屈ではありません。実際に食材に接触していくことからわかるようになります。

## 腹8分目を知るにはまず嚙《か》むこと

どれくらいの量を食べたらいいのかわからないと聞いてくる人がいます。基本は腹8分目ですが、どのくらいの量で腹8分目かは、それぞれ人によって違いますから、適量を決めるのは自分です。人に決めてもらおうとするのは、その発想自体が間違っています。本来は体が教えてくれるものですが、偏食したり、体質に合わないものを食べたり、化学調味料、添加物など体に負担の多いものを食べ続けることで、神経が麻痺《まひ》してしまい、鈍感になって体の声を聴くこともできなくなっています。

腹8分目がわかるようになるには、よく嚙《か》むことです。よく嚙んで、運動神経が動くと気持ちが落ち着いてきますし、大脳によい刺激が伝わり、自律神経の働きを強めますから、内臓がスムーズに消化活動をします。そうすると食べたものがお腹にデンと座ります。これは、不思議な現象ですけど、実際によく嚙《か》んだ人は気持ちが落ち着いてきますし、咀嚼《そしゃく》筋が疲労してくるので、自然に満腹感がわいてきます。それは、1日2日では無理ですけど、そういう自覚を持って生活をしているうちに、「食べる分量はこれでいいな」と体が教えてくれます。

また、よく嚙むということは唾液の分泌を高め、パロチンというホルモンの分泌も促します。これらはアルカリ性で、血をきれいにしてくれます。パロチンは、細胞に活力をつけるホルモンで、内臓の働きも助けます。

## 肉は最小限に

私は、肉を食べることはあまり勧《すす》めません。もし食べるなら少量にすることです。動物性のものは、植物性の食べものに比べて消化が遅く、吸収力も弱いのです。栄養学ではそこまで教えてくれません。

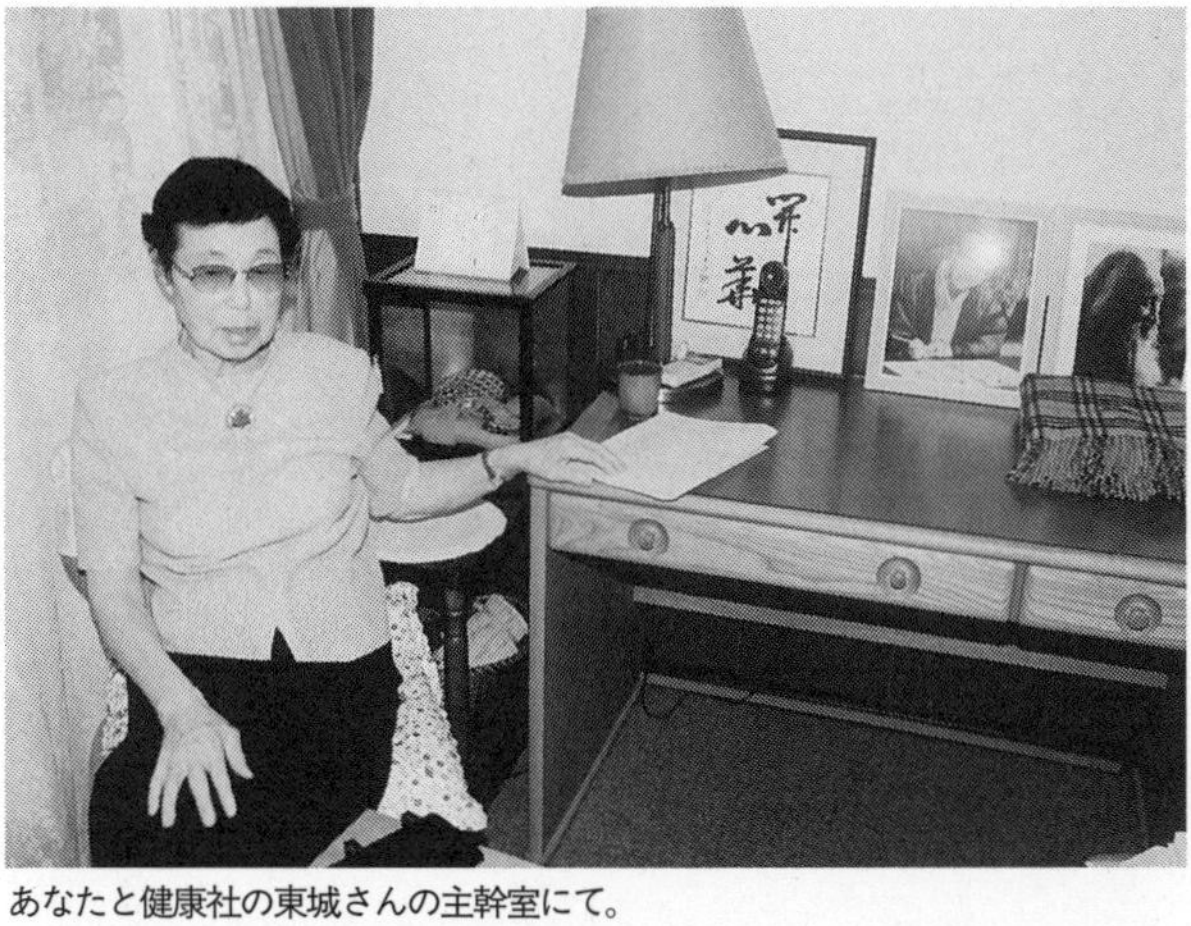

あなたと健康社の東城さんの主幹室にて。

また、肉のような酸性食品を多く摂ると血が汚れ、酸素を運べなくなります。血液中の酸素が不足すると細胞は活力を失い、一つ一つの細胞を動かす神経も弱ってしまいます。胆汁《たんじゅう》の働きもリンパ液の流れも悪くなるので、炎症やバイ菌に対する抵抗力も衰え、高血圧、心臓病、糖尿病、腎臓病、肝臓病、ガンなどの病気との縁を結びやすくします。

肉を食べるのなら、先ほども言いましたように1回に50グラム、せめて100グラム以下に。タンパク質は植物性の食べもので補った方が、酸とアルカリの調和もよいのです。植物性のタンパク質を含む食べものである大豆はアルカリ性です。植物性のタンパク質には、ビタミンもカルシウムも含まれるので吸収力も高まります。

また、肉を食べないと骨が弱くなると思っている人がいますが、実は逆で、肉を食べすぎると、骨が溶けて弱い体質になります。それは、肉のタンパク質を体内で消化吸収するために、より多くのカルシウムとビタミンが必要となり、それが食べものから補いきれなくなることで、骨のカルシウム分が奪われるからです。ですから肉を食べるなら、ゴマや大豆をたっぷり食べて、カルシウムやビタミンを補い、青菜や海藻などで酸とアルカリ、陰と陽とを調和して食べることです。

## 日本の風土ではお米をしっかり食べるとよい

また、今、ご飯を少なくしておかずをしっかり食べなさいという傾向がありますが、日本では日本の風土に適した食べ方をしなければいけません。栄養学というのは外国から入ってきていますが、日本と大陸とでは気候風土が違うということを見落としています。

日本は湿気が多いから米がよく育ちます。米や大豆など、一般に実が堅い食材はたくさん水を吸います。体内に入っても、お米や大豆は、体の余分な水分を吸ってくれます。日本では入梅の時期など、湿気が多いときはカビが生えやすく、体調も崩しやすい。そういうときに水を吸収してくれる米や大豆などを食べると、弛《ゆる》んだ細胞が締《し》まって活力がでます。これは科学の世界ではなく感覚の世界です。これは栄養学や医学ではわかりませんが、日本人は感覚的に知っているのです。それは自然との調和です。調和というのは、感覚なのです。誰も教えてくれませんから、自分の体で感じて、覚えていくしかないのです。

## 現代医学は今を、自然療法は過去を見る

医学は現在を見ますけど、自然療法とは、体質がどうなのか、そして過去にどういうものをどのように食べ、どんな考え方、生き方だったのか過去を見ます。それで、その人の体質が陰なのか陽なのか、酸なのかアルカリなのか、がわかってきます。

私のところの健康相談室に来られる人には、日常の食べもの、食べ方などをまず、○×式のアンケートで答えてもらうのですが、それを見るだけで、この人はこういう性格で、こういう生き方して、こういう人間関係で、そうすると内臓はこうだと見えますよ。相談室に来られた人には、そのアンケートを元に説明したり、アドバイスをします。そして生活の中で実践していただき、今までは見えなかった自分の姿を、自分でも見えるように、納得できるように導いていきます。体験を重ねていくとわかってくるのです。そうやって健康相談室にやってくる方のお手伝いをしています。

## 自然のリズムに合った生活を

朝食は食べるべきか抜くべきかが論じられますが、それ

は朝食の問題ではなく、食べ方のバランスが問題だと思います。朝食を食べられないという人が多いですが、生活スタイルが自然のリズムに反して夜型になり、夜遅くまで起きているものだから、夜に食べすぎてしまうのです。夕食はきちんと食べているのに、また何か食べたくなってしまい、ついお菓子をつまんだり、コーヒーを飲んだりして眠れなくなり、次の朝は起きられないし、朝食だって食べられない、と悪循環を生むのです。栄養学や現代医学は、そういう生活のスタイルを見ないで、理屈だけで朝食をしっかり食べなさいと言っているのです。

自然のリズムに合った生活をして、自分の体に合わせて食べていれば、朝食を食べようと、昼食を抜こうとどちらでもよいと思います。ただし、成長期の子どもの場合は、朝食を食べさせた方がよいでしょう。当然のことながら、子どもの場合は夜更かし型ではなくて、夜早く寝て朝早く起きるという自然のリズムに合った生活習慣を必ず守らせるようにしてください。

## 労働量・体調に合わせて、食べすぎに注意する

また今は、昔に比べて労働量も減りましたから、朝食に限らず、食べる量も減らしたらいいと思います。多くの人が、自分の食べるものに関して「何が足りないですか？」と聞いてきますが、今は、食べすぎのために足りなくなる栄養素が出ているのですから、何が多いのかを考える方が早いくらいです。

西式健康法というのがありますが、西式の健康法を実践している人たちは、朝10時前は食べない、朝食を抜くのが健康によいと言っています。体にはバイオリズムがあり、昼間は酸性ですが、寝ると夜中くらいから体はアルカリ性になり、朝はまだアルカリのままで体は休んでいる状態です。（食べものの酸・アルカリとは違う）だんだんと酸性に傾き、昼頃になると体の運動もはじまり、内臓も活発になりますから、私は3度の食事の中で、昼食がいちばん大事だと思います。できれば昼食に重点をおけるといいのですが、夜に重点をおく人が多いと思います。それなら、朝食は抜いた方がよいでしょう。

でも、朝食を抜かなければならないということではありません。夜も腹8分目に軽くし、全体の量を減らせばよいのですから。どちらにしても体の負担を考えると、朝食は軽くしなければいけません。もともとの日本の朝食である、ご飯、味噌《みそ》汁、漬け物にお浸しと納豆、そのくらいがちょうどよいと思います。

朝食をパン食にしている人がいますが、パン食にするなら白いパンではなく、フスマ（小麦粉の種皮）や胚芽《はいが》の入

ったパンや全粒粉《ぜんりゅうふん》（精製していない小麦）のパンにするべきです。また、子どもが学校給食を食べている場合は、昼食がパンになるときもありますから、そういうときは朝食をご飯にした方がよいですね。

## 玄米に変えると体調の変化がよくわかる

例えば、健康相談に来られた方が、今まで白米を食べていたのであれば玄米に変えることを指導します。でも玄米は炊《た》き方が難しいですよね。初めて食べた玄米がおいしくなければ、玄米はまずいものと思うでしょうし、それ以降、玄米を敬遠することもあるようです。本来、玄米はおいしいものですが、おいしく食べるには、炊き方の手順を知る必要があります。実際に食べてみて、ああ、おいしいのだなって実感する、これが大切です。また、私の料理教室では、いろいろな食に関する基礎を教えていますが、その知識を元に家庭でもバランスよく食べるようにしてみる。そうすると、もう3日と待たずに体調が変わりますよ。頭の中や考え方というのは簡単には変わりませんが、実際にやってみると、胃腸の働きが助けられ体がラクに軽くなってくるというような体験ができるのです。

私の料理教室では、そういう実践指導と共に1時間半くらいの時間をかけて、何故そのようにするのかということを講義していきます。

## 体の中をきれいにする
## だから体質が変わります

玄米に変えて3日と待たずに体調が変わると言いましたが、理屈ばかり言って心が固い人や結果ばかり気にするような人は、少し時間がかかるかもしれません。でもそういう人でも根気よく続けていくことで心が変わり、体も変化してきます。

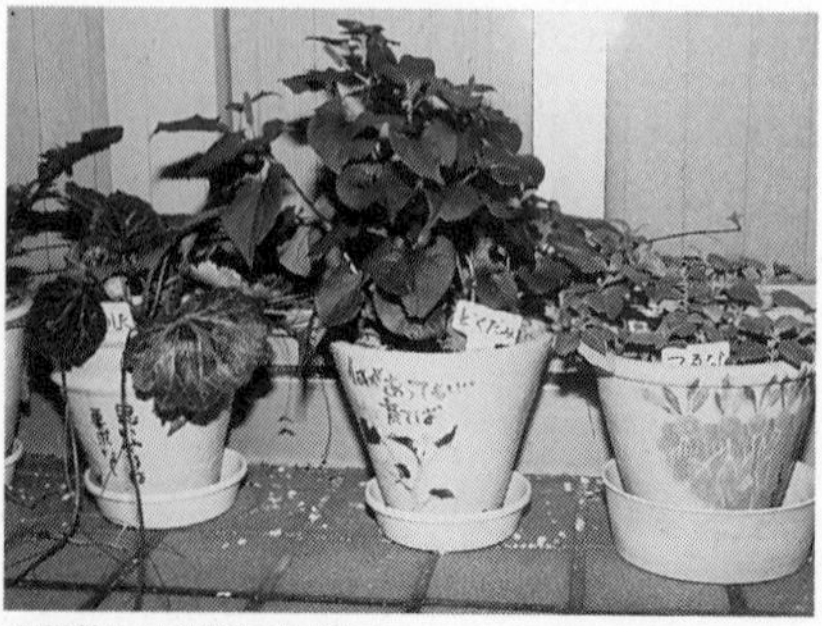
玄関前には野草の鉢が…。

自然療法は、悪いものをどんどん出していきます。医学では、悪いものは薬で止めようとしますよね。ですから医学では、治った、治ったといっても症状が抑えられているだけです。

ですが自然療法は、体の中から全部浄化して新しい細胞に変えてゆきますから体質が変わるのです。細胞が変わらなければ体は変わりません。食事を変えたり、手当てをして、体の悪いものを出して根本からよくなろうとしているわけです。それがわかるようになると、自分で何をすればよいのかが見えてきます。

## 自然療法はゆっくりと体の声を聴きながら

中にはいきなり玄米にすると、体がびっくりして反応を起こす人がいますので、初めての人は、いきなり玄米にしない方がよいようです。もちろん、いきなり玄米でも大丈夫な人もいますが、添加物が入ったものばかり食べていたら細胞もまともに働かなくなっているでしょうから、最初の約1週間は、5分づき米や、胚芽《はいが》のついたお米に、できれば麦などの雑穀を加えて炊《た》き、それに黒ゴマをかけてよく噛《か》んで食べること。ほかに、味噌《みそ》汁と漬け物と、きんぴらごぼうや切り干し大根の炒《いた》め煮、ひじきの煮たものなどを組み合わせて食べます。それだけでもずいぶん変わりますよ。病気などで、ものすごく弱っているような人は、玄米の重湯《おもゆ》からはじめた方がいいかもしれません。そして、少しずつ体の声を聴きながら玄米にしていきましょう。

こうやって、自然治癒力を高める実践をしていきますと、便秘などの悩みも解消していきます。ひどい便秘症はそう簡単には治りませんが、体全体はラクになってきます。便秘の人は、頭が重く感じるようですが、血行がよくなり、頭に血が回ることで、頭の重い状態がとれますから、ずいぶん違うと感じると思います。

また、自然療法を実行し、自分自身の体の声を聴くことによって、腹8分目の感覚もわかってきます。くり返しになりますが、まずはよく噛《か》むことです。よく噛むことで、体にそれだけの結果が出てくるはずです。

よく噛んで、腹8分目にして、同時に、体の浄化と内臓の働きを助けるために、コンニャク湿布《しっぷ》をします。これは、手当法のひとつですが、弱っている肝臓・腎臓《じんぞう》・脾臓《ひ》などの臓器に、温めたコンニャクを当てることで外から内臓を温めます。そうすることで内臓の疲れも取れ、元気になります。(脾臓《ひ》の場合は、働きが弱くなると炎症状態になるので冷やします)

例えば、肝臓の働きが十分でないときは、毒素の排泄《はいせつ》がうまくいかず、体内に汚れがたまった状態です。そこでコンニャク湿布をして肝臓を温めると、肝臓の疲れが取れて働きがよくなり胆汁が出ます。胆汁が毒素を流す働きをしますから、胆汁《たんじゅう》が出ると体内の浄化がスムーズにおこなわれます。すると腸や腎臓の調子もよくなり、毒素や老廃物が排泄《はいせつ》されます。すると今まで停滞していたような体の流れが動いていく感じがわかるのです。まずはそういうことを体で覚えていくことです。

## 私自身の食への気配りと実践

講演で地方へ行く機会が多いので、外食することも多くなりますが、私はそういうときのために、梅干しと炒《い》りゴマのふりかけと梅肉エキスを持っていきます。外食では白いご飯がでることが多いですから、必ずゴマをかけます。また、外食だとどうしても酸性に傾きやすいので、中和させるために梅干しを食べます。梅干しは、実に優秀なアルカリ性食品なのです。また、クエン酸やアミグダリン（ビタミン17）などを多く含み、毒消しや殺菌の力が強く、カルシウムの吸収もよく、細胞に活力を与え、血液を浄化し、疲労を回復してくれる食品でもありますから、バランスの崩れやすいときには調和のために欠かせません。今までずっと健康運動で30年近く歩き回って、移動や外食など、バランスを崩しやすい環境もありましたが、調和に気をつけて、疲れたらすぐに手当てをしていますから、おかげさまで病気はしません。

## 私の健康法

普段は朝食を食べないのですが、講演のときは昼食を抜くので、宿泊先などでも朝食は食べるようにしています。でも夜遅くまで忙しく、次の日の朝も早く動かなければならないというときは朝食も昼食も抜きます。その方がラクだということを体が教えてくれます。食事をすると消化のために血液が胃などに回りますのでその分、脳へ送られる血液が減りますから、頭が回らなくて話しにくいのです。だから、そういうときはお腹を空にして頭の方に血液を回します。それで講演が終わって落ち着いてから、夕食だけゆっくりいただきます。これも私のひとつの健康法です。

また、私は人に話をするときに立って話すようにしています。そうすると自分を忘れ、深い呼吸によって自律神経がうまく動いてくれます。立っている方が、呼吸が自然にできるので、空気が自由に出たり入ったりして疲れが抜けていくのです。立ったまま話したら疲れるでしょうとよく言われますけど、肉体的には多少疲れることもありますが、精神的には疲れません。確かに、使命を果たしたなと思ってうちへ帰りついてからガクッと疲れを感じることもありますが、そういうときには、私は水をかぶるのです。お湯と水を交互に5、6回かけると、すーっと疲労感が取れます。これも私の健康法のひとつです。ホテルなどで水をかぶれないときには、足だけ温めるとか、腰湯をして、よく汗を出します。そして最後に水をかけてから上がるようにすると、それで疲れが取れますね。

そういった健康になる基本や法則を知っていると、あとはすべて応用だけですから自分の体と健康に自信が持てます。自律神経がバランスよく働いていると、よそでいろんなものをいただいたとしても細胞が働いて、悪いものを消

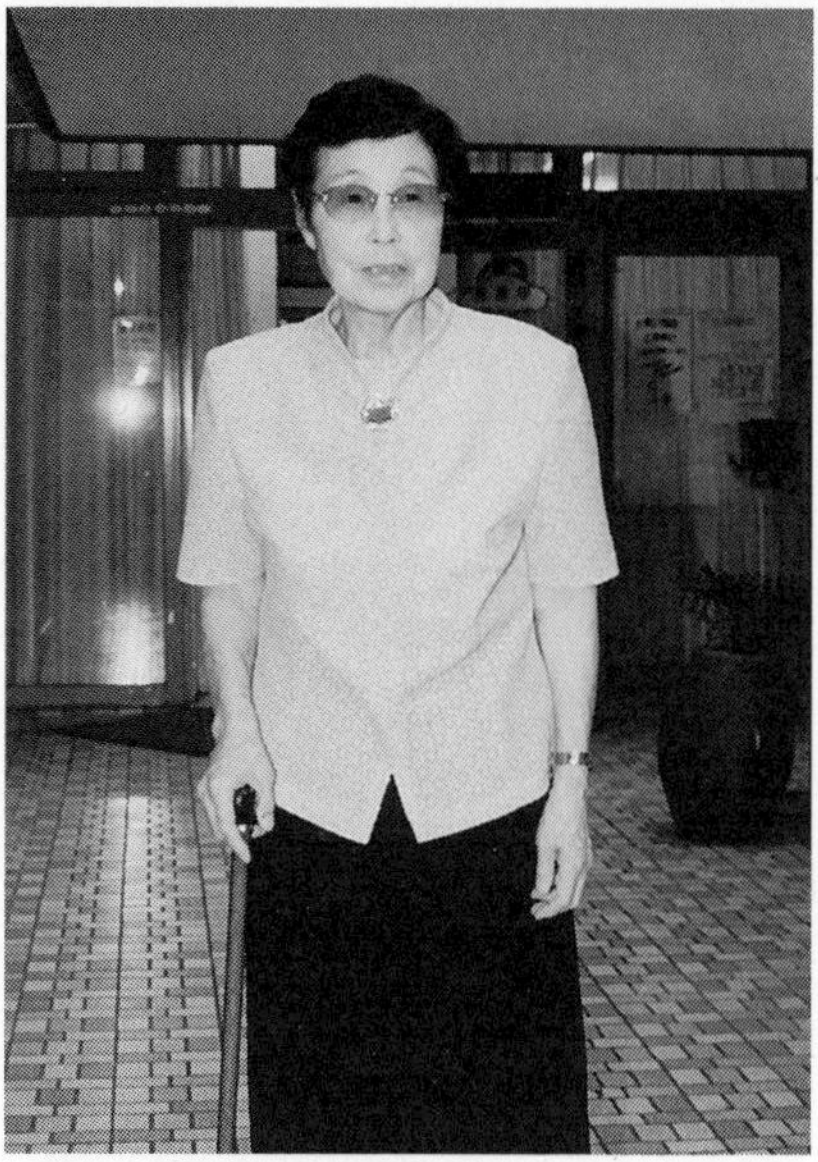

「あなたと健康」社の正面入口にて。

化、排泄《はいせつ》してくれます。

## 病気は人を育てるもので、治すものではない

いろいろお話しましたが、私は根本的には病気というのは、人を育てるもので、治すものではないと思っています。病気は、人が治すのではなく、その病気の元となった根っこが変わることによって自然に治るものなのです。ではそのために何をするのかというときに、「食」が重要になってきます。

どんな「食」でよい方向へつなげるかといえば、私は「素食《もとしょく》」を心がけることだと思います。「素食《もとしょく》」とは、自然食のことで、自然が育てた「いのち」の素《もと》をいただくということです。大地が育てた季節ごとにできる根のもの、葉のもの、米や麦などの穀類、木の実、野草などがあります。海には海藻や季節ごとに魚が育ちます。それらの自然の恵みを、主食である穀類を主体に、それぞれの食材を組み合わせて、手をかけ、心をかけ、腹8分目でいただくという、基礎的な食べ方というのが「素食《もとしょく》」です。

そして、疲れた肝臓・腎臓などを自然の恵みであるコンニャクやビワの葉などを使って手当てする。そうやって自然の「いのち」に生かされていることを認識し、自然が育《はぐ》んだ「いのち」をいただくことに対する感謝の心を育てながら生活すること、私はそれが自然療法だと思います。

（取材・文／百名志保子）

とうじょうゆりこ
**1925年岩手県に生まれる。1945年日本の栄養学の草分けだった佐伯矩（ただす）博士に学び、栄養士となる。1949年肺結核を患い、一時は死を覚悟するが、玄米自然食によって病から立ちなおる。以来、自然の食べ物、自然の力を多くの人に伝えるため、健康運動を始める。当時、世界的な大豆博士といわれた国際栄養研究所長、国際保健機構理事、W・H・ミラー博士に師事し、その縁で戦後の混乱期にあった沖縄に渡る。3年間で沖縄全島に健康改革の光をともし、人々に大きく貢献した。1973年月刊誌「あなたと健康」を創刊。出版活動、健康食料理教室、栄養教室、講演活動等を通して健康運動に尽力、今日に至る。著書に、「家庭でできる自然療法」「お母さんの栄養学」「真心がつくる、健康料理」、「食卓からの健康改革」、「お天道さまありがとう」「マイナスもプラスに生きる」他がある。**

# 腹6分で老いを忘れる

船瀬俊介（地球環境問題ジャーナリスト）

子どもの頃、ビスケットにタール系合成着色料が入っていることを知り、ショックを受けた。これが、食・環境問題にかかわる原体験になったという船瀬さん。消費者運動家としての評価が高く、執筆でも精力的に活動している。今回は、日常の食事と健康について、私たちが日頃、何に注意して、どう心がけたら良いか、危険な食品から家族や子どもを守るための基本について語っていただきます。

ふなせ　しゅんすけ
1950年福岡県生まれ。九州大学進学後、上京して早稲田大学に入学。同大学在学中に早大生協消費者担当組織部員、学生専務理事として活躍。日米学生会議の日本代表として訪米し、ラルフ・ネーダー氏のグループやアメリカ消費者同盟等を訪ねてネットワークを広げる。同大学卒業後、日本消費者連盟に出版・編集スタッフとして参加。その後独立して消費者問題、環境問題、健康問題を中心に評論・執筆・講演活動を続けている。最近では食・健康問題のほかに屋上緑化、景観論についての著作活動も行っている。主な著書に『あぶない電磁波』『温暖化の衝撃』（三一書房）『コンクリート住宅は9年早死にする』（リヨン社）『買ってはいけない』（共著　週刊金曜日）『早く肉をやめないか？　狂牛病と台所革命』『この食品だったらお金をだしたい！　狂牛病と台所革命2』（三五館）『食民地　アメリカに餌づけされたニッポン』（ゴマブックス）『屋上緑化　緑の建築が都市を救う』（築地書館）などがある。訳書『まだ、肉を食べているのですか』（ハワード・ライマン／グレン・マーザー著　三交社）などがある。

## 食べない工夫、空腹を楽しむ

私の母方の祖母は長命の家系で、94歳で亡くなりました。その葬式に行きましたら、まだシャキッとしたおばあちゃんが2人いました。そこで、「あの2人のおばあちゃんは誰？」と聞きましたら、今度亡くなったおばあちゃんのすぐ上のお姉さんとその上のお姉さんだといいます。すごいでしょう。

すぐ上のおばあちゃんは102歳で亡くなりました。その上のおばあちゃんは100歳くらいで亡くなっています。その一番下の妹が一番早く亡くなり、それが94歳です。そのすぐ下の弟に当たる爺《じい》さまがその時88歳で、爺さまも結局100歳近くまで生きました。

その母方のおばあちゃんに長生きの秘訣を聞きましたら、おばあちゃんは「おまんまは、手のひらに載《の》るくらいをようよう噛《か》んでいただいたらよか」と言いました。その時は、「ハアー」と思い、なんのことやらよく分かりませんでした。

　その後、私はヨーガをテーマに取材しました。沖正弘さんという、昔の侍《さむらい》を思わせるかくしゃくとした高名なヨーガの先生。沖先生は、それまでインタビューに一切出なかったのですが、私が最初にインタビューさせていただきました。そのお話は大学の授業よりよっぽどためになりました。

　沖先生は、結局ヨーガといっても「心7分で体が3分」と話されました。「心が一番大事」だと言うのです。で、「まず食べることよりも、食べない工夫をしなさい」「空腹を楽しみなさい」と。

　そして、「入れたら出す、出したら入れる」とも…。イン・アウトということです。ものすごく分かりやすいですね。

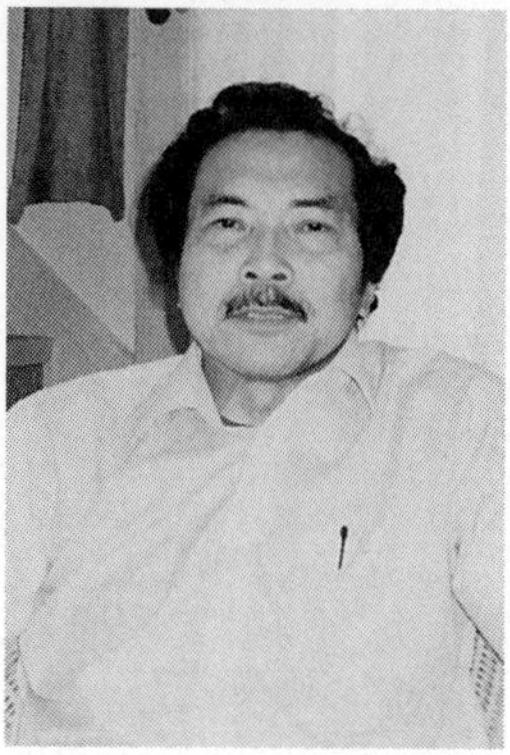

　「腹8分に医者いらず」という言葉は有名です。けれど、その後、私は「腹6分で老いを忘れる」ということわざがあることを知りました。

　また「腹4分で仏に近づく」ということわざもある。これはマホメット、キリスト、釈迦《しゃか》など宗教の開祖といわれるような人たちは断食、食を断つことによって、聡明なあるいは清明な悟《さと》りの境地に至り、真理に到達するということでしょう。頭脳が迷いや不安から解き放たれるのです。要するにストレスから解放されるわけです。もっと分かりやすくいうと、恐らく脳内物質のエンドルフィン（鎮痛効果やほっとする、落ち着かせる作用がある）あたりが出ているのでしょう。

　ですから、私たちもストレスから解放されて悟りの境地に達するには、食を断つことが大切です。しかしまあ、「腹4分」まで無理しなくてもよいのではないかと思いますが、腹8分では、本人は8分だと思っても、まわりからみるとそれ以上に食べていることもありますので、腹6分くらいがちょうどよいでしょう。そのためには、食べない工夫をし、空腹を楽しむことです。

## 3食きちんと食べるは、間違い

　私は、「3食きちんと食べろ」というのは、はっきり言って、食品産業と医者の陰謀《いんぼう》だと思います。「お腹が減っていなければ食べない」というのが私の原則です。

野生の動物を見てください。3食きちんと食べている動物はいません。そのかわり、必要以上を食べるのはピタリとやめます。「何を、いつ、どう食べるか」ということが大事なことで、空腹でもないのに惰性《だせい》で食べるのはよくないのです。従って、「朝、昼、晩と3食しっかり、きちんと食べる」というのは、間違いです。3食のリズムを欠かさないのであれば、1回あたりの量を減らしましょう。

また、「病気の時はしっかり食べろ」というのは自殺行為です。食欲がないというのは、体が「食べるな」「食べちゃだめだ」と言っているのです。それをまわりが「なんとか食べてほしい」といって、食べさせるのは、「早く死ね」と言っていることです。人間の体というのは、水さえあれば20日間はゆうに生きることができます。ですから、「食べろ、食べろ」というのは、「食べないとだめだと思わせる症候群」ですね。これははっきりいって、食品産業の利権です。

## がん、心臓病、糖尿病は食源病

1977年にアメリカで、当時上院栄養問題特別委員会の委員長を務めていたジョージ・マクガバン上院議員（後に大統領候補にもなった）が、有名な「マクガバン報告」を発表しました。世界で食品と健康についてこれを超える研究はないといわれており、5000ページをゆうに超える膨大《ぼうだい》なものです。その結果は、「アメリカ人の食生活は世界最悪だ」という結論です。まず、食べ過ぎている。動物性脂肪、砂糖、動物性タンパク質など、ともかく摂《と》ってはいけないものが多すぎ、ビタミン、食物繊維、微量栄養素（ミネラル）など、摂らなくていけないものが少なすぎる。がん、心臓病、脳卒中などアメリカ人の6大死因となっている病気は、間違った食生活が原因で起きる食源病だと。

マクガバン報告は「アメリカ人は食べる量を半分に減らせば、がんも心臓病も、糖尿病も、病人が半分に減る」というものでした。とにかく「食べる量を半分にしろ」というのです。

この報告にアメリカの食品産業は「そんなことをすれば売上半減だ」と怒り狂い、徹底的に、「マクガバン上院議員を選挙で落とせ」というキャンペーンを張りました。マクガバン上院議員は、その後大統領候補になりましたが、食品産業の反マクガバン・キャンペーンで、その後の政治生命を絶たれたといってもよいでしょう。

どちらが正しいのか、公正に判断すれば、当然マクガバン氏が正しい。アメリカも日本も同様ですが、当たり前のことを「言ってはいけない」という、不公正な業界の脅《おど》しや圧力が多すぎます。

## 今日からできるがん予防、番茶のガブ飲み

番茶やゴマの抗酸化作用ついて書いた私の本がもうすぐ出版されますが、その本の中で私は「番茶のカブ飲み、これが今日からできるがん予防だ」と言っています。

お茶どころ静岡県は胃がんの死亡率が全国で最も低く、全国平均の8割ぐらいです。同県の中川根町はそのなかでも胃がん死亡率の低さは突出しており、全国平均の5分の1と極端に低くなっています。(男性の胃がん死亡率20・8%、女性29%)

なぜそんなに低いのかというと、お茶どころだけあって静岡県の人はお茶をよく飲みますが、特に中川根町の人たちは全国平均の7倍はお茶を飲んでいます。ご飯時以外にもとにかくお茶を飲みます。このお茶に含まれるカテキンに活性酸素(フリーラジカル)を消去する働き、抗酸化作用があり、体の酸化を防ぎ、がんなどの生活習慣病を予防するのです。

この緑茶に含まれるカテキンの働きについては、科学雑誌「ネイチャー」(1999年4月号)での報告があります。がん細胞は生きていくために自ら新しい血管を作り(血管新生)、この新しい血管から養分を吸収して増殖・転移しますが、この血管新生をカテキンの一種であるエピガロカテキンガレートが阻止し、養分の供給がストップしてがんの増殖・転移を防ぐことができるのです。

この報告以来、アメリカでもグリーンティーを飲む人が急増して日本からの緑茶の輸出が爆発的に伸びました。結局、抗酸化作用という新しい概念で謎《なぞ》はどんどん解明されてきています。

では、毎日番茶をどのくらい飲んだらよいのか。他の人たちと差が出てくるのは番茶を毎日10杯飲むことです。毎日10杯を超えると歴然と効果が見えてきます。

## 20世紀は酸化の時代、21世紀は還元の時代へ

老化、がんなどの疾患、疾病の原因は非常にシンプルです。その原因は活性酸素です。老化はこの活性酸素が体内にできることで体の細胞が酸化していく過程です。釘《くぎ》が錆《さ》びるように人間の体も錆びていくのです。

私は20世紀は「酸化の時代」、21世紀は「還元の時代」だと言っています。20世紀は化石燃料を燃やしすぎて、地

球も空気もすべてが酸化してしまいました。温暖化がそうです。21世紀はそれをもとに修復する還元の時代、すなわち水素の時代だというわけです。酸素と化合すれば酸化し、水素と化合すれば還元します。ですから「火の文明」から「水の文明」へと、私はいつも言っています。

ところが、今、その水が危ないのです。火にこだわって水を忘れたのです。では、なぜ水が不足しているのか？　地球温暖化が進んだからです。なぜ温暖化が進んだのか？　火を燃やしたからです（二酸化炭素の増加）。人類の健康を滅ぼすのも、地球を滅ぼすのも同じことで、酸化、つまり火を燃やしすぎることです。こんな分かりやすいことがなぜ分からないのかと憤《いきどお》りを感じます。地球の命も人間の命も同じではないかと言っているのです。結局は酸化です。

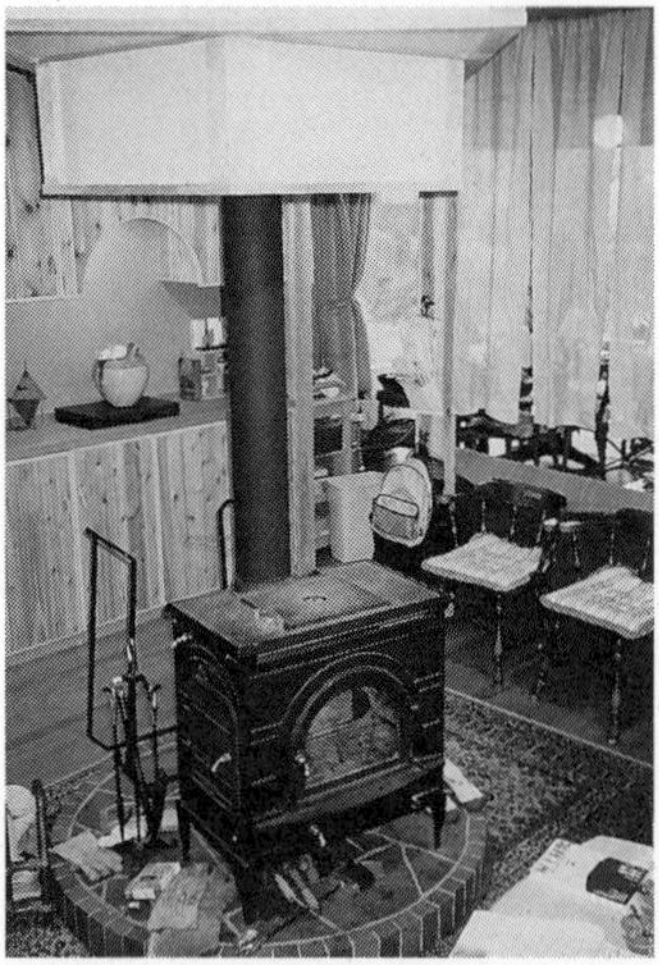

## 過剰な食べ物はがんの原因

癌《がん》という字をよくみると、「食品を山ほど食べれば癌になる」となります。先程の腹6分に戻りますが、過剰な食べ物は体内で活性酸素を発生させます。例えば、１００ＣＣのエンジンに５００ＣＣぐらいのガソリンを放り込むようなものですから不完全燃焼して、逆に非効率になってヤニなどが焦《こ》げ付いてガタガタになっています。適正な燃料を超えた燃料を送り込んでいるのです。それが人類の食生活です。特にアメリカ人の食生活ではないでしょうか。

私は、自分のベスト体重が70キログラムと分かっています。だから、体重計に乗って70キログラムを超えるとピタリと食べるのをやめます。それで調整できます。20歳の時からウエストのサイズは76センチです。20歳の時にはいていたズボンがいまだにはけます。

## 腹6分に医者いらず

私が母方のおばあちゃんに長生きの秘訣を聞いた時におばあちゃんが、手のひらに載《の》るぐらいのご飯をよく噛《か》んで食べなさいと言ったことは「腹6分に医者いらず」ということわざがあるとおりに正しかったと思います。「小食長寿」というのは、今はもう当たり前になってきていますからね。

バクテリアから昆虫、線虫、あるいはほ乳類に至るまで、生物は摂取カロリーを6割に制限した場合に寿命が約1・5倍伸びている。このことは、老年学の常識になっています。外からのカロリーのインプットが6割というリミットになると、急激に細胞が活性化して生命力が刺激されるのです。ということは、飽食になると細胞が働かない、つまり細胞自体がなまけるのです。人間の体の60兆個の細胞も、いつもダラダラと食物が入ってくれれば、働かなくなります。努力も工夫もしません。ところが、カロリーが6割くらいで、ギリギリで入ってくると、「これは働かなくていけない」となるのです。

そういう面でも、意識的に摂取カロリーを6割くらいにしたほうがよい。それを証明する動物実験もあります。南フロリダ大学と九州大学の合同実験で、ネズミを10匹ずつAとBの2つのグループに分け、Aのグループのネズミには食べたいだけ食べさせて、もう一方のBグループのネズミにはAのグループのネズミに与えた餌《えさ》から4割、摂取カロリーを減らしたのです。腹6分ネズミです。与えた食物も炭水化物（デンプン）をメインにしました。それで、どれだけ長く生きるか調べてみました。

## 食べる工夫よりも食べない工夫を

その結果は、食べたいだけ食べたネズミ（飽食ネズミ）は1年以内に全部死にました。ところが、摂取カロリーを6割にしたネズミは、体重は飽食ネズミの7割ですが、12カ月（1年）経っても1匹も死にませんでした。驚いたことに、24カ月（2年）経っても全部生きていました。

飽食ネズミは体内の活性酸素が急増し、酸化が急速に進んだのです。一方、腹6分ネズミは酸化していなかった。その意味では沖先生が言ったように「食べる工夫よりも、食べない工夫をしろ」というわけです。で、「今日は食べ過ぎたなあ」と思ったら、翌日断食すればよい。「食べない工夫」を、みんなやっていませんね。みなさん、「人並みに食べたい」と言っていますが、これは間違いです。人並みに食べたらろくなことはありません。

ヨーガの沖先生は「人間というのは、一生の間に食べられる量が決まっている」「早く食べると、食い納《おさ》めが早く来る」と話されました。ですから、「できるだけ食べない工夫をすることが、長く生きる工夫」なのですね。

食の問題には、添加物や農薬などの安全性、質の問題もありますが、もうひとつ、量の問題があるのです。質の問題をみんな言いますが、量の問題は誰も言いません。

## 「長息長命」長い息は長生き

おばあちゃんは、もうひとつ長生きの秘訣として「息を細う、長う吐いたらよか」と言いました。「おばあちゃん、それはどういうこと？」と聞きましたら「長い息は長生き」と言いました。その通りです。「長息長命」――。要するに長い息は酸化量が少なく、活性酸素の発生量が少ないのです。

プロの運動選手の寿命は平均寿命より10年短いといわれています。カロリーをたくさん摂取すると同時に、激しい運動をすることで酸素を大量に吸収・消費し、体内に活性酸素が大量に発生して体が錆《さ》び付いている、酸化しすぎているのです。活性酸素が体内に多く溜《た》まりすぎているのです。

## ストレスが溜まると活性酸素が増える

また、スモーカー（喫煙者）は体内にものすごい量の活性酸素を生み出しています。さらに、体の中に入った食品添加物（化学合成物質）も全部活性酸素発生の原因になります。

電磁波も非常に体に活性酸素を与えます。またさまざまな環境汚染物質も体内に活性酸素を発生させます。人間の健康も酸化と還元のせめぎ合いです。

沖先生などヨーガの先生は「呼吸は深く、深く」と言います。息を数える、観る「数息観」という東洋の健康法がありますが、それは、結局自然に学べということです。

有名な宗教家は瞑想《めいそう》の時、深い呼吸をして、静かにしていますね。お坊さんが長生きというのも、瞑想（メディテーション）で呼吸回数が少なく体の中に活性酸素の発生が少ないからでしょう。お坊さんは朝のおつとめをやりますが、あれがものすごくよいのです。深い息で、腹から声を出して体の毒素を出してしまいます。本当のエアロビクスですね。

ある講演会で、朝、犬が鳴いたり、小鳥、鶏《にわとり》が鳴いたりするのは、あれはエアロビクスだと言ったら、みなさん大笑いしました。でもまあ、お坊さんも飽食で飲み食いに散財する人は長生きできませんね。

中国などではお年寄りが朝、太極拳などをしていますね。あれは深い息で体の中の毒素を出しているのです。それをやることによって人間の体の60兆個の細胞が活性化するのです。「呼吸は深く長く」というのは正しかったのです。

## 間違った食生活、肉食の罪と罰

アメリカ人の肥満たるやすさまじいですね。国民の6割が肥満で、肥満が原因で毎年30万人が死んでいるといわれています。そして、その真似をするのが日本人です。世界で最悪の食生活、それを政治力と資金力、軍事力で広めている。それに何も言えなくなっているのが日本のマスコミです。食品業界から宣伝広告費等でお金をもらっているからです。そのシンボルが肉食です。

これから、一番問題にしなくてはいけないのは肉食です。私はハワード・ライマン／グレン・マーザー共著の『まだ、肉を食べているのですか』（三交社）という本を翻訳しました。この本の著者のハワード・ライマン氏は、4代続いた酪農家で、彼自身も以前は広大な牧場を持ち、アメリカの畜産業界に身を置き、ステーキをたらふく食べて、体重350ポンド（158キログラム）にもなった飽食人間だった。それが、今では有機農業を推進し、肉食をやめてベジタリアン（菜食主義者）になり、ベジタリアン（菜食主義者）の食事を推奨しています。この本の中にくわしく書かれていますが、ライマン氏はあるテレビ番組でアメリカの食肉（畜産）業界のこと暴露《ばくろ》しました。

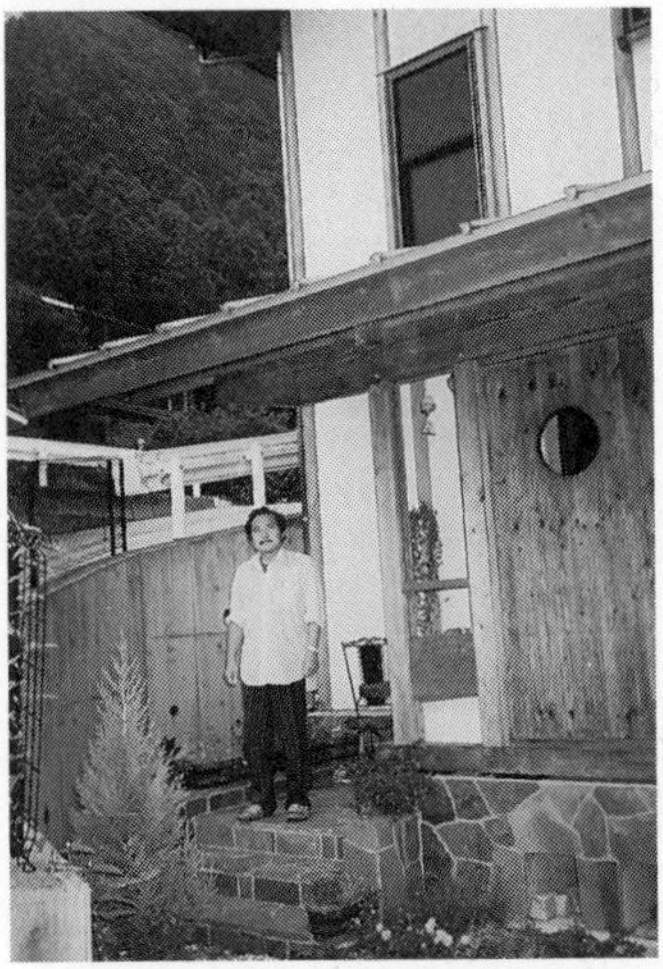

## アメリカ食肉産業の恐るべき内情

アメリカでは、牛の食用にならない部分、腸などの内臓とその内容物（未消化物、糞《ふん》）、頭部、蹄《ひづめ》、角《つの》、骨、血、あるいは病気で死んだ牛は丸ごと、ひどい病気にかかった別の家畜、がんにかかった動物、腐りかけの動物、安楽死させた犬・猫などのペットの死体などがレンダリング・プラント（動物性脂肪精製工場）に運びこまれ、巨大グラインダー（攪拌《かくはん》機）に投げ込まれて、ミンチにされ、高温蒸気で処理され、浮いた脂肪分は化粧品や潤滑油、せっけん、ろうそく、ワックス原料にされ、残りのタンパク原料等は乾燥され、茶色の肉骨粉に加工されています。しかもその約4分の1の原料は糞便《ふんべん》です。その肉骨粉は回りまわって牛などの食肉用家畜飼料及びペットフードの増量剤とされてきました。

1997年に狂牛病（BSE）への不安が広まったことから、アメリカ食品医薬品局（FDA）は牛などの反芻《はんすう》動物のタンパク質を、反芻動物に与えることを禁止しました。しかし、牛は今でも、ミンチとして刻まれた馬、猫、犬、豚、鶏、七面鳥などの死体や牛の死体から選り分けられた血や糞便、鶏の死体から取り出した血や糞までを餌《えさ》として食べさせられています。アメリカでは食物が糞便に汚染され、流行性大腸菌による食物感染症によって、毎年8千人もの人が命を落とし、食品の毒物汚染の約80％が汚染された食肉から発生しています。

この恐るべき事実をライマン氏はテレビ番組で暴露しました。真実を述べたにもかかわらず、彼とテレビ番組の女性司会者が食品に対する中傷罪で訴えられ、「裁判で破産させるぞ」と脅迫され、テレビ局は巨額の宣伝広告費を引き上げられました。長期間にわたる苦しい裁判闘争の末、ライマン氏は勝利しましたが、イギリスではハエ殺虫剤の散布が狂牛病の引き金になったと内部告発した牧場主の名前がマスコミに出ると、その牧場主の自宅の電話線が何者かによって切られ、雇った弁護士、支持する獣医が、次々に謎《なぞ》の交通事故死を遂げたという事件があります。

要するに「言ってはいけない」という、おかしいことが多すぎる。「理念」が宇宙を支配していなくて、「利権」が宇宙を支配している。そして、学問が完全に資本の奴隷となっています。白衣を着た奴隷たち、あるいは白衣を着た詐欺師《さぎし》たちといってもいいでしょう。私は、こう考えます。80％が食品業界の御用学者で、決然と利権・悪行と戦っているのはわずか20％の心ある学者・研究者です。

## 肉食を控えれば人類は救済される

私は、ハワード・ライマン氏が言っていることは完璧に正しいと思います。

肉を食べることは、牛を育てる牧場をつくるために森林伐採が行われており、地球全体の砂漠化の原因にもなっています。肉を食べるのをやめるというのは大変なことです。私は今まで、自称〝ゆるやかな〟ベジタリアンと言っていました。友だちづきあいの時にはまあ、焼き鳥の一切れ、二切れを食べていましたが、厳格なベジタリアンになったほうがよいのかもしれませんね。

肉の問題は、前出の沖先生も「肉を食べている時は邪食を食べていると思え」と言っていました。「けれども、肉を食べなくてはいけない時もある」とも。例えば沖先生は「私も焼き肉を食べる時もある。それは友好であり、愛であり、友情だ。人との友情を優先する場合もある」と。その時は覚悟して食べると話されました。

ベジタリアンになると、肉がおいしそうに見えないようになります。まわりの人はよく、霜降り肉を見て「ワー、おいしそう！」と言いますが、私は肉を見ただけで「ウェッ」と気持ち悪くなります。

みんなが肉食をやめる、あるいは控えるだけで人類は救済されると思います。食料危機も一発でなくなります。牛肉を生産するために使われる家畜飼料用穀物は食用穀物に比べて16倍も消費されています。また、日本では飽食社会のなかで、食べ残しなど食品廃棄物として捨てている食品は年間2000万トンにも上り、お米の生産量の2倍以上です。日本人が肉食を控えて、腹6分で食べ残しをなくせば日本の食料自給率もあっという間に100%を達成できますよ。

## やっぱり牛乳は危険がいっぱい？

今、牛乳の問題が出てきています。『やっぱり牛乳は危険がいっぱい』（東洋経済新報社）という本が出ています。人間はほ乳類ですから牛乳を飲むこと自体がアンチナチュラルです。離乳期以降ミルクを飲んでいるのは地球上で人類だけで、離乳期になると、乳糖分解酵素のラクターゼが出るのがピタリととまります。北欧人だけは例外的に、厳しい過酷な条件のなかで酪農でしか生きて来られなかったので、2千年、3千年の間に離乳期以降もラクターゼができるように遺伝的形質を獲得したのですが、東洋人にはありません。

ですから、牛乳を飲むほどに「ミルクパラドックス」という現象（カルシウム脱落）が起こります。牛乳に含まれるカルシウムは腸管からイオンの状態で吸収され、副甲状腺ホルモンの働きで血液中から細胞に取り込まれますが、そうすると、細胞内のカルシウムが過剰になるため、血液中のカルシウムを排泄する働きが盛んになり、逆に血液中のカルシウム濃度が急激に下がります。血液中のカルシウム濃度は一定に保たれるような仕組みになっているので、血液中のカルシウム濃度が下がると、それを補うために骨からカルシウムが溶けだします。また、血液中のカルシウムとともにマグネシウムが減少すると、骨からマグネシウムが血液中に溶けだしてマグネシウムが不足し、さらに骨からカルシウムの脱落が促進され、骨がスカスカになってしまいます。カルシウムが豊富な牛乳を飲めば飲むほど骨《こつ》粗鬆症《そしょうしょう》になるというわけです。

ですから、アメリカの厚生省に当たるFDA（アメリカ食品医薬品局）は、牛乳は有害だから飲むのは控えなさいと、はっきり言っています。特に妊婦、子どもは牛乳を控えるようにと、全国に通達を出しています。日本の厚生労働省や農林水産省は逆のことを言っています。

## 悲劇は酪農農家にも及ぶ

今度は酪農農家が被害者となりパニックです。私も「肉はやめなさい」「牛乳を飲むのをやめなさい」と主張する時は胸が痛みます。しかし、日本の行政や食品業界の対応は本末転倒です。ですから、間違った農業指導でめちゃくちゃです。肉の問題がその典型です。本来は産業を助けるために健康を犠牲にするのではなく、健康を助けるために産業があるのです。

酪農農家はミルクが出なくなった廃牛を肥育して肉牛（Jビーフ）として出荷していますが、1頭でも狂牛病が出れば地域の酪農が全部だめになりますので、肉牛としてまったく出せなくなって、裏で薬品で殺しているとも言われています。もう裏をみればブラック・コメディです。

ハワード・ライマン氏は、前出の著書「まだ、肉を食べているのですか」で「ミート　キルズと書き、タバコよりも肉のほうがたくさん人を殺してきたと指摘しています。ライマン氏によると、アメリカの食肉産業はマーケティングの方法を世界を席巻《せっけん》したタバコ産業、すなわちメジャー（巨大多国籍企業）に学んだのです。結局はメジャーによる世界支配です。

## 人間の歯、腸は穀物、野菜を食べるようにできている

人間の食事には炭水化物が大事です。「歯の配列を見れば分かります」と、自然食を実践しているエコロジストで音楽プロデューサーの山本コウタローさんも指摘しています。人間の歯の8分の5が穀物用の歯で、8分の2は野菜を食べるための歯です。で、動物系（肉食）用は1です。ハワード・ライマン氏は犬歯について「これは犬歯ではない」と喝破《かっぱ》しています。「人間の犬歯は、はるか昔の名残りであって、これで試しにヘラジカの肉にカブリついてみろ」と。ですから人間は100％草食で問題ないのです。ライマン氏の言うことは非常に説得力がありますね。

腸の長さもそれを証明しています。肉食動物の腸の長さは体長の3倍です。人間の腸の長さは体長の12倍で、肉食動物の腸より4倍も長いのです。ですから完全に人間は草食動物だと言っています。

草食動物が肉を食べることでとんでもない弊害が起きて

いいます。肉が腸内腐敗するということです。腐るという字は、府の中に肉と書きます。五臓六府、の府（消化器系）の中に肉が入ると腐ると……。昔の人の洞察力は見事なもので、昔の言葉ってすごいですね。

## 油は隠れた活性酸素増加の犯人

もうひとつ、活性酸素という面で、油は隠れた犯人、毒素です。最近、アトピーの5大原因が分かりました。肉、砂糖、卵、牛乳、油です。鹿児島大学が行った、２００人くらいの重症のアトピー患者に対する調査結果によると、重症アトピー患者さんは、アトピーの最大の原因となる体内の活性酸素を消去するＳＯＤ（スーパー・オキシド・デスムターゼ）活性能力が非常に弱い。つまり、活性酸素中和能力が非常に弱いのに、肉、砂糖、卵、牛乳や油物の食品が大好きなのです。

油は高カロリーで、摂取すると体内に活性酸素を発生させますが、さらにポテトを高温の油で揚げたポテトチップスやフライドポテトには発がん物質のアクリルアミド

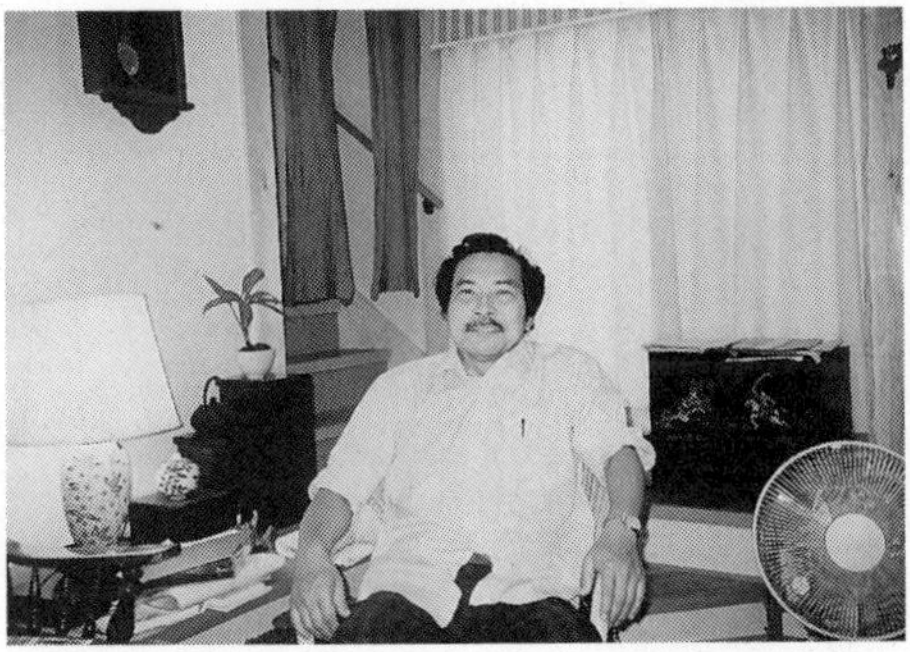

が基準値の１２８０倍も含まれています。

これもスウェーデンなど外国の機関で指摘され、後になって日本の厚生労働省も認めました。マスコミや行政が指摘しないのは、スナック菓子から油産業、外食産業まで油を使うすべての食品産業が崩壊するからです。菓子、油業界だけでなく、外食産業全滅です。農家も反対します。

## 衣、食を減らし「住の充実を」

私は、衣食住という産業構造をシフトし直さなければだめだと思います。つまり、衣はもうタンスの中に捨てきれないほどあり、10年くらい新しい物がなくても十分持ちます。食も、日本人の1千6百万人が隠れ糖尿病といわれ、1千6百万人が食べすぎです。「腹6分」がちょうどよいとすれば、日本人のほとんど全員が食べすぎです。衣、食は完全にオーバーサプライ（供給過剰）です。で、今一番欠けているのが住です。「起きて半畳寝て1畳」ですから、狭くて、かつ品質が悪すぎます。しかも素材がケミカル（化学合成物質）ばかりで、活性酸素を大量に

発生させます。

私は、「住居」といわずに「ハビテーション（居住）」と言っています。居住というと近隣のコミュニティも巻き込んだ意味になります。コミュニティの住人のことをハビタントといいますが、ハビテーションが広がっていくと、コミュニティから地域、あるいは都市に広がっていきます。居住革命、自然の環境再生にもつながっていきます。そうすると、自然が修復され、居住が修復されていき、景観がよくなり、日本は豊かになります。地球環境と人々の生活からストレスがなくなり、酸化（活性酸素の増加）を防ぐことができます。

こうして。小食と長息、居住空間の充実によって自然治癒力が増し、人々は健康な生活を営むことができます。

（取材・文／矢崎栄司　アースワークルーム代表）

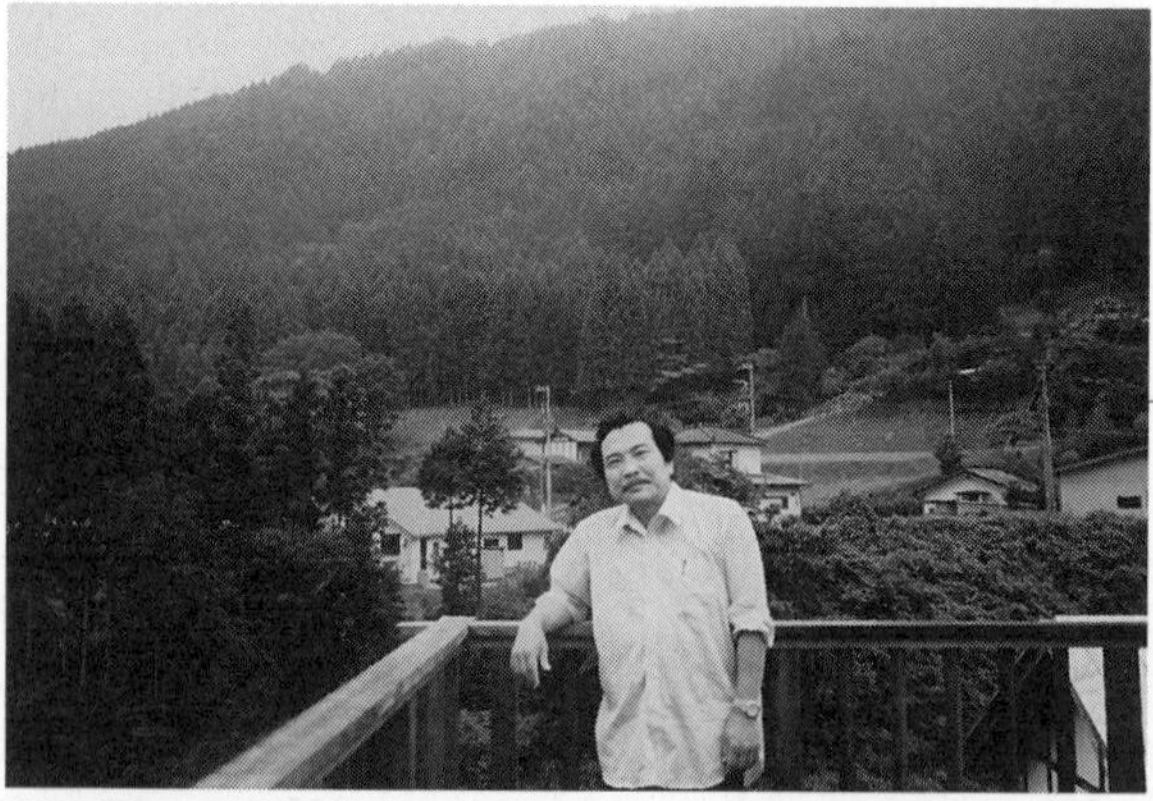
自然に囲まれた環境で自らエコロジーライフを実践する船瀬さん。

特集 2

# 免疫と食生活

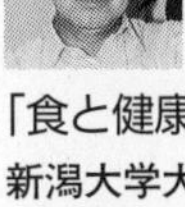

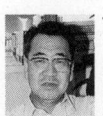

Toru Abo

安保徹

（新潟大学大学院医学部教授）

「食と健康を免疫力から考える」

新潟大学大学院教授。医学博士。1947年生まれ。白血球自律神経支配の法則の解明等、独自の免疫論を説く。顆粒球とリンパ球理論で、免疫学関連書の著作多数。

# 食と健康を免疫力から考える

安保　徹（新潟大学大学院医学部教授）

体の中の免疫システムのしくみを明らかにし、免疫力が病気を癒す謎を解いてきた安保先生。今号は免疫力を高める食生活、あるいはがんにならないための食べ物についてお話をうかがいました。食と健康をリンパ球、顆粒球という免疫システムから考究する安保理論をあなたもぜひ学んでください。

## 免疫的に避けた方がよい「食」への考え方

疲れていたり、体がだるいときに、甘いものを食べると元気になるということを、皆さんも経験したことがあると思います。適度な、甘いものを食べることは、リラックスな状態を作りストレスを解消し体を元気にしてくれます。ですが、今は食べ物が豊かで、特にお菓子やスナック類など甘いものも豊富です。その上、ゆとりある生活、より豊かな生活を目指して社会全体がリラックスの傾向に偏《かた》っていて、免疫学的に私たちの体は、過保護な状態になっています。このような生活環境では、甘いものを少し摂《と》るつもりが、ついつい過剰になりがちで、その結果、リンパ球が増えて、ちょっとした抗原の刺激に過剰反応する、虫さされに過剰反応する、風邪をひいたときに過剰発熱するなど、

あぼとおる
新潟大学大学院教授。1947年生まれ。医学博士。東北大学医学部卒業。『白血球自律神経支配の法則』の解明等、全く新しい視点から、独自の免疫論を説く。顆粒球とリンパ球理論で、免疫学関連書の著作多数。主な著書に「未来免疫学」「絵でわかる免疫」「がんは自分で治せる」「医療が病いをつくる」などがある。

あらゆるものに過敏になります。つまり、リラックスも極限状態になると刺激に過敏になり、リンパ球を増やし過ぎて免疫力を上げるというよりも、上げすぎるという状態になってしまい、かえって体に破綻をきたします。

リラックスというのは、別の表現で言い換えるとエネルギーを蓄積するということです。そして、砂糖や脂肪をたくさん摂《と》るということはエネルギーを過剰に蓄積することになります。特に、精製された砂糖や油を摂るのがいちばん大量に入りやすく、お菓子に使う砂糖や油は精製しているためエネルギーの過剰蓄積が生じやすく、リラックス過剰となり体を破綻させます。

また、お酒のつまみに、肉とか魚とかタンパク質ばかり摂るのも危険です。つまみにはアミノ酸の味がやはりおいしいから、アミノ酸を多く含んでいるタンパク質をついつい食べてしまいます。食事でも、肉や魚ばかり食べているとタンパク質の過剰摂取となりますので注意してください。

この高タンパク質食の危険性は何かというと、タンパク質にはアミノ基がついています、このアミノ基は、化学反応でアンモニアを作りそれが腐敗をします。だから、草食に比べて肉食中心の人は、便が臭くなるでしょう。これが腸の状態を悪くする原因となるのです。

くり返しになりますが、精製した砂糖が一番悪いし、精製した油、高タンパク食も危険です。

## 免疫的に望ましい「食」への考え方

健康な人は、基本的にはリンパ球と顆粒球のバランスが正常の範囲（自然治癒力を高める連続講座1号参照）に入っていますから、そのままの食生活で支障はないはずですが、何らかの要因でストレスが生じ、リンパ球、顆粒球のどちらかに片寄っている人は、食事に対する考え方を見直す必要があります。このような場合に、望ましいのは、正常範囲で自然のままの食事をすることです。リンパ球が多い人が、無理をして顆粒球を増やすような食事をするとそのこと自体がストレスとなり、このストレスで体に破綻をきたしますし、逆に、顆粒球が多い人が、無理をしてリンパ球を増やすような食事をするとそれもストレスとなります。

若いときには、無理をして玄米菜食をする必要はないですが、それでも穀物、タンパク質、脂肪、野菜をバランス良く食べることは大切です。また、野菜がよいといって無理に食べてもすごいストレスになります。消化する範囲を越えて、一度にたくさん食べると、お腹をこわしたり、野菜でも便秘になります。極端な食事をすると破綻をきたし

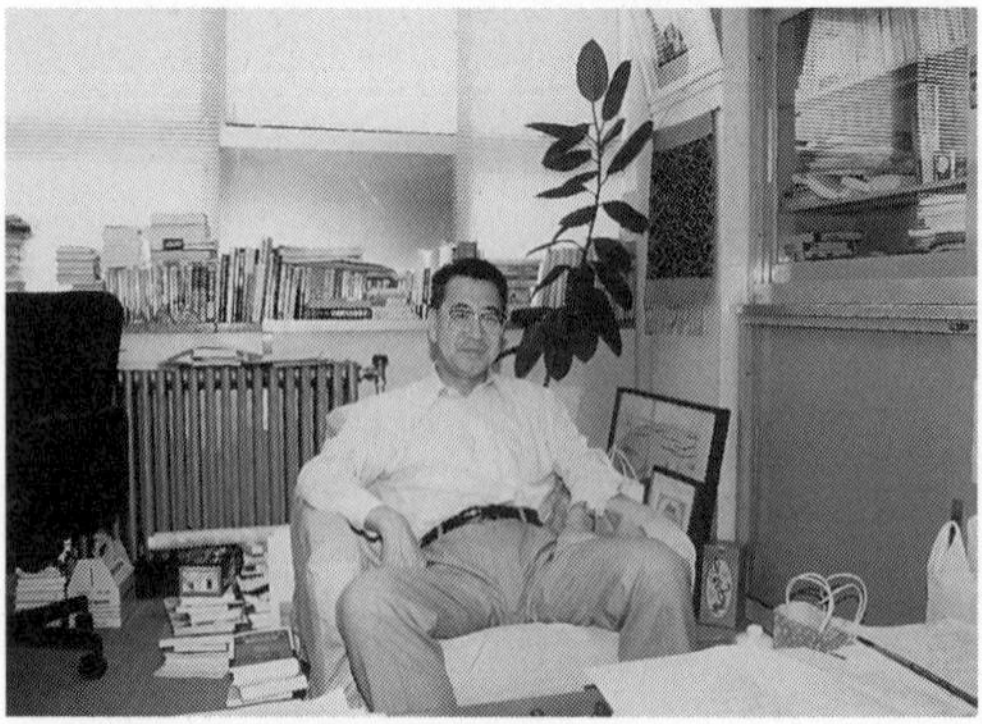

旧研究棟内にある安保先生の研究室にて。

ます。また嗜好《しこう》の傾向もあり、例えば、がんやパーキンソン病の人は肉が好きで、野菜が嫌いという人が多いという傾向があるようです。

要するに、私たちの食べる食事の基本は、穀類、野菜、海藻といった、なるべく精製されていないものに食の基本があり、前述のように、精製した砂糖、精製した油、高タンパク食などに危険が潜んでいます。

## 食べ過ぎは肥満のもと、肥満の原因はストレス

肥満を、私の提唱する顆粒球・リンパ球説から見ると、程々の肥満はリンパ球が増えるパターンで、息がきれるほどの極端な肥満は、顆粒球が増えるパターンに一気に変わってしまうという傾向があります。

食べることは副交感神経を刺激することだから、なんの理由もなく食べ過ぎるということはそうそうありえません。多くの人は、ストレスを解消するために、つい過食してしまうのです。だから、肥満になった人たちへの指導は、そのストレスの原因を聞き出してあげることが、解決の糸口となります。なかなか大変なことですが、そうして原因がわかれば、脱却する方法もみつかります。

食べても太らない人っているでしょう。それには謎《なぞ》があるのです。よく体を動かしてエネルギーを消費する人なのです。だから、食べる量がまったく同じなのに、ある人は肥満になり、ある人は肥満がおこらないという現象がありますよね。そういう人をよく観察していると、しょっちゅう体を動かしているのです。だけど肥満になる人はいつもじっとしている、その差で分かれ道になる。後天的ではなく性格的なものです。動きまわるのが好きな性格の人もいるし、また、あまり動きたくない性格の人もいます。よく食べる人が、食べる量をあまり減らしたくなかったら、こまめに立ちあがるとか、こまめに歩くとか努力をしなければいけない。

そういう現象があるということを知ることは大切です。肥満は、食べる量だけでなく、消費するエネルギーとも、実は密接に関係しているのです。

## ストレスは避けられない

第1号の私の話でも説明しましたが、自律神経は、交換神経と副交換神経のバランスで成り立っています。しかし、精神的、肉体的なストレスがかかると、そのバランスが交換神経優位へと大きくゆれて、それが白血球のバランスを崩《くず》して、体内の免疫力を低下させます。つまり、病気のほとんどの発症ベースをつくっているのは、ストレスにほかなりません。

逆にいえば、ストレスを取り除かないことには、病気が根本から治癒《ちゆ》することはありません。仮に、薬を使って症状を一時的に抑えることができたとしても、ストレスがあるかぎり、その病気の芽は摘《つ》まれることはないのです。

## 楽をしすぎてもストレスになる

では、ストレスが体に悪い影響を及ぼすのなら、ストレスにならないようにひたすら楽に生きたらよいのではないかというと、必ずしもそうではありません。リラックスのしすぎも健康への害になり、また、別の意味でストレスになってしまうのです。ストレスの7、8割は、交換神経緊張の状態で起こりますが、残りの2、3割は、副交換神経緊張状態でリンパ球が増えて起こります。

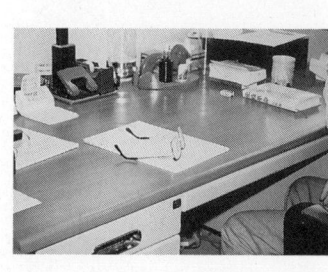

リンパ球が増えて起こるストレスが原因の疾患で代表的なものは肥満です。肥満は、あるレベルまでは副交換神経優位のリラックス型の体調をつくりますが、さらに進むと、肥満であること自体がストレスとして働いて、息が切れるとか、すぐに疲れてしまうという現象が現れてきます。

また、女性に多いのですがリラックスしすぎると、副交換神経の働きで血管が開きすぎてしまい、体がむくむという循環障害も起こります。

さらに、リラックス型でリンパ球が多ければ、病気にならないというわけではありません。リラックスでリンパ球が増えることによって過敏な体質になり、アトピー、じんま疹《しん》などのアレルギー症状がでることもあります。くり返しになりますが、リラックスも極限状態になると刺激に過敏になり、リンパ球を増やし過ぎて免疫力を上げるというよりも、上げすぎるという状態になってしまい、かえって体に破綻をきたします。

## ストレスをできるだけなくすために、体調を整える3つのシステム

では、人間の体で起こっている状態を全体的に把握して、患者も納得して、医師も自信をもってとりくめる医療をめざすには、どうしたらよいでしょうか。それには、新薬の使用、高度医療機器の使用という技術の進歩だけを考えるのではなくて、体というシステムを全体的にとらえ、その働きを総合的に理解することだと私は思います。

例えば、人間の体には体全体を網羅《もうら》できるシステムがあります。このシステムとは、エネルギーシステム、自律神経系システム、白血球システムという3つの体内システムのことです。そして、この3つのシステムのありようと、バランス、その相互的な働きを知ることがどうしても必要で、ひとつだけを理解していても、体調というものを把握することはできません。それではこの3つのシステムから、体のしくみをとらえていきましょう。

## 人間が生きていくための基本となるエネルギーシステム

まずはじめにエネルギーシステムです、エネルギーシステムとは、エネルギーを摂取、消費、蓄積するシステムのことです。エネルギーシステムは、人間が生きていく上での最も基本です。エネルギーを摂り入れて、使用して、余剰があればためる、不足すれば貯蓄分から取り出して使う。細胞というミクロのレベルを含めて、体のすべての活動が、このエネルギーシステムによって動いています。つまり、あらゆる活動がこのシステムとともにあるわけですから、あらゆる疾患も必ずこのエネルギーシステムと関わっているわけです。この視点から見ていくと、エネルギーの過剰消費や過剰貯蓄で、体の活動が破綻をきたしていく様子もわかってくるし、そこからさまざまな病気とのつながりが見えてきます。

## すべての生体活動に関わる自律神経システム

2つ目は、自律神経システムです。自律神経システムとは、交換神経と副交換神経が織りなすシステムで、エネルギーシステムと密接に関わっているシステムです。

交換神経は体の興奮をつかさどり、副交換神経は体をリラックスさせます。この緩急のバランスこそが、私たちの行動をつくり出していますから、体で起こる現象は、すべて自律神経と関わっています。そして、この自律神経に支配されている白血球を見ることで、病気の起こる過程、治

癒の過程がわかってきます。白血球の原型は、マクロファージと呼ばれていますが、そのマクロファージから進化して、細菌を処理する顆粒球、免疫をつかさどるリンパ球が生まれました。マクロファージ、顆粒球、リンパ球というこれらの白血球が自律神経に支配されているために、自律神経のバランスの乱れが、感染症だけでなくすべての病気が起こったり治ったりする過程に関わってくるのです。

例えば、強いストレスを受けたり、頑張りすぎたりすると、自律神経のうちの交換神経が興奮して顆粒球が増えて組織破壊の病気が起こりますし、のんびりリラックスしすぎると、副交換神経が過剰優位になって、リンパ球増加でアレルギー性の疾患が起こります。

## 体中を防御する白血球システム

3つ目は、自律神経は体の細胞全体を統合しています。

生きものの進化の過程を見てみますと、人間も含めて動物はすべて単細胞生物から進化してきました。単細胞生物は、ものを捕食し、消化し、エネルギーにし、排泄《はいせつ》し、異物を処理するこれらすべての過程を、たったひとつの細胞で行っています。

ところが、進化するにつれて、細胞は役割を分担するようになりました。

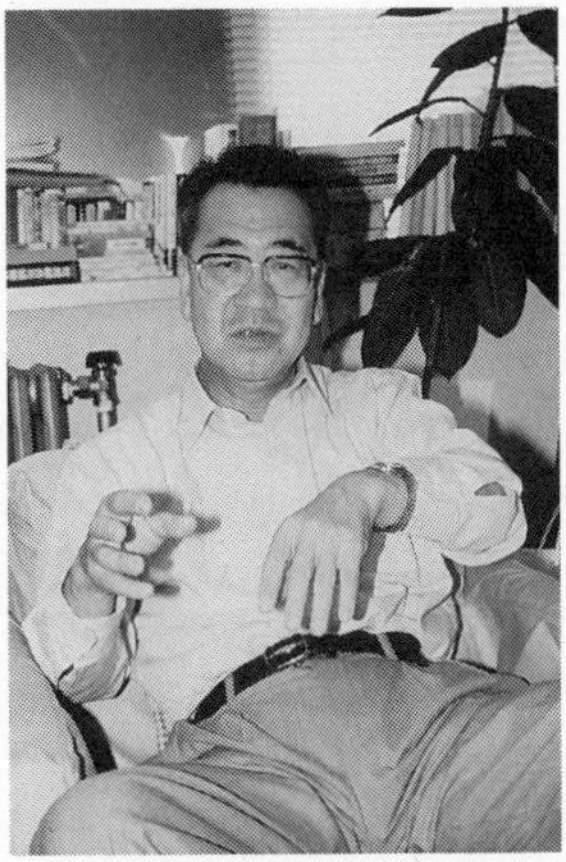

そして、人間の体細胞ひとつひとつは、本来もっている機能の一部だけを使うように進化したのです。つまり分化して、一部は皮膚細胞となり、また、腸の細胞になり、神経の細胞になり、と役割を特化してきました。

ですが、そんな専門化した細胞の中にも、かつての単細胞時代のように、なんでも自分でこなそうという細胞が残っています。これが白血球です。白血球は、単細胞のアメーバのような形をしていて、標的となる異物をむさぼるように食べて消化、分解、そして排除する力をもっています。この体を防御するしくみが、白血球システムです。

## 再びエネルギーシステムを考える

さて、今号のテーマは、「食」ですので、食に関係のあるエネルギーシステムについて、もう少し説明していきましょう。

今日の医療現場では、体のエネルギーシステムについてはきちんと扱われていないというのが実体です。人間の体はどのようにしてエネルギーを得ているのかというと、ものを食べて、それを呼吸で得た酸素で燃焼させるという形で得ています。

最近、さまざまな分野の人たちが、食が大切だとか、呼吸が大切だと唱えはじめていますが、それは結局、人間が生きていくエネルギーの摂《と》り方そのものに直接いきつくからです。

ところが残念なことに、そうした人たちでも、食は大切だという人は食のことしかふれませんし、呼吸が大切だという人は呼吸のことしか理解していません。この両方がそろってはじめてエネルギーが生まれるのに、そこのところは理解されていないのです。食べることと息をすること、このどちらがなくてもだめなのです。

このどちらか、あるいは両方が断たれてしまったら生きていけませんし、さらに、多く摂りすぎて、エネルギーが過剰になっても破綻を起こします。相互のバランスと全体のバランスで総合的に働いて、人間、生き物の活動を支えているのが、このエネルギーシステムです。

エネルギーシステムでは、使用するエネルギー量に応じて摂取することがポイントです。

## 食はエネルギーシステムを動かす源

エネルギーシステムを動かす力は、食と呼吸で得られます。食の場合はやはり十分な栄養をとって、食べたものが消化されてきちんと排泄されるというルートが守られているかどうかが肝心です。食は、食べる量が多くてもだめですし、少なくてもだめですし、また、消化管で食べたものが停滞してもだめだし、あるいは早く出すぎても下痢をします。

また、腸管にはさまざまな細菌がすみついていて、食べものが消化するための発酵を助けていますから、そうした細菌が集まる細菌叢《さいきんそう》がきちんと完成されているかということも大切です。となれば、抗生物質を使う治療が長引いて腸管の細菌叢が壊されてしまうことが、いかに体全体によくないことか、と理解できます。これが理解できれば、安易に抗生物質を服用するというまちがいをさける判断ができるようになります。

## 食べることの大切さ

食べ物を摂取することは、反射的に必ず消化管の動きを促して、腸管の常在細菌叢《そう》を刺激します。なにかを食べて消化管を動かすということは、いちばんてっとり早く副交感神経を活性化する方法です。なぜなら消化管は、副交感神経に直接つながっている最大の臓器だからです。消化管というのは、口から肛門までつながっていて、人間の内臓のほとんどを占めるほどです。これほどの巨大な副交感神経支配の臓器はほかにはありません。となれば、食事が体調を整えるのにいかに大切かがわかってくるのではないでしょうか。

実際、がんの患者さんの場合、免疫活性療法で効果を上げられるかどうかは、食事がある程度きちんと摂《と》れるかどうかにかかっています。がん患者の場合は、交感神経過剰の体質を改善するのに、ぜひとも副交感神経を活性化したいケースがたくさんあります。となると、食事が摂れるかどうかということはとても重大です。抗がん剤治療や手術で体力が落ちてしまっている患者さんでも、ある程度自分で食事を摂ることができれば、回復の可能性が見えてきます。

もちろん、食事の内容、何を食べるのかということも、重要です。最近、日本人にも成人病の患者が増えていて、その原因の一つに食事の西洋化があげられています。先日、「自然食ニュース」という小冊子の記事に、ある栄養学の先生が興味深い考察を書いていました。日本人は数千年の間、米と魚を主体とした食事に適応してきたのだから、急に欧米人のまねをして肉や牛乳や卵の多い食事に変えると、体がついていかなくてさまざまな破綻を起こすのではないか、と述べていました。納得できる意見だと思います。日本人には日本人の適応・進化の長い歴史があります。突然まったく異なるタイプの食事を摂れば、それが体に負担をかけることはあるはずです。実際、がんの患者さんで回復をめざす人、回復をとげた人の多くが、玄米食や伝統食に回帰した食事を選択しています。

## 体は冷やしてはいけない

一般に病気の7、8割は、特に大人は交換神経緊張状態によって病気になります。この交換神経緊張状態をつくる要因のひとつに、冷えがあります。例えば、冷蔵庫から取り出したままの冷たい飲み物を飲むと、口の中が冷えて食道が冷えて胃が冷えて、最後に腸が冷えます。食べ物の場合は胃に停滞して、ある程度の蠕動《ぜんどう》運動を経て腸にいくので、極端に冷たいまま腸に届くということはありませんが、液体は胃を通過してすぐに腸に到達してしまうので、冷たいジュースなどを飲むとすぐに腸が冷えるわけです。腸が冷えるということは、血管が閉じて、交換神経緊張状態と同じ体調をつくることになります。

　こうして体が冷やされると今度は、冷えから離れたとき、例えば、職場の冷房で冷やされて家に帰ったときには、交換神経緊張状態から副交換神経の優位な体質に移ります。このときに血管が開きます。血管を開かせる物質は、プロスタグランディンといって、これは発熱、痛みの要因となる物質と同じで、急激に血管が開くと腹痛、頭痛などの不快な症状が出てきます。このしくみを知らないまま、今度は、頭痛、腹痛を解消するために、消炎鎮痛《ちんつう》剤を使用すると、消炎鎮痛剤でさらに体を冷やすことになります。飲み薬でも、湿布薬でも、座薬でも消炎鎮痛剤は、体を強く冷やすことを目的としていますので、いっとき気持ちがいいからといって安易に用いると、出口のない冷えの世界へ、自分で足を踏み入れていることになってしまいます。

## 多くの病気が血行障害から起こっている

　血行つまり血液の循環は、リラックスの神経である副交感神経の支配を受けています。ですから、やっぱり循環をよくするには体を冷やさないこと、こまめに体を動かすことが大切です。体を冷やさないためには、冷えたものを体に入れないことが大切です。また、冷房に当たりすぎないといったことも大切です。逆に、体を温めることは積極的に行いましょう。運動をしたり入浴をしたり、滞った血行を促進するようにしてください。

　また、女性にとって冷えは大敵と経験的、あるいは、本能的にわかっている人はたくさんいます。おそらく、女性の生殖機能器官での発がんは、ほとんど冷えから誘発されていると思います。また、発がんには至らなくても、月経困難症、子宮内膜症、子宮筋腫《きんしゅ》、卵管炎、卵巣嚢腫《のうしゅ》なども冷やされて、あるいは消炎鎮痛剤を長く服用しすぎて起こる病気だと考えられます。

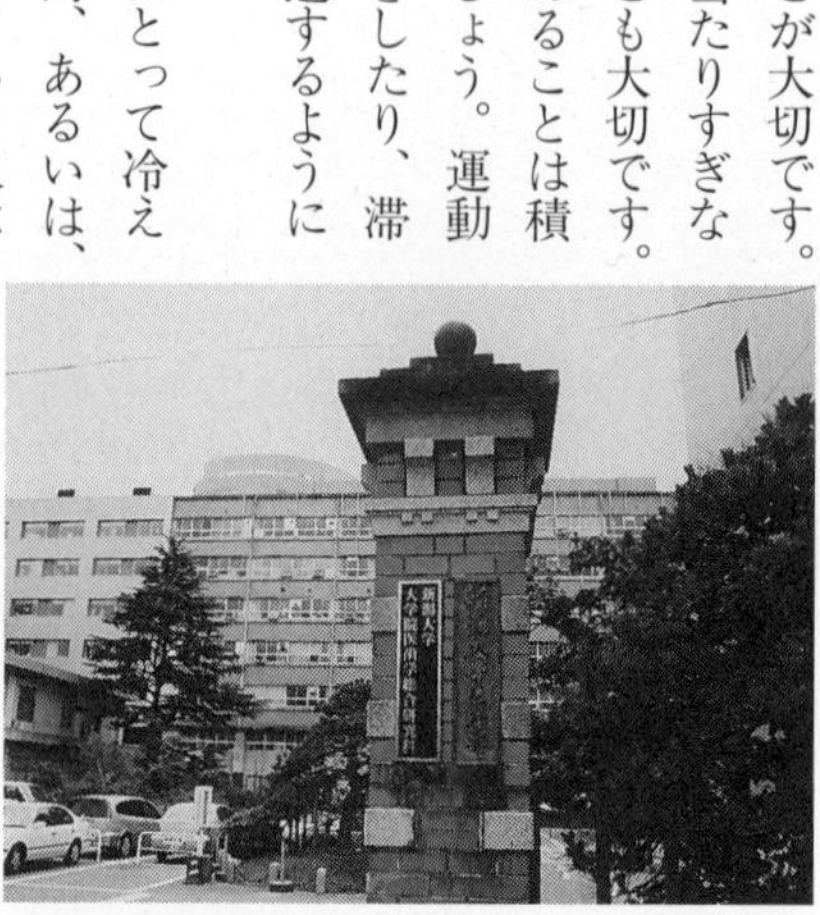

## 食と呼吸

　呼吸は、食べ物を消化、燃焼させる働きを助けるものですから、食べたものを体内でエネルギーにするために呼吸は大切です。呼吸は、無意識でも行われ、意識しても行われています。だから、呼吸は意識の世界と無意識の世界をつなぐものです。交換神経優位の呼吸は、早くて浅い呼吸です。また、副交換神経優位の呼吸は、ゆっくりして深い呼吸です。私たちは、不安だったら胸がふさがって浅い呼吸になりますし、本当にリラックスしたときは、ゆったりした呼吸となっています。つまり、呼吸を上手にコントロールすると、浅く早い呼吸を意識してゆっくりと深い呼吸に変えれば、それだけで交換神経緊張状態を脱却して、副交換神経優位の状態に変えることができます。すると、食べ物を消化、燃焼させる働きが活発になります。

よく噛《か》んでゆっくり食べることは、消化管をゆっくり動かし副交換神経優位の状態ですが、食べた後、すぐに動き回るのは、副交換神経をあまり使わない食べ方ですので、すぐ動き回るのは体によくありません。この違いをきちんと理解しておいてください。また、食べ方も意識してたくさん噛《か》むと消化管をよく動かすのでリラックスできます。私たちの自律神経のほとんどの働きは、自分の意識で調節はできませんが、食と呼吸は、意識の世界と無意識の世界の接点があるから自分で調節できる、そこが大切です。

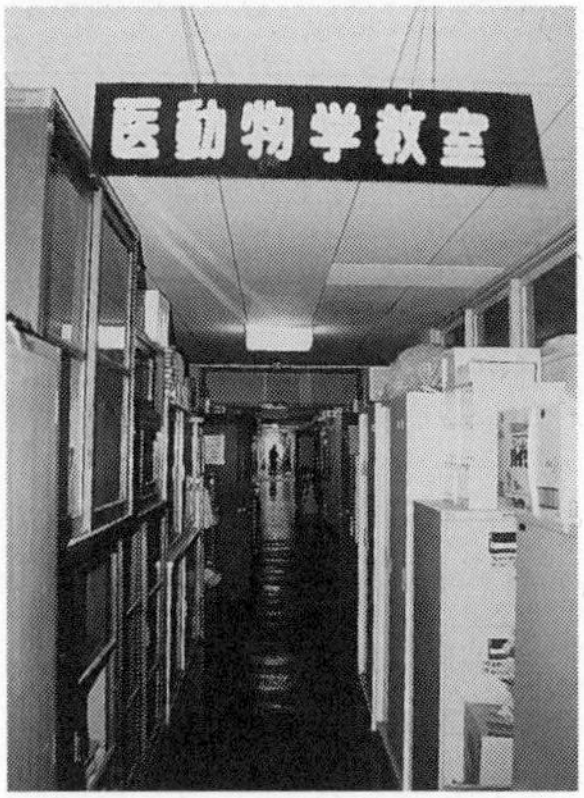


よく、食と呼吸の両方を健康法としてあげている人が多いでしょう？　食べ物があって、酸素があって燃焼するという物質的な大切さとともに、呼吸は私たちの自律神経系と意識でつながっている唯一の接点だということです。

## 体の健康を考えるこれからの医療のあり方

これまで私は25年にわたって、病気の根本的な謎《なぞ》を解き、病の治療に役立たせたいという思いを胸に、免疫学の研究を続けてきました。そして1990年に、白血球の自律神経支配の法則を発見したのです。ここから、人間の病というものがどうして起こるのかという全体的なしくみが見えはじめ、同時に、なぜ現代医学が病を治癒させないのか、という問題点もあきらかになってきました。とくに、医療技術や医療機器がどんどん進歩しているにも関わらず、いっこうに患者数が減らないどころか、むしろ増加の一途をたどっている、がんやアレルギー疾患や膠原病《こうげんびょう》などでは、現代医療が、病を治すどころかむしろ悪循環をもたらしていることもわかってきたのです。

そこで、近年また注目されつつあるのが代替《だいたい》医療です。現代医療だけでは破綻をきたしているから、代替医療をとりいれていこうという考え方です。しかし、代替医療も理論なしで、あれがよいこれがよいでは医療とは呼べません。現代医療も代替医療も、本来ふたつのものがあること自体おかしい。真理はひとつです。

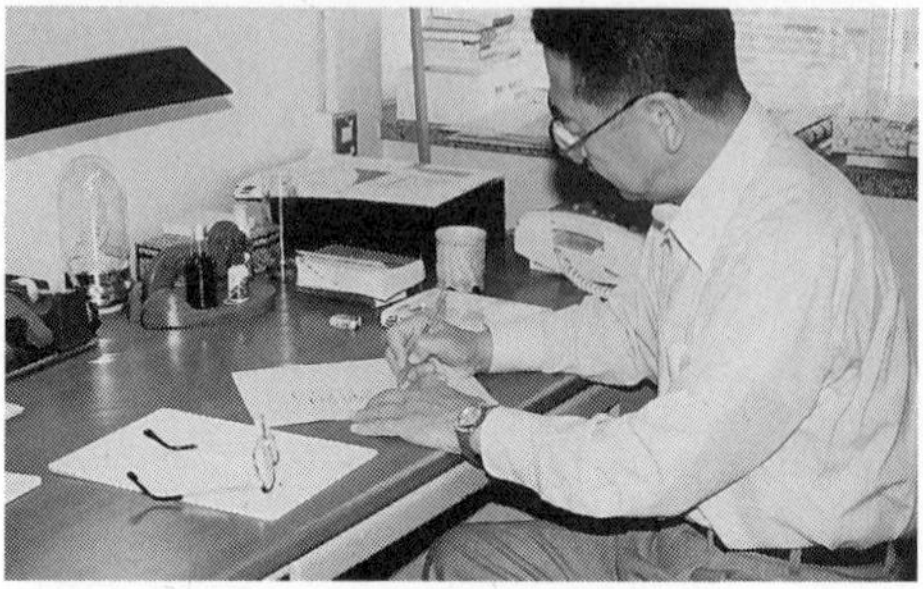
取材中の要点をメモで説明してくれる安保先生。

## 現代医療と代替医療のプラスを合わせる

現代医療は、これまで実験や分析などで、多くの謎《なぞ》を解いてきて、多くの優れた部分がありますが、中には間違っている部分もあります。一方、代替医療は、おだやかな治療をするという意味ではプラスになりますが、何故、効くのかという分析がまだまだ足りません。それぞれに未熟だと思います。ですからふたつを統合すればいいのです。そのためには、私の提唱する白血球の自律神経支配というような、真理や、理論が必要です。

現代医療のはたしてきた役割、ものごとをサイエンティフィックに解析していくという考え方はプラスですが、対症療法に陥《おちい》りやすいという弱点がある。代替医療には、過激な治療をしないというプラスがあるけれど、こんどは逆にその裏づけになる理論が足りない。それで統合すればいいのですが、統合医療の人たちも新しい理論を作ったのかというとそうではない。

ここから先は、代替医療とは、統合医療とは、という言葉の問題ではなく、きちんとした真理、理論が背景にあって、何でこの治療はダメなのか、という根拠にたどりつかなければダメです。

## 医者も患者も意識改革が必要

よく、医者の人格を磨けという提言がされたりします。しかし、これではあまりにも漠然《ばくぜん》としています。患者にもっと親切にしましょうとか、あるいは患者の目線で考えましょう、といったところで、治療自体はいままでどおり対症療法一辺倒だとしたら、現代医学の根本的な問題からは目をそらしているのも同然です。もちろん、医師の人格を磨くということも大切なことではありますが、それは、解釈がいかようにも可能なアプローチですし、また医師個人の資質と努力にあまりにも頼りすぎています。

そうではなくて、専門家として知識を駆使《くし》しながら、客観的に病気というものを理解する方法として、こうしたシステムを把握できれば、その乱れに対処する方法や、治療の方向は見えてきて、ついには適切な治療も見えてくるのではないか、と私は考えます。

また、お医者さんも目をさます必要もあるが、患者さんも病気は全部お医者さんが治してくれるのだ、全部お任せしますでは当然ダメです。そういう姿勢は、お互いの成長を妨げます。お医者さんにしてみればいちばん楽なのは対症療法ですから。あんまり頼られて負担が大きくなると、どうしても対症療法に頼らざるを得なくなります。

やはり、自分の体の仕組みを、自分である程度理解して、救急疾患はお医者さんに治してもらって、慢性疾患は自分の生き方を正して治すのだ、そういう意識改革が必要ではないでしょうか。

## 現代医学は医療が病いをつくる

先日、ある全国紙の新聞紙上で「日本人の高脂血症の国内患者数は2000万人以上?」と大きく記事が取り上げられていました。2000万人以上とは驚くべき人数ですが、本当でしょうか。調べてみますと、これは、アメリカ人の正常値を基準として判断した結果によるもので、この判断の仕方は大変な誤解です。こういう判断をしていると、日本人の2000万人とか3000万人が、血中のコレステロール値が異常高値となり、高脂血症という診断になってしまいます。

日本人には、日本人の正常値の基準を設定する必要があります。アメリカ白人と日本人では基準値が違います。それを間違ってアメリカ白人の病気のない人を正常値にするので、基準値が低すぎて、日本人の健康な人までもが異常値になってしまうのです。

その新聞では、ある学会の指標として、高脂血症の診断基準として、総コレステロールが220(空腹時の血清0・1リットル中の脂質値、単位はミリグラム)以上で高コレステロール血症と診断基準を示していました。この値を超すと、薬で治療を始める基準という指標です。私は、日本人のこの総コレステロールの基準は、280以上でいいと思います。280までだったらかなりの日本人が、正常範囲に入り「高脂血症の国内の患者数は2000万人以上?」などという誤解は生じないはずです。

## 自覚症状がないということは健康に生きているという証

そもそもアメリカ白人の特徴として、血圧が120～80と低く、血中のコレステロール値が低い。また、消化管の働きがよいので、便通が1日2から3回と多く、色白、リンパ球が多いという、典型的な副交感神経優位の体質をしています。ちなみに日本人は、血圧は150～90くらいでいい。便通なら日本人は1日1回でいいのです。

アメリカ白人は、消化器の消化能力がいいから食べる量が多いのです。だけど、アメリカ白人はそれゆえ、肥満になりやすく、その予防策として、日光浴などで紫外線を浴びる、肉食中心、日常的にスポーツを良くする、アスピリンを服用するなどが特徴です。それに比べて、日本人は、血中のコレステロール値が健康な人でも体質的にアメリカ白人より高いのです。ですから高くても、日本人は肥満や心疾患がアメリカ白人の4分の1程度と逆に低いのです。アメリカ人を正常値にすると日本人がみんな、病気の治療が必要になってくる。そして、実際に元気な病気でない人が治療をすると、薬によって今度は本当に病気になってしまいます。仮に病気だと信じて治療をしたとします。そうすると薬により本当にコレステロール値が下がります。下がると体がもっとコレステロールを作りたいと反応して、そこで混乱して病気になる。こういう不思議な世界が生じるわけです。そこをきちんと見極める必要があります。

自覚症状がないということは健康に生きているという証《あかし》です。それが要注意というのはおかしい。健康に生きている人が一番いいわけで、これを異常値として治療する人がいるからこういう変なことになるのです。私の書いた本のタイトルにもありますが「医療が病いをつくる」とはまさにこのことです。この問題は、高脂血症だけでなく、健康を考えるのにすごく大切なことですから、よく理解をしておいてください。

（次号に続く）

（取材・文／高橋利直）

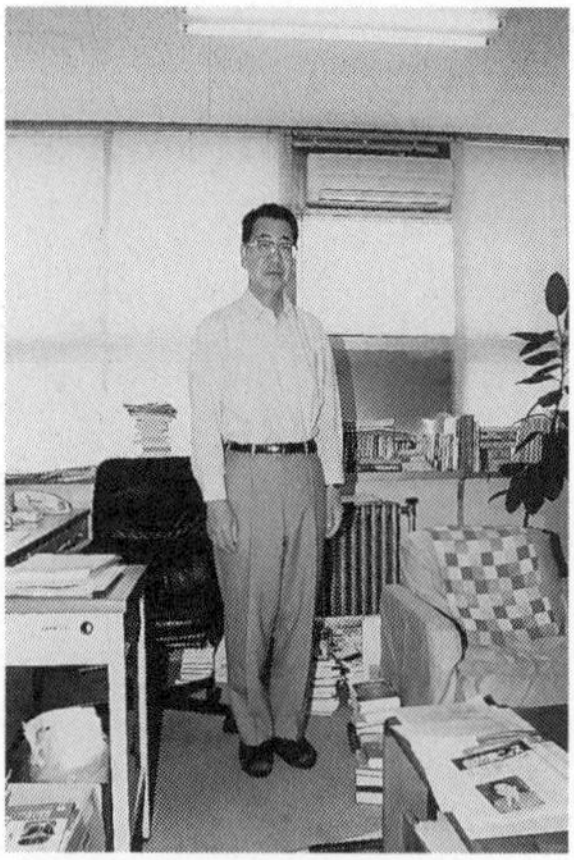

新潟大学、安保先生の研究室で。

特集 3

# 食と生活習慣

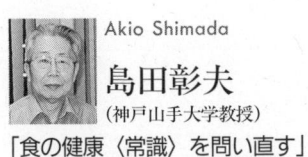

Akio Shimada

## 島田彰夫

(神戸山手大学教授)

「食の健康〈常識〉を問い直す」

1938年東京生まれ。東北大学農学部卒業。宮崎大学教授を勤め、現在神戸山手大学教授・医学博士。ブラジル、リオ・グランデ・ド・スール・カトリック大学客員教授。

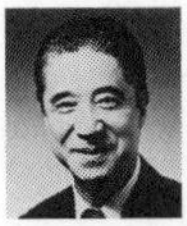

Hirohisa Arai

## 新居裕久

(新宿医院院長・昭和大学医学部客員教授)

「長生きの秘訣は〈医食同源〉にあり」

1928年生まれ。国立東京第一病院(現・国立国際医療センター)を経て現在、新宿医院院長。昭和大学医学部客員教授、北京中医薬大学顧問、医療法人医食会理事長。

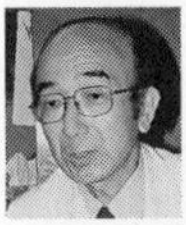

Motoki Tagami

## 田上幹樹

(東京都教職員互助会三楽病院副院長)

「がん・糖尿病を予防する食生活」

1945年埼玉県川越市生まれ。医学博士。東京医科歯科大学医学部卒業後、同大学第三内科入局。現在、東京都教職員互助会三楽病院副院長。専門は糖尿病、高血圧。

# 食の健康「常識《JŌSHIKI》」を問い直す

欧米をモデルとして進められてきた食生活を批判、欧米型の食事が、成人病、生活習慣病を激増させたと語る島田先生。日本人には日本人の食性と日本の風土に合った食事がある。

そうして作られた食事こそが、日本人にとって自然治癒力、免疫力を高める食事である。私たちにとって、理想的な食事とは何かをうかがいました。

島田彰夫
（神戸山手大学教授）

## 現代人の食生活の問題点
## 日本人に広がる無意識の不健康

第2次世界大戦後の高度成長期以後、日本人に急激な機能の低下が認められます。最も典型的に現れているのが視力の低下です。日本では毎年、学校健康診断が行われ、視力も測定されています。

小学校に入った6歳から高校3年生の17歳までの視力の推移をみると、1960年生まれでは8~9歳に視力のピークがありましたが、その後は低下を続け17歳の視力の平均値は0・4程度になっています。また、1990年頃には大学生の視力の平均値が0・2を下回りました。

1999年に入学してきた学生の視力の平均値はわずかに0・12です。裸眼ではまっすぐ伸ばした手先の指の輪郭《りんかく》がぼやけて見えるほどで、眼鏡やコンタクトレンズに頼らないと足元がよく見えません。

視力以外にも、若い人たちの間に肩こりや腰痛、冷え症、体力低下、脈圧異常など、かつては高齢者にみられたような症状が一般化しています。ところが、まわりも同じように機能が低下しているために、それが異常であることに気づいていません。このような状態を私は「無意識の不健康」と呼んでいます。その原因として、明治以降、第2次世界大戦後の食生活の欧米化にあったことは否定できません。

## 高たんぱく質、低デンプンがアレルギー疾患増加の原因

アレルギー疾患の増加も見過ごせません。食物アレルギーだけでなく、ダニアレルギー、花粉症など、かつての日本では見られなかった多くのアレルギー性疾患が現れ、国民病とまでいわれるようになっています。

食物アレルギーは１９７０年代、日本人の食生活の変化にやや遅れて出現しました。ヒト（人間）が低たんぱくで生きる動物であることは母乳の成分から明らかですが、それに反して日本人が欧米人のように高たんぱく、高脂肪食を求めてきた結果だといえます。

最近では大人のアトピーも多く、50歳をすぎて初めてアトピー性皮膚炎になった人もいます。仕事の都合の宴会料理、あるいは居酒屋料理には十分な量の主食がなく、たんぱく質系の食品ばかりです。その結果、たんぱく質過剰、デンプン不足を起こし、体が求めるデンプンが入ってこないために抵抗力が低下して、過剰なたんぱく質に反応するようになるのでしょう。

子どもたちのアトピー、アレルギーも同じように母親の食事や離乳食などがたんぱく過剰になっているのではないでしょうか。明確な理由は分かっていませんが、食事を高デンプン、低たんぱく質、低脂肪にすると、症状が軽減し、自然に治っていきます。そうした食事がヒトの食性に合っているために、体が素直に反応し、抵抗力がついてくるからでしょう。

## 食生活の変化で欧米型がん発生が増加

がん、心疾患、脳血管疾患は、かつては3大成人病といわれていました。40歳前後から死亡率が高くなり、全死因中で60%という高い割合を占めています。がんの死亡率は１９４６年から１９９５年までの50年間で人口10万人あたり69人から２２０人と3倍に増加し、心疾患は62人から１１２人と約２倍になっています。

かつて日本に多いがんは胃がんでした。冬期の保存食として食べていた漬物の高濃度の食塩によって胃の粘膜が洗い流されて防御機能がうまく働かなかったのでしょう。物流の発達、冷蔵庫の普及などで積雪地でも生鮮野菜、鮮魚類が手に入るようになって胃がんは減少しましたが、それに代わって結腸がん、肺がん、乳がんなど、欧米で多かったがんが増加しています。

このような変化は、食生活の変化と連動したもので、本来は日本人に必要でなかった乳製品、肉類が大量に摂取されるようになり、起こってきたこと

です。

1996年末頃から、成人病は生活習慣病といわれるようになりました。生活習慣病には、がん、心疾患、脳血管疾患の他に、糖尿病、肥満、高脂血症、高尿酸血症、肺扁平《へんぺい》上皮がん、肺気腫、慢性気管支炎、アルコール性肝炎などが含まれます。いずれも欧米化した食生活、食習慣にかかわっています。

## ●江戸時代に確立された日本人の食術
## ●明治時代の日本人の驚嘆すべき体力

江戸時代の鎖国が終わって明治になると、多くの外国人が日本を訪れ、記録を残しています。その中には、欧米では当たり前にある牛乳や肉が手に入らないことの不満をもらしていますが、日本人の健康と体力の素晴らしさは、多くの記録に共通しています。例えば、1876年に来日し、およそ30年間に渡って東京医学校（現・東京大学医学部）で医学教育にあたったドイツ人の医師ベルツも、当時の日本人の体力に驚嘆したひとりです。

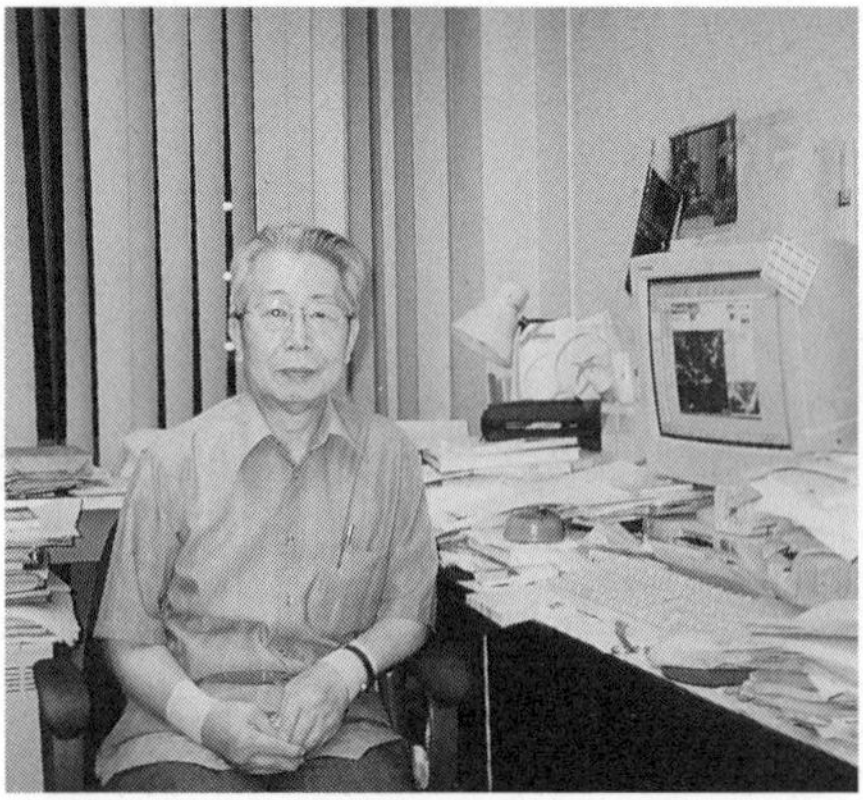

ベルツは、東京から日光まで行った時のエピソードを残しています。一度目は馬で行きましたが、途中で馬を6回取り替えて14時間かかりました。二度目は人力車に乗って行ったところ、その車夫はなんとひとりで14時間半で着いたということです。

日本人の体力は馬よりもすごいということで、ベルツは人力車夫をふたり雇って、彼らの食事を調べながら、毎日体重80キログラムの人を乗せて、40キロメートルの道を走らせる実験を始めました。

ベルツは日本に栄養学を紹介した人でもあり、日本人車夫の食事が欧米の栄養学の知識からあまりにもかけ離れていたので、自分の栄養学の知識（欧米の栄養学）に従って、車夫に肉などを買い与えました。その結果、車夫は3日で疲労が激しく走れなくなり、元の食事に戻してほしいと申し出たそうです。そこで、食事を彼らの普段のものに戻したところ、また元気になって走れるようになり、ベルツは日本の食事の持つ力に大いに感心しています。

当時の人力車夫が1日に50キロを走るのは当たり前だと、多くの外国人が書き残しています。

当時の日本人の食生活はどんなだっ

たのでしょうか。最も庶民の食生活に近かったと思われる1886年（明治18年）の東京・日本橋の呉服店越後屋の記録「越後屋雇人」の食事を見ると、当時の欧米の栄養学（フォイトの栄養学）や、その栄養学をもとにした日本人の保健食料（所要量）、最近の国民栄養調査に比べて、糖質（デンプン）が非常に多く、たんぱく質と脂肪が著しく少ないことが分かります。

江戸時代に確立された日本人の食術（調理の仕方、食べ方など食事の工夫）が当時の日本人の驚嘆すべき体力を作りだしていたのです。

### 食生活を改悪させた明治の近代化 ドイツの栄養学を盲目的に取り入れた日本の指導者

ところが、当時の日本の指導者たちは、素晴らしい体力を作り上げてきた日本の伝統的な食事を捨てて、欧米の栄養学や医学を盲目的に導入してきました。

もともと栄養学は、食生活が背景にあって成立した学問です。そして、その食生活はその地域の自然環境を反映し、そこで入手できるものが基本となっています。

日本はドイツのフォイトの考えに基づいた栄養学を導入しましたが、北緯50度のドイツと北緯35度の東京とでは気温が違います。体温はドイツ人も日本人も同じですが、その体温を維持するためのエネルギーは食物から得ますので、仮に年齢、性別、体重が同じで、同じ仕事をする人がいたとすると、寒いところにいる人のほうが、多くのエネルギーを必要とするのは当然です。

ところが、当時政府が作成した日本人の保健食料（今でいう栄養所要量）は、ドイツの栄養学の所要量から、ドイツ人と日本人の体重差で比例配分して割り出したもので、気温差や風土の違いはまったく考慮されていません。この点は現在の「日本人の栄養所要量」に示されるエネルギー所要量も同じです。

寒冷で穀類の栽培が困難だったヨーロッパでは、乳製品や肉類に依存した食生活をせざるを得ませんでした。本来、ヒト（人間）の食性からは外れた食生活ですが、熱帯を起源とするヒトがヨーロッパで生活するには、それもやむを得ない選択だったのです。ヒトはもともとアミラーゼ（デンプンを分解する酵素）活性が高く、乳製品に含まれる乳糖を分解する酵素（ラクターゼ）は離乳期以降は備わっていませんが、ヨーロッパ人は何千年の長期に渡る生活のなかで淘汰《とうた》が行われ、突然変異でラクターゼを持つ人々が現れ、遺伝的にその地域の食生活適応をしてきたのです。

### 誤っていた戦後の栄養改善運動 油いため運動、牛乳・動物性たんぱく質摂取推進で日本の食生活体系を破壊

日本で庶民の食生活が大きく変わっ

たのは第2次世界大戦後です。それまでは貧乏だったために欧米化を免れていました。国民栄養調査によると、終戦の翌年、1946年の肉類の摂取量はひとり1日5・7グラムでしたが、1990年以降は80グラムを超えています。ところが、食料増産によって1日に350グラム前後のお米が食べられるようになると、「栄養改善運動」が推進されるようになりました。そのすべてが、欧米と比べてという基準で行われました。

最初に行われたのが、油いため運動です。欧米と比べて脂肪の摂取量が少ないから、脂肪をもっと摂《と》らせようというもので、それまで油いためという料理法がなかった日本人に油いための方法を教え、脂肪の摂取量を少しでも増やそうとしたのです。

それに続いて牛乳の普及運動、動物性たんぱく質（肉類）摂取のすすめなどが行われました。日本の食生活の体系に入っていなかった多量の脂肪、肉類、牛乳などの摂取を強力にすすめ、日本人が知らない食べ物、調理法、味を覚えさせたのです。その結果、1日に350グラム前後も食べられていた米は、近年では160グラム台まで減少しています。

アミラーゼ活性が高く、多量のデンプンを必要とするヒト（人間）の体が求めているデンプンが入らなくなり、日本人の食生活の体系は破壊され、かつては外国人を驚嘆させた体力、健康がいつのまにか失われてしまいました。そして、食生活の欧米化が、欧米なみの病気（がんや心疾患）の激増をもたらしています。

## ●●生活習慣病は「国策病」

生活習慣病に数えられる肺がんは、喫煙との関係がいわれていますが、肺がんは最も緯度と関係が深い病気です。北に行くほど喫煙率が高いわけではなく、大きな原因は食生活にあります。

また、糖尿病の予備軍は700万人ともいわれています。その死亡率は1947年には人口10万人当たり2・3人でしたが、50年後の1997年には9・9人と4倍以上になっています。

生活習慣病はいろいろな生活習慣がかかわっているといわれますが、その多くは経済的豊かさを背景にした飽食から生じているといえるでしょう。

例えばアルコール性肝炎は、主食にならないお酒を日常的に飲める経済的豊かさがあって初めて成立する病気です。肥満も必要以上のエネルギーを摂取することから生じます。

最近の肥満で大きな問題は、痩《や》せ願望の中で起こっている肥満です。従来の痩せている人は脂肪の少ない筋肉質の人が多かったのですが、今の日本の若い女性の痩せ方は、身長の割に体重が少なく細く見えますが、体脂肪を測ってみると30%以上も脂肪をため込んでいる人がたくさんいます。その分だけ筋肉や骨の量が少なく、「隠れ肥満」といわれています。

今や隠れ肥満は、中学生でも30%に及んでおり、ちょっとした風邪などにも抵抗力がなく、将来が懸念されます。

生活習慣病は、高度経済成長による経済的豊かさと、官僚主導型の食生活革命が生み出した病気です。国民をそんな生活習慣に誘導した国の政策が原因なのです。私は生活習慣病という言葉が嫌いです。生活習慣病ではなく「国策病」だと言っています。

## 栄養素・栄養学信仰の呪縛から逃れよう

戦後の脂肪、肉類摂取量の増加によって、日本人の寿命が大幅に伸び、世界一の長寿国なったといわれますが、本当に日本人は健康・長寿になったのでしょうか。また、平均寿命世界一というのはそれほど誇るべきことなのでしょうか。

日本の1921~25年の平均寿命は、男性42歳、女性43歳でした。1998年には男性77歳、女性84歳で、70年間に女性の寿命は2倍近く、男性の寿命も1・8倍を超えています。江戸時代の平均寿命は30歳代半ばだったと推定されています。

数字だけみると大きな差ですが、平均寿命が大幅に伸びた一番大きな理由は乳児死亡率が低いということです。乳児とは0歳児のことで、1歳の誕生日を迎える前に亡くなった人の割合が低いということです。病院のベッドに長年寝たきりで生かされる高齢者が増えて寿命が延びていることも確かですが、平均寿命の伸びに与える影響は乳児死亡率の低下ほどではありません。

また、平均寿命と平均余命は大幅に違っていることがあります。例えば、1998年の男女の平均寿命に近い75歳男性の平均余命は10年、85歳女性の平均余命は7年です。

現在に比べて医療施設や介護施設がまったく完備されていなかった江戸時代でも、60歳の平均余命は14年程度だといわれています。現在の60歳男性の平均余命は21年、女性は26年です。江戸時代と比べて平均寿命が大幅に伸びた割には平均余命が伸びていません。

現在の高齢者は、戦前の乳児死亡率が高い時代（医療施設・技術が今ほど完備されていない時代）に生まれて自然淘汰を潜《くぐ》り抜けてきたうえに、近年のような過保護ではなく、戦中・戦後の厳しい生活環境を生き抜いてきた生物的な生命力が高い人たちです。過保護、飽食で、抗菌グッズに囲まれて生きている若い世代が高齢になったとき、現在と同じような平均余命が期待できるとは考えにくいことです。

つまり、世界一長い平均寿命、世界一低い乳児死亡率は、必ずしも健康であることを示しているのではありません。

## 牛乳でカルシウムを吸収できないことは世界の常識

今、日本では骨粗鬆症《こつそしょうしょう》の増加が指摘されています。そして骨粗鬆症の予防のためにカルシウム摂取が叫ばれ、「牛乳を飲もう」としきりにいわれています。「日本人の栄養所要量」では１日６００ミリグラムを摂《と》るようにいわれています。欧米人が１日に１０００ミリグラム前後摂っているのと比べるとまだまだ少ないという人も大勢います。

しかし、日本と同じ気候条件のアジアやアフリカの人々のカルシウム摂取量は１日４００ミリグラム以下です。また日本人のカルシウム摂取量が４００ミリグラムを超えたのは１９６２年です。しかも当時は、日本人に骨粗鬆症は少なかったのです。カルシウムは多く摂りさせすればよいのではないのです。

前述のように離乳期を過ぎるとヒト（人間）など哺乳動物は乳糖分解酵素のラクターゼが分泌されなくなるので、牛乳などの乳類に含まれるカルシウムを吸収できないだけでなく、牛乳を飲むことで他の食物から摂取したカルシウムも含めて排泄《はいせつ》が促進されるというデータがすでに１９６０年代に出されており、世界の常識になっています。

乳業会社の宣伝などで、牛乳に含まれるカルシウムがよく吸収されるというデータが示されますが、それは欧米人のデータで、日本人のものではありません。牛乳を飲むことでカルシウムの摂取量を増やすことは容易ですが、排泄量が摂取量を上回るのであれば、飲まないほうがはるかに健康によいのです。

日本人にとって、最も大切なことは一刻も早く牛乳を飲むのをやめることです。そしてカルシウムは牛乳からではなく、緑色野菜、大豆製品、小魚、海藻などからと摂るほうがよいのです。カルシウム摂取は、他のアジア人やアフリカ人の状況などから、４００ミリグラム程度で十分でしょう。

## 食生活の方向転換を目指す欧米、日本はいまだに高たんぱく・脂肪信仰

カルシウムとともに、「良質なたんぱく質をもっと摂りなさい」などといわれます。「日本人の栄養所要量」ではたんぱく質は男子70グラム、女子60グラムとされてきました。

２０００年4月から適用されている「第六次日本人の栄養所要量」では女子のたんぱく質所要量が55グラムと少しだけ改善されましたが、日本人より平均的に体が大きいアメリカ人のたんぱく質所要量は成人男子58～63グラム、女子は46～50グラムです。イギリスではエネルギーの10%となっていますの

で、日本人に当てはめると、およそ200カロリー分で50グラム程度になります。

1992年に、アメリカ農務省はフード（食品）ガイドピラミッドを示しました。高たんぱく、高脂肪の高カロリー食が健康に与える悪影響を無視できなくなったからです。このフードガイドピラミッドで重要なことは、穀物の摂取を重視していることです。穀物は重要なデンプン源であり、アミラーゼ活性が高いヒトの食性に合致した食品です。ここでは穀物を最も多く摂るべき食品とし、次いで野菜、果物を多く摂り、乳製品、肉類は減らし、脂肪、砂糖はなるべく少なくとしています。1995年には、アメリカ厚生福祉省と農務省が共同で「健康なアメリカ人のための食事指針」を提唱しています。

一方、欧米追随型の食生活をすすめてきた日本では、すでにアメリカなど欧米が食生活のあり方について方向転換を始めているのにもかかわらず、国が国民に「世界一多量なたんぱく質を摂取せよ」といっているのです。国民栄養調査における日本人のたんぱく質摂取量では、この数年80グラム前後になっています。

たんぱく質を極端に重視する誤った政策から、過剰な所要量よりもさらに20％以上も多くのたんぱく質を摂取させられているのです。これでは、体に何らかの歪《ゆが》みが出ないはずはありません。

## ●●「1日30食品」は根拠のない数字

「1日30食品を食べましょう」と1985年の食生活指針に示されました。しかし、現実にこんなに多くの種類の食品を毎日摂ることができるでしょうか。また、こんなに多くの種類の食品を食べなければ健康になれないのでしょうか。

明治時代、大正時代の食生活調査などを見ると、1日の摂取食品数は7～8品目程度で、1週間に1度くらい12～13品目の食品が摂取されていました。現在は、当時はめったに食べられなかった肉、卵、魚をほぼ毎日食べていますが、1日30食品になることは少ないでしょう。

「1日30食品」になったのは、食品に

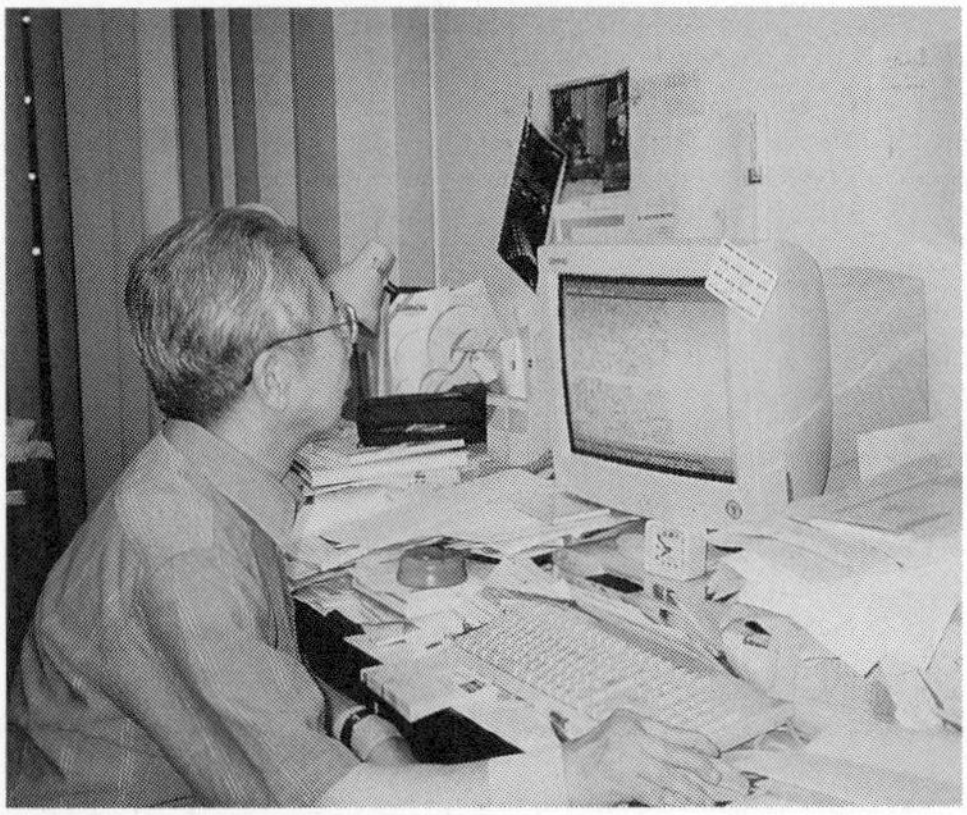

は発がん性がある食品、発がん性をうち消すような働きのある食品があることがわかり、いくつかの食品を組み合わせればプラス、マイナスゼロになる可能性があるという単純な発想からで、根拠もなく30品目という数字が出てきたのです。

2000年3月に、当時の文部省、厚生省、農林水産省による新しい食生活指針が策定され「多様な食品を組み合わせましょう」となりました。しかし、普段の食生活にそれほどの多様性を求めることに意味があるでしょうか。お祭りや正月、家族の誕生日などの特別な日には、30品目を超えてもよいでしょうが、日本人はすでにたんぱく質と脂肪は過剰摂取をしています。普段の食事は、ご飯と味噌《みそ》汁が基本です。

## ●●減塩運動の誤り、塩は大切なミネラル補給源

1970年代後半から、減塩運動が盛んになりました。この減塩運動は、イヌイットやブラジルのヤノマモインディオのように、1日の食塩摂取量が5グラム以下の民族では高齢になっても高血圧者がおらず、25グラム以上の食塩を摂取している民族では高血圧者が多く、脳卒中死亡率が高いことが明らかになったことなどが背景にあります。しかし、食塩摂取量が5グラムから25グラムの間では、食塩摂取量が多いほど脳卒中死亡率が高くなるという相関関係は見いだされていません。

以前は「日本人の栄養所要量」で1日15グラムが必要とされていましたが、10グラム以下が望ましいと変更されました。この「1日10グラム」という数字の根拠は明確ではありません。アメリカで「高血圧の予防のためには1日5グラム以下が望ましい」と発表され、それまでの1日15グラム必要としていた数値と3倍の開きがあり、困った当時の厚生省が、恐らく5と15を足して2で割ると10グラムになるという程度で決めた数値と思われます。

塩は悪者にされていますが、大切なミネラル分の補給源です。元気がなく、調子が悪いという学生が私のところに来ますが、様子を見るとミネラル不足です。そこで海水塩で塩水を作って飲ませると、10分もすると元気になります。海水から作られた塩にはマグネシウムをはじめ、体に必要なさまざまなミネラル分が含まれています。

ところが、これまで流通していた食塩はほとんどがJT（かつての専売公社）が作っていた塩化ナトリウムが99%以上の純度の高い塩で、そのほとんどがソーダ工業用に作られており、それを食用にまわしていたのです。工業用には純度が高いほうがよいのですが、それを食用にすると、マグネシウムをはじめとする人間が必要とするミネラル分が摂取できるチャンスがなくなるのです。

私は学生たちに、塩だけはせめて海水塩にするようにいっています。

## 味噌汁ほど栄養価の高い、食べやすい食品はない

この減塩運動のなかで味噌汁《みそ》や漬物は食塩の供給源としてのみ捉えられ、「それらを摂取しないように」という指導が行われました。塩とともに味噌汁も漬物もすっかり悪者にされてしまったのです。

当時、私は「塩だけの味噌汁なんて飲んだことはない。味噌汁といえば必ず具が入る。その具も全部含めて評価しなければ味噌汁を評価したことにならないのだ」と、ものすごく反発しました。ちょうど東北地方の各地で、1年を通した食生活の調査を行っていましたので、各地域の味噌汁について調べてみました。調べあげた味噌汁は年間およそ1万3000食ぐらいありました。

味噌汁は不思議な食品で、果物以外のほとんどのものが具に使われおり、栄養価はその都度違っていました。そこで、1年間の栄養価の平均値を調べました。すると、1日平均2・5杯の味噌汁で、カルシウムや鉄の25%前後、たんぱく質の15%前後が、具を含めた味噌汁から摂取されていることが分かりました。ビタミン類の摂取量は野菜の入れ方によってずいぶん変わり、地域によっては20%にもなっているところがありました。味噌汁で野菜を多く摂《と》っていた地域ほど胃がんの死亡率が低かったということも分かりました。

こうして調べあげたうえで、「味噌汁をやめろというのだったら、作るのが簡単で、みんなの好みに合って、これだけの栄養価のあるものが、他にあるのだったら出しなさい」と申し上げましたが、どこも出せませんでした。「味噌汁を摂取するな」というのであれば、味噌汁全体を評価したうえで、その代替品を示さなければならないのです。

味噌汁は栄養価が豊富で日本人の味覚に合う食品です。味噌汁に含まれる多くの成分のうちの1つである食塩、(塩化ナトリウム)だけを取り上げて評価するところにも減塩運動の誤りがあります。

## 健康な暮らしのために、日本人らしい食生活を取り戻す

ヒトが生きるために最も重要なエネルギー源はデンプンです。デンプン源としては穀類や芋類《いも》があります。世界の多くの民族の基本食料は穀類か芋類のデンプン源と豆類の組み合わせで営まれています。このような組み合わせが行われていないところは、これらの作物が栽培できないような自然環境の厳しいところだけです。

私は、口癖《ぐせ》のように「ご飯と味噌汁を現在の2～3倍に、おかずは3分の

1に、よく噛《か》んで」と言っています。特に若い人たちには3倍のご飯を食べなさいといっています。それは、前述したように、ヒトはアミラーゼ活性が高い動物で、アミラーゼはデンプンを分解する酵素で、その活性が高いということは体がそれだけデンプンを求めているからです。

　私のまわりにいる学生でも、健康状態の悪さは痛感しています。

　しょっちゅう気を失い、救急車の常連みたいになっている学生もいます。病院で脳波や血圧を測っても、どこもなんともありません。医者も気がつかなかったのですが、脈圧（最高血圧と最低血圧の差）が20しかなかったのです。例えば、座った姿勢から立ち上がっても血圧は変わり、10や20の差はすぐなくなりますから、それがゼロになったらひっくり返って当たり前です。その学生に食生活を聞いてみると、ほとんど主食（ご飯）がありません。

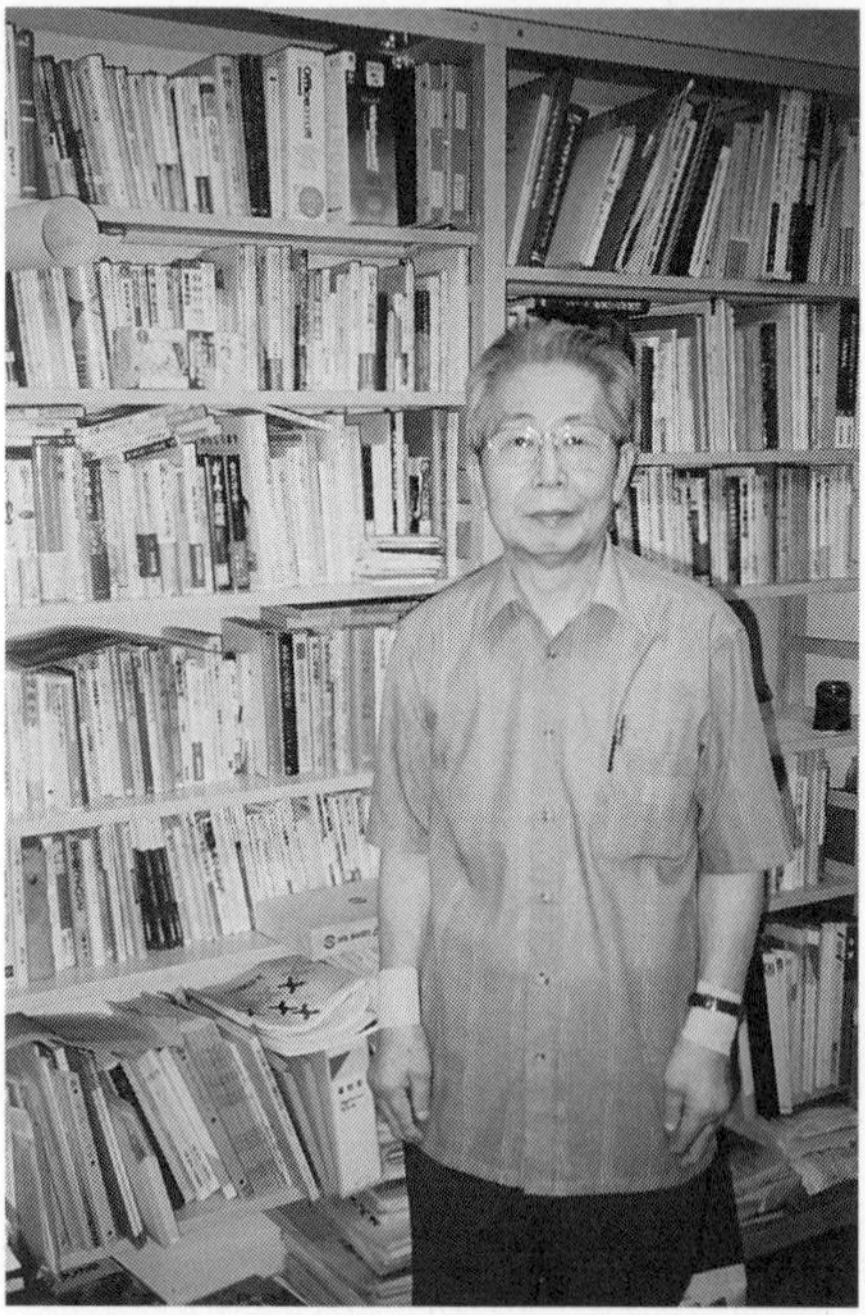

　そこで、「それではだめだから、おかずはうんと減らして、主食をしっかり摂《と》れ」と言いましたら、その1週間後に「今週はひっくり返らなかった」と言って来ました。そのときには脈圧が40になっていました。「年齢を考えれば、50から70ぐらいの脈圧があっていいのだから、そうなるまで食生活を変えなければだめだ」と諭《さと》しましたら、それからは1度もひっくり返りませんでした。

　また、真夏でも寝る前には靴下を履《は》いて、こたつに入ってからでなければ寝られないという、ひどい冷え症の学生がいました。

　その学生も食事で主食がないのです。困ったことに、「ご飯を食べると太る」という思い込みがあるものですから、主食のご飯を食べないのです。「おかずで太っているんだよ」といってもなかなか信用してもらえません。それで、おかずをうんと減らして主食をしっかり食べるという食事にしましたら、1週間ほどして「靴下がいらなくなった」と言ってきました。

## 「お米を食べると太る」は間違い

よく「お米を食べると太る」といわれました。そこで、実際に昔の人がお米をどのくらい食べていたかを調べてみました。戦前の兵食（軍隊の食事）の基準がひとり1日6合でした。また、大正12年に愛知県工場会というところで作った「工場飲食物献立表」によると、当時、女性工員のお米の摂取量は、ひとり1日4合でした。

これだけお米を食べていても、当時のほうがずっと肥満は少なかったはずです。兵隊、工員の仕事が重労働だということを差し引いても、今の若者には1日3合は食べてほしいと思います。

## 食術の再評価と伝統食の復権を

私は、穀物や芋類が栽培できず、やむを得ず乳類、肉類を食べて生き抜いてきたヨーロッパ人の食事は代用食だと言っています。ヨーロッパの代用食文化は、食性を考えても日本人のモデルになるものではありません。そして、欧米並みになることを求めたがために日本の食文化のよさを捨ててしまったのです。

江戸時代から明治の初めにかけて、日本人の食性に合った食事はまさに「豊食」でした。しかし、第2次世界大戦後の高度経済成長から、経済的に豊かになるに連れて「飽食」が始まりました。そして今は「呆食」から、「崩食」へと進んでいます。

江戸時代の人々は物質的には豊かではありませんでしたが、さまざまな工夫をして素晴らしい健康と体力を築き上げてきました。その工夫が「食術」です。

食術という言葉は私が使い始めた言葉で、食に関するさまざまな知識、技術、経験、勘《かん》、コツなどの総称で、代々工夫されながら受け継がれてきたものです。その食術が、食生活の欧米化によって失われようとしています。その食術を再評価し、まだ食術を身に付けている70～75歳ぐらいの方々からそれを受け継ぎ、日本人の食性に合った伝統食を復権させなければいけないと思います。そうして作られた食事こそ、人間の自然治癒力、免疫力を高める食事といえるでしょう。

（取材・文／矢崎栄司
アースワークルーム代表）

しまだあきお
1938年東京生まれ。東北大学農学部卒業。1976年秋田大学助手、講師、助教授を経て宮崎大学教授を勤め、現在神戸山手大学教授・医学博士。この間1978年よりブラジル国リオ・グランデ・ド・スール・カトリック大学客員教授。主な著書に『食と健康を地理からみること』『動物としてのヒトを見つめる』『無意識の不健康』（以上、農文協）『完全米飯給食が日本を救う』（井上ひさし他との共著）『伝統食の復権』（以上、東洋経済新報社）などがある。

# 長生きの秘訣は「医食同源」にあり

新居裕久(新宿医院院長・昭和大学医学部客員教授)

粗食は、確かに肥満、糖尿病、心臓病などの予防になりますが、粗食だけでは長生きできない。といってトンカツだけでも健康にはなれません。「医食同源」という言葉の生みの親で、一生、食を楽しみながらの長生きが持論、そして、自らも実践・普及に努めている新居先生が唱える健康長寿の秘訣とは。

## 粗食(ご飯中心の食事)で短命だった日本人

「粗食が健康長寿の秘訣」というのは大きな誤りです。80歳を過ぎてもトンカツやステーキ、しゃぶしゃぶ、天ぷら、酢豚などが好きで、何でもよく食べる人がいますが、よく食べる人ほど元気で惚《ぼ》けない人が多く、長生きです。歳をとったからといって、肉や脂肪を摂《と》るのをやめる必要はありません。

一般に、粗食とは、日本の伝統食であるご飯を中心とした、あぶら気の少ない、主食偏重の食事を言っているようですが、このような食事は肥満、糖尿病、心臓病などの予防にはなるでしょうが、かえって健康を損《そこ》ねるおそれがあります。

今から50年ぐらい前(1950年頃)まで、日本人の平均寿命は50歳ぐらいでした。死亡原因の上位は結核や脳卒中(主に脳出血)そして、気管支炎、肺炎、胃腸炎などで多くの人が倒れていました。抗生物質がなく、今ほど医療が発達していなかった時代ですが、その最も大きな原因は、肉なし、あぶらなしの塩辛いおかずでご飯を大食する食事(粗食)にあったのです。

例えば、その頃(昭和25年、1950年)の日本人の肉や脂肪の摂取量をみると、ひとり1日当たりの油脂類の摂取量は2・6グラム(小さなスプーン3分の2程度)、肉類は8・4グラム(ひと口大の薄切り肉1枚くらい)で、現在の8分の1くらいにすぎませんでした。米、麦、粟《あわ》などの穀類やジャガイモ、サツマイモなどの芋類の炭水化物に生きるためのエネルギーを頼っていたのです。そのため、タンパク質、脂肪、ビタミン、ミネラルが不足して免疫や抵抗力が低下して感染症にかかりやすく、塩辛いおかずでご飯をたくさん食べるので胃腸障害を起こしたり、食塩の摂《と》りすぎで高血圧や胃がんになったりする人が非常に多かったのです。

## 肉や脂肪を減らす前に、植物性食品の摂取を

東京都老人総合研究所が行った調査によると、百歳を超える長寿者（百寿者）が40歳から60歳だった頃の食事は、ご飯、漬物《つけもの》、味噌《みそ》汁という粗食中心だった人たちの多くが若死にしたのに対して、そのなかを生き抜いた百寿者の人たちは、戦後、家族と同じように適度に欧米化した食事を摂って長寿を得たと報告しています。菜食をしている人はほとんどみられず、逆に、肉や脂肪をしっかり摂っていたのです。さらに注目すべきことは、百寿者で肉類、牛乳、脂肪類をよく摂る習慣の人は、ご飯、漬物、味噌汁中心の食習慣の人に比べて知的活動能力の低下（惚《ぼ》け）が少なかったそうです。

日本人の寿命が伸びて、人生80年の時代になったのは、昭和59年（1984年）頃からです。この頃のひとり1日当たりの肉類摂取量は70グラム前後、油脂類の摂取量は18グラム前後で、昭和20年代（1945～54年）の人生50年の時代に比べてグンと増えています。またタンパク質及び脂肪の動物性と植物性の比率がほぼ一対一と理想的で、50年前に比べて米の摂取量がおよそ36％減っています。伝統的食習慣のなかで、適度に欧米化された結果で、これが世界一の長寿国を築き上げたのです。

現代の日本人の多くは、食べ過ぎや偏食による害を粗食で防ごうとしていますが、それでは健康長寿はおぼつきません。肉や脂肪を減らす前に、野菜や海藻、キノコ、大豆及びその加工品などの日本の伝統的な植物性食品を十分に摂ることが大事です。これらの食品は生活習慣病の毒消し薬ともいえるものです。また、このような食事にすれば、肉や脂肪の大食はおのずと抑えられ、無理せず食事を楽しむことができます。

## 現代の食生活の問題点とバランスのとれた食事の大切さ

現代の若い人たちや中年の人たちの食生活の問題点は、食べ物の組み合わせが悪いことです。例えばアメリカ人に肥満者が多いのは肉や脂肪をたくさん摂るからだといわれていますが、もう1つ抜けているものがあります。それは、肉や脂肪とともに糖質（炭水化物）食品をたくさん摂っていることです。多くのアメリカ人はハンバーガーやフライドチキンをよく食べ、一緒にフライドポテトやアイスクリーム、ケーキをたくさん食べ、コーラやジュースをガブガブ飲んでいます。国別のひとり1

日当たりの食料供給高をみると、アメリカ人は日本人に比べて砂糖を2倍、糖質の多い果物を2・5倍、油脂類を2倍、肉類を3倍くらい摂っています。これでは高カロリー、高糖質、高脂肪になって、太るのは当たり前です。

　最近は日本でもファストフードが一般的になり、食事がアメリカ型になってきています。特に日本人は脂肪と一緒に、ご飯、麺類、パン、菓子類、甘い果実、甘い清涼飲料水など糖質を多く含む食品をたくさん摂《と》るようになりました。

　糖質を摂ると、インスリンというホルモンの分泌が促され、適量ならエネルギー源として使い切ってくれるのですが、摂りすぎると余った分は体脂肪に変わってしまいます。そして脂肪と一緒に糖質を摂りすぎるとカロリーオーバーになり、余った分は体脂肪になってしまいます。

　肥満を抑え、健康長寿になるための食事のポイントは、

（1）野菜、特に緑黄色野菜をたくさん摂る、

（2）肉や魚などの動物性たんぱく質食品、また、大豆や豆腐などの大豆加工食品を十分に摂る、

（3）脂肪（特に植物油）を適度に摂る、

（4）糖質食品を控えめに摂ることです。

　一言でいえば「野菜の中に肉がある食事」で、どちらかというと主食（糖質）よりもおかずを多く摂ることです。日本人の寿命が伸び、世界一の長寿国になった大きな理由は、野菜、海藻、キノコ、大豆、豆腐などの植物性食品をしっかり摂る日本食に、肉や脂肪を適度に摂る欧米食が加わり、食品同士の組み合わせがよくなってバランスがとれたからです。



## 中国の「薬食同源」思想から「医食同源」を造語

「医食同源」という言葉がすっかり定着しています。実はこの「医食同源」という言葉は、日本語で、私が造った言葉です。今から30年くらい前、NHKの「きょうの料理」という番組の特集「40歳からの食事」に出演し、自ら料理を作って解説をする機会に恵まれました。「いかに日常の食事で病気を予防するか」というテーマで、料理番組で医学的な問題を取り上げたのは初めてだったようです。その時、私は「食は薬の上位にある」ということを強くアピールしたいと思い、中国の「薬食同源思想」を発展解釈して「医食同源」という言葉を考えだしたのです。

薬食同源思想は中国の古い医学書『黄帝内経太素《こうていだいけいたいそ》』の中に書かれている「五穀、五畜、五菓、五菜。これを用いて飢えを満たす時は食と言い、病を療す時は薬という」一節から出た考え方だと思います。これは食物(食品)自体について言っているものと考えられますが、「医食同源」は、食物同士の組み合わせによって健康長寿を得るための食事をいい、私は、その定義を「薬(生薬)も食と同じ源、日常の食事で病気を予防し、治療しよう。その食事は、バランスのとれた美味の食事である」としました。

## 医食同源のバランスのとれた食事とは?

医食同源のバランスとは、中国最古の医学書『黄帝内経素問《こうていだいけいそもん》』に「五穀を養とし、五果を助とし、五畜を益とし、五菜を充とす。気味を合わせて食すれば、精を養い気を増す」と書かれていたことからヒントを得たもので、ここでいうバランスには2つの意味があります。

1つは、西洋医学でいう栄養のバランスで、タンパク質、脂肪、糖質、ビタミン、ミネラル、食物繊維を必要量まんべんなく摂《と》ることです。『黄帝内経素問』では、タンパク質は五穀、五畜などから、脂肪は五畜、五穀などから、糖質は五穀、五菓などから、ビタミン、ミネラル、食物繊維は五菜、五果などから摂ることを示唆しています。

もう1つのバランスは中国伝統医学(中医学)でいう陰陽五行のバランスです。『黄帝内経素問』には「気味」ということばが使われています。「気」は性ともいい、寒、熱、温、涼の4つの異なった性質のことで、寒、涼は陰、熱、温は陽です。寒、熱のどちらにも片寄らないものを平といいます。中医学では「寒には熱を、熱には寒を」というように、病気の予防・治療に使われます。例えば、寒気のある風邪には温熱性の食物や薬物を用い、熱のある風邪には寒涼性の食物や薬物を用いて治療します。

また、暑い季節には豆腐、ニガウリ、ナスなどの寒涼性の食物を、寒い季節にはマトン、ニラ、トウガラシ、ショウガなどの温熱性の食物を摂るとしのぎやすく、つまり中庸《ちゅうよう》にすると健康を維持できるとしています。中医学では陰陽のバランスが崩れた時に病が起こると考えており、食物、薬物でそのバランスを正すことで病を治すのです。

「味」とは、酸、苦、甘、辛、鹹《かん》(塩辛い)の5つの味を指し、中医学では食物の持つ味と五臓との関係を重要視しています。肝は酸味、心は苦味、脾《ひ》(消化器系)は甘味、肺は辛味、腎は鹹味《かんみ》によって養われるといいます。また、酸味の食物は収斂《しゅうれん》作用、苦味の食物は燥湿《そうしつ》作用、甘味の食物は緩和作用、辛味の食物は発散作用、鹹味《かんみ》の食物は軟堅作用などがあり、五味をバランスよく摂ることによって五臓全体を養い、それぞれの異なった働きによって体の調節を行い、健康が維持されるとしています。これが中医学でいう陰陽五行のバランスです。

医食同源のバランスとは、このように西洋医学と中医学（中国医学）がいうバランスがドッキングされたもので、このバランスを上手に使えば自然治癒力、免疫力を高め、健康長寿に大きな効果を上げることができると考えられます。

## 中国料理は、おいしくても体によくなくてはだめ

この中医学の考え方は西洋医学の中にも無理なく取り入れることができます。例えば国立健康・栄養研究所の研究で、血中コレステロール値を上げるバターなどの動物性脂肪を摂る時には、血中コレステロール値を下げる働きのあるシイタケなどの食品を十分に摂れば血中コレステロール値の上昇を抑えることが証明されています。

また、カロリーの高いあぶら物を摂る時には、カロリーの低い野菜や海藻、キノコ類をたくさん摂って、カロリーを抑えるようにすれば肥満を防止できます。

日本人はともすると、1つの食品を取り上げて、「あれは体によい」「これは体に悪い」と決めつけますが、食品の持つ動脈硬化やガンなどを予防する生体調節機能（効能）を知って、上手に組み合わせて料理を作れば、肉や脂肪など何でも食べたいものを食べられ、健康長寿が可能です。

中国人は身のまわりにあるもので、体によいと言われれば、何でもおいしく料理して食べてしまいます。中国料理の料理法は大変多く、炒《いた》める、煮る、焼く、揚げるなどの方法を含めて40種類を下りません。料理の数は数千、食材となると数え切れないほどあるといわれています。そして、それらを必ず野菜たっぷりのバランスのとれた食事のなかで摂るのが中国人の常識です。私の料理の先生で、中国料理の名料理人、陳健民《ちんけんみん》さんは「中国人は、いくらおいしくても体に悪かったら食べない」と言いました。中国料理は、作るほうも食べるほうも健康作りをまず考えます。これが中国料理の基本です。

日本人と中国人の食べ方の違いを表しているものに漬物があります。冷蔵庫が普及し、食物があり余っている今日では、保存食にあまり有り

難みが感じられなくなっています。特に漬物は食塩をたくさん含む食品として敬遠されがちです。しかし、本当に漬物は健康な食生活のために価値がないのでしょうか。

日本では、ご飯をたっぷり食べてお腹を満たすという食習慣があります。ご飯をおいしく食べるには、多少食塩がきいているほうがよく、漬物はご飯を美味しく食べることだけを目的にして作られたといってもよいでしょう。その結果、食塩を摂りすぎ、栄養のバランスを崩して体調を壊したり、高血圧や胃がんを引き起こしたりします。

ところが、中国では漬物は必ずしも主食をたくさん摂るためのものではありません。中国人は漬物を食べるとき、塩味よりも漬物特有の香りやうま味を珍重し、調味料やスパイス的役割として料理に用います。例えば、前出の陳健民さんは、「僕の大好きな料理のひとつは、漬物とひき肉の炒め物です。子どもの頃、お母さんがおいしくて体によいからと、いつも作ってくれました」と口癖《ぐせ》のように話されていました。

その作り方は、高菜、野沢菜などの漬物を細かく刻み、タケノコ、セロリ、ニンジンなどの固い野菜のみじん切り、ひき肉と一緒に炒めます。砂糖、醤油、酒少々で味付けし、トウガラシを少々入れるのがコツです。高菜、野沢菜などの青菜は典型的な緑黄色野菜で、ビタミン、ミネラル、食物繊維が豊富です。漬物にすると水分が減るのでその分、カルシウム、ベータカロチン、食物繊維などが凝縮され多く摂れます。肉と一緒に炒めることで漬物に不足するタンパク質、脂肪を補うことができ、他の野菜といっしょに調理するので減塩になります。この料理は五味の調和がとれているので美味、毎日でも飽きず、ご飯と一緒に食べると栄養のバランスもとれ、まさに医食同源の漬物料理といえます。

## 日本の1・6倍も野菜を摂る韓国の食事

韓国では焼き肉を注文すると、肉と一緒に山のように皿に盛られたチシャ（サニーレタスなど）、エゴマの葉、生タマネギ、生ニンニク、生トウガラシなどの生野菜や、ハクサイ、ダイコンなどで作られたキムチ、モヤシ、ホウレンソウ、ゼンマイなどで作られた野菜の和え物ナムルが出てきます。これだけ野菜がたくさん出ると、野菜の中に肉があるという状態ですが、韓国人はこの野菜をモリモリ食べながら焼き肉を摂ります。日本ではどちらかというと、焼き肉とご飯だけ食べて野菜をあまり食べません。

また韓国では焼き肉にかぎらず、

ピビムパプ（混ぜご飯）、冷麺《れいめん》などでも野菜がたっぷりつきます。統計資料によると、韓国人は日本人のおよそ1・6倍の野菜を摂《と》っており、ガン、心臓病の死亡率は日本に比べてずっと少なくなっています。韓国料理の特徴は、健康作りのために各種の調味料や薬味を使い、まるで薬を調合するように食材に下味をつけて料理します。これを「薬念」（ヤンニョム）すると言い、日頃の食事をいかにおいしく健康的に食べるかということに努力しています。よく使われる薬味は、ゴマ（すりゴマ）、ゴマ油、ニンニク、トウガラシなどで、調味料としては醤油、味噌、コチュジャン（トウガラシ味噌）、砂糖、ハチミツなどがあります。献立は日本と同じで、ご飯に漬物（キムチ）、汁物、各種のおかずですが、薬念※注することと野菜をたくさん食べることが特徴で、それがガン、心臓病が少ないことにつながっているようです。

## 沖縄の長寿の秘密は バランス食にあり

長寿県と知られる沖縄の市場を訪れた時に、90歳くらいの元気な女性から「これを食べたらスタミナがつくよ。クスイムンなんだから」と、豚足の煮付けとニガウリのジュースを勧められました。クスイムンとは薬食のことです。沖縄では食をすべて「おいしい薬」と考えているのです。

沖縄に長寿者が多い理由は、ガン、心筋梗塞、脳卒中などの3大生活習慣病が少ないからです。ところが、沖縄の食生活の特徴は肉や脂肪が多く、肉は主として豚肉でひとり当たり1日に90グラムぐらい摂《と》ります。全国平均値が70グラムですから、約20グラムも多く肉を食べています。また肉類を食べると脂肪の摂取量も増え、エネルギー比率で30％前後に達し、厚生労働省が推奨している20～25％をはるかに上回っています。それにもかかわらず3大生活習慣病が少ないのは、食品同士の組み合わせが非常にうまくいっているからです。

日頃、肉類のようなタンパク質食品を十分にとっているとスタミナがつき若さが保てます。さらにタンパク質は免疫系を作るので風邪などの感染症にかかりにくく、肺炎にもなりにくいのです。また、血管を強化しますので、脳出血の予防になります。

一方で、肉類の摂りすぎは血中コレステロール値を上げたり、大腸ガンなどの発症原因にもなりますが、これらの病気が少ないのは、肉類以上に植物性食品をたくさん摂っているからです。沖縄の人は全国平均値

※薬念（ヤンニョム）とは「薬になれと念じて作る」意味。韓国における医食同源を表わす言葉。薬味を用いておいしく健康的に食べること。

に比べて緑黄野菜1・4倍、コンブを1・5倍、干しシイタケを1・8倍、豆腐を1・9倍くらい摂り、その一方で食塩の摂取量が20％近くも少ないのです。（タンパク質食品を日常十分にとっていると、自然に薄味になってくることが実験で分かっています）

沖縄の食事の組み合わせは、相反する働きの食物を組み合わせてバランスをとって健康を保つ中国の陰陽のバランスに似ています。

例えば、

（1）コレステロールを上げる働きのある肉やラードを摂《と》る場合には、コレステロールを下げる働きのある豆腐や野菜、海藻、シイタケなどを摂ります。

（2）高血圧には、ナトリウムを排出する働きのあるカリウムや食物繊維をたくさん含む野菜、海藻、果物と、肉、豆腐などのタンパク質食品をしっかり摂ります。

（3）がん予防には、がん抑制作用のあるベータカロチン、ビタミンC、Eなどが多い緑黄色野菜を十分に摂り、バランスをはかればよいのです。

陰陽のバランスという考え方は、現代医学にも応用でき、沖縄の人たちは理想的な食事法を行っているといえるでしょう。この沖縄の食事のように、肉や脂肪をしっかり摂れば、和食は最高の健康食となります。

## 気になる病気を予防する、こんな時にこんな食事を

### 現代人に気がかりな生活習慣病を防ぐ3・2・1食事法

主食偏重の食習慣がある日本人は、おかずを食べながらご飯を食べますが、ご飯をおいしく食べようとすると、どうしても塩鮭やタラコ、漬物、味噌汁など塩辛いものがほしくなり、塩分を摂りすぎて高血圧や胃がんの原因になっています。さらに、現代は肉や脂肪をとる機会が多く、高カロリー、高糖質の食事になり、肥満、糖尿病、心臓病に罹《かか》りやすくなっています。これらの生活習慣病を防ぐのが、私が提案している3・2・1食事法です。

この食事法は、「主として低カロリーでビタミン、ミネラル、食物繊維を豊富に含む野菜、海藻、キノコ類など」を3の割合、そして「肉類、魚介類、卵、乳製品、豆腐などの大豆加工品の主としてタンパク質食品、脂肪」を2の割合、「ご飯、麺類、パン、ケーキ、果物などの主として糖質食品」を1の割合で摂ります。（数字は量でなく目安を示しています。3は一番たくさん摂る、2は十分に摂る、1はひかえめに摂る、というふうに考えたらよいでしょう）

何でも食べてよいのですが、食べ

る順序が大切です。まず、(1)低カロリーの野菜でお腹をいっぱい食べ、(2)次に肉、魚、豆腐、納豆などのタンパク質食品を十分摂り、(3)最後にご飯を少々摂ります。

この食事法の利点は、(1)味が濃いとおかずがたくさん食べられませんから、おのずと塩分の量が減り高血圧予防になります。(2)低カロリーの野菜をたくさん摂るので、高カロリーの肉、脂肪の摂りすぎが抑えられ、摂取カロリーが減って肥満、糖尿病を防ぎます、また、野菜にはがん、心臓病、高血圧を防ぐ成分が含まれています。(3)肉や脂肪が入った食事は、おにぎりやざるそばなどのあぶら気のない食事に比べて2倍以上も胃の中での停滞時間が長く、空腹感が起きにくくなりますので間食を防ぎ、ダイエットにもつながります。

日本料理の懐石(会席)料理では、前菜、刺身、焼き魚、野菜の煮物、揚げ物などが順々に出され、最後にご飯、漬物、味噌汁が出てきます。複数の料理を一度に口に入れずに食べるのが作法です。こういう食べ方をすると、ひとつひとつの料理がおいしく味わえ、栄養のバランスも取りやすくなります。日本料理だけでなく、フランス料理、中国料理のコースも同じです。

## がんを予防する食品

緑黄色野菜を毎日しっかり摂ることです。これらの野菜に含まれているベータカロチン、ビタミンC、ビタミンE、ポリフェノールなどの成分ががんを発生させる活性酸素を消去します。また食物繊維が発がん物質を体外に排泄する役割を果たします。

がんを抑える食品には、ニンニク、キャベツ、ナス、ピーマン、キュウリなどの野菜類、キノコ類、海藻類、レモン、オレンジ、グレープフルーツなどの果物類があります。大事なことは、これらの食品を1つだけとっても効果はなく、さまざまながんによい食品と組み合わせてバランスよく摂ることで効果が発揮されることです。

## コレステロールを下げる食品

前出の沖縄の食事でも述べましたが、大豆や大豆加工品の豆腐、納豆。マグロ、サバ、イワシ、サンマ、サケなどのタンパク質食品。ビタミン、ミネラル、食物繊維の多い野菜や、海藻、キノコ類。その他オレイン酸、リノール酸、アルファ・レノリン酸を含む油や大豆油、菜種油、エゴマ油などの植物油。油を多く含むクルミ、ゴマ、アーモンドなどの種実類。食物繊維の多い大麦、オートミールなどがコレステロールを下げる食品です。肉類や卵などを摂るときには、これらの食品を一緒にたくさん摂ることが大切です。

## 高血圧を防ぐ食品

肉や魚などの動物性高タンパク質の食品には、食塩を少し摂りすぎた場合でも血圧の上昇を抑える働きがあります。また、カリウムやカルシウム、マグネシウムなどのミネラルも体内のナトリウムを排泄して血圧を下げる働きがあります。カリウムが多い食品は野菜、海藻、キノコ、果物、種実、牛乳など、カルシウムが多い食品は牛乳及びその加工品、小魚、緑黄色野菜など、マグネシウムが多い食品はアーモンド、ゴマ、ラッカセイなどの油の多い種実類、海藻などです。

また、海藻、キノコ、野菜などに多い食物繊維にはナトリウムを排泄する働きがあります。いずれも日本人が昔から摂ってきた食品ばかりですので、日常の食事に組み合わせることは容易にできるはずです。

## プラス思考の食事法で、健康長寿を

私が提唱した「医食同源」の考え方は、日常の食事で病気の予防や治療をしようということです。その食事とは、それぞれの食品が持つ栄養素や寒涼性・温熱性といった性質、味や効能などをよく知り、組み合わせや食べ方を含めた、バランスの取れたおいしい食事です。

言い換えるなら、食物のマイナス面を他の食物と組み合わせることによって、プラスに転じ、何でも食べられるプラス思考の食事法です。健康は日々の積み重ねです。ぜひ医食同源の食事を実行して健康長寿を実現してください。

（取材・文／矢崎栄司
アースワークルーム代表）

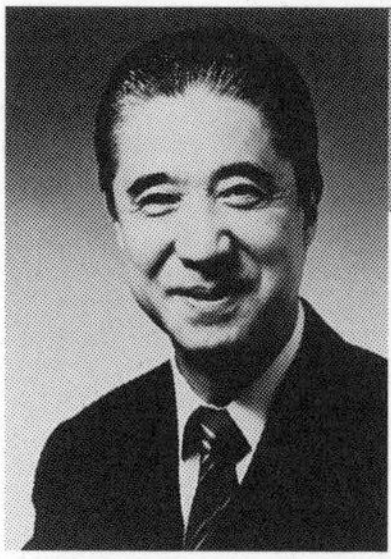

あらいひろひさ
1928年生まれ。国立東京第一病院（現・国立国際医療センター）を経て1960年、新宿医院を開業。現在、新宿医院院長、昭和大学医学部客員教授、北京中医薬大学顧問、医療法人医食会理事長。「医食同源」という言葉の生みの親で「食を楽しみながら長生き」が持論。主な著書に『医食同源　陰陽バランス食のすすめ』グラフ社、『医は食にあり』『薬膳で治す』時事通信社、『プラス効果の食べあわせ』同文書院、『長生きレシピ』毎日新聞社、『健康長寿食　生活習慣病を防ぐ食生活30カ条』NHK出版など多数。

# がん・糖尿病を予防する食生活

田上幹樹《もとき》（東京都教職員互助会三楽病院副院長）

**諸悪の根源は肥満にあり、肥満が原因でがんにもなると警告を発する。生活習慣病の臨床治療の第一戦で活躍中の医師が、その数々の治療経験と患者データの蓄積をもとに、いかに糖尿病、がんを予防、克服するか食生活から具体的に解決する。**

## 日本人の食は脂肪に頼るようになった、そこから改善していかなければならない

１９４５年、日本人が摂取するエネルギー総量のうち、糖質は全体の80%を占めていました。糖質、つまり穀類です。一方、脂質は8~9%に過ぎず、タンパク質は12%となっています。それに対し、２０００年には、タンパク質は17~18%とそう変わっていませんが、脂質は25~27%と一挙に3倍です。そして脂質が増えた分、糖質が56~57%にまで減っています。これは、穀類を食べなくなったということなのです。

私たち日本人は、ここ50~60年のあいだに、穀類を食べずに脂質を食べ始めたのです。これは、糖尿病が増えたことと非常に一致しています。脂質を多く摂《と》るようになったことが、糖尿病の発症率を高めている背景なのです。

ほんとうに脂質の摂取が増えると糖尿病になるのかと疑問視する人もいるのですが、１９９２年にアメリカでまとめたデータが証明しています。これは、広島在住の日本人とハワイに移住した日系人の比較調査です。広島に住む日本人の糖尿病発症率は6~7%に過ぎませんが、ハワイに住む日系人は18%強。彼らの食生活を見てみると、肉類を1日平均、広島在住の日本人は約50グラム、ハワイ在住の日系人は75~80グラム摂っています。そして穀類は、広島の人は２７０グラム、ハワイの日系人は２００グラムです。

日本人をはじめ東南アジアの人たちは、脂質を摂《と》ると、欧米人よりも太りやすいのです。こうした人たちが、穀類を食べず、脂質を食べ始め、太ってくると糖尿病を発症してしまうのです。いままさに、日本人の食は、脂肪に頼るようになった。そこに諸悪の根源があり、太る、という構図ができ上がっ

てしまったのです。

　しかし日本の場合、エネルギー総量自体は増えていません。横這《ば》い、もしくは減ってきています。たとえば、１９７５年のデータで、男性の平均エネルギー摂取量は、２２２６キロカロリーですが、２０００年には１９４８キロカロリーと下がっています。エネルギー全体の摂取量は減っているにもかかわらず、脂質の摂取量が増え、しかも運動量は、車の普及に伴い、減っているのです。ですからたとえ、エネルギー総量が減っても、運動不足からエネルギー過剰の生活になっているのです。エネルギー過剰が、肥満を生み、糖尿病につながっているのです。

## BMI（体格指数）、30以上が肥満である

　さて、肥満かどうかを確かめる数値として、体格指数ＢＭＩを用いて判断することができます。ＢＭＩとは、世界共通の体格指数でＢｏｄｙ　Ｍａｓｓ　Ｉｎｄｅｘの略ですが、体重（キログラム）÷身長（メートル）の2乗で出すことができます。世界保健機関（ＷＨＯ）など国際機関では、ＢＭＩが30以上を肥満としています。けれど、日本人の場合は、軽度の肥満であっても生活習慣病を発症しやすいというデータに基づき、日本肥満学会は「ＢＭＩ25以上が肥満」と定めています。

　日本の肥満者の割合を出したデータがあります。（70ページ、図１・２）これは１９８０年から10年ごとにデータを取ったものですが、男性の場合を見てください。10年ごとに肥満者が右肩あがりに増えていることがわかります。男性では、30歳から肥満がどんどん増え、40歳代では20％以上の人が肥満になり、50歳で25％の人、60歳では30％を超えてしまうのです。それに対し、女性は若いうちは「やせ願望」が強く、やせが多いことがわかります。60歳代になると太ってきますが、50歳代ぐらいまでは肥満は少ないのです。

## 肥満が生活習慣病につながり、それはがんにもつながっている

　いま、若い男性の肥満が増えていて、そこから、いわゆる生活習慣病を発症し、何年か後には、大腸がんや前立腺がん、肺がんを含めて、がんの発症につながることがわかってきています。

　また、糖尿病とがんに共通した多くの要因が明らかにされはじめ、アメリカの調査では、男性において、糖尿病はすべてのがん発症の危険因子である

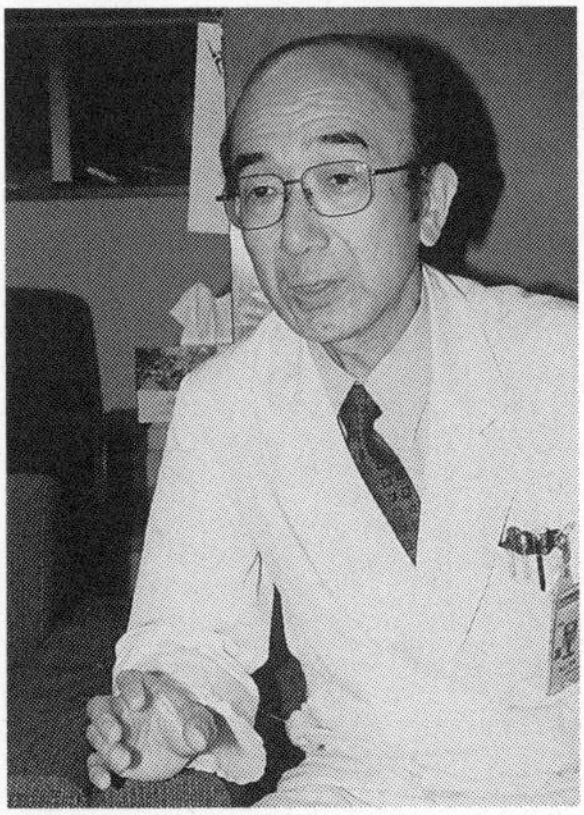

と報告されています。

ＢＭＩが25を超えると、明らかに病気の発症率が上がります。ＢＭＩが20～25の人の糖尿病発症率を1だとすると、肥満の人は4～5倍と高いのです。これはアメリカのデータですが、日本人はもっと糖尿病になる確率は高いのです。日本人は、体重が少なくても、アメリカ人よりも糖尿病の発症率が高いことがわかっています。

また、ＢＭＩが23～25の人の死亡率を1とすると、25を超えると死亡率は増え、30になると死亡率は2倍にもなるというデータもあります。糖尿病の発症率ばかりか、死亡率も増えるわけです。肥満は諸悪の根源と言っていいのです。

現在、ＢＭＩと病気の発症率を照合した結果、世界共通の基準として、ＢＭＩ理想値は22とされています。しかし、日本人や東南アジア系は20か21ぐらいではないかと言われています。

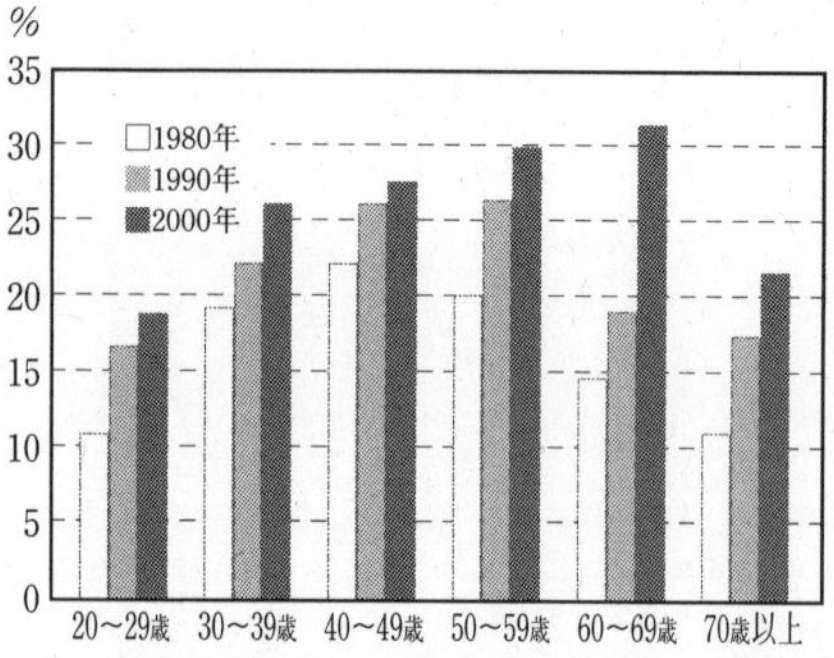

図1. 肥満者の割合（男性）　国民栄養調査（厚生労働省）

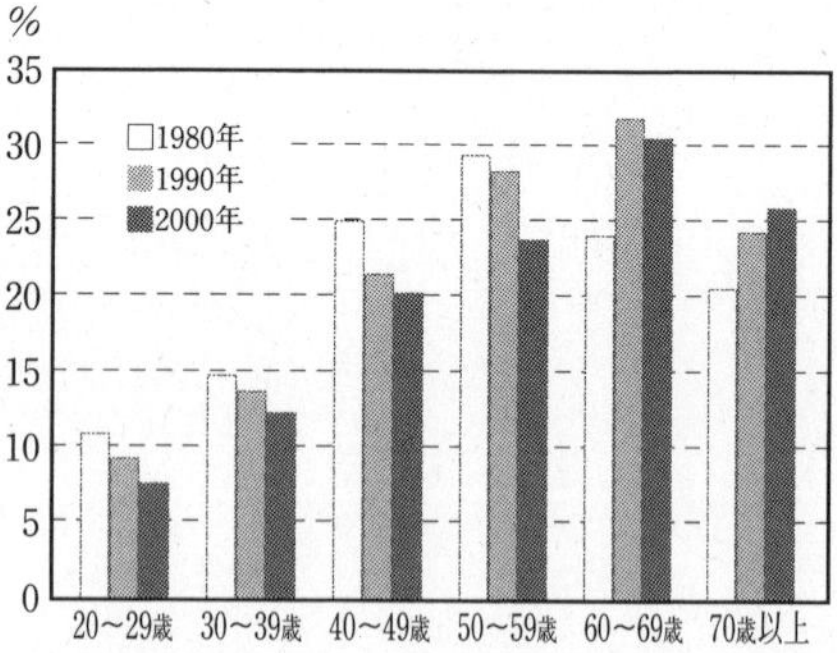

図2. 肥満者の割合（女性）　国民栄養調査（厚生労働省）

## 肥満はただ太るだけでなく、病気の直接の原因となる

脂肪細胞は、もともとエネルギーを貯めるだけの臓器だと思われていたのですが、最近は活動性の高い分泌細胞だということがわかってきました。いろいろな活性物質を出しているのです。これをアディポサイトカイン（生理活性物質）というのですが、脂肪細胞、特に過剰に蓄積した内臓脂肪は、こうした物質を出しているのです。

アディポとは脂肪の意で、サイトカインとは、細胞が産出しているタンパクのことです。これは、それに対応する受容体を持つ細胞に働きかけ、細胞の増殖や分化など体の機能など生命現象にかかわるものです。体に良い影響を与えるものもありますが、悪い影響を与えるアディポサイトカインによって、生活習慣病がうながされていることがわかってきたのです。

図3「肥満と動脈硬化」を見ていただければわかるように、血栓形成に影響しているPAI—1（プラスミノーゲン活性化因子阻害因子—1）、インスリンの抵抗性を高めて、糖尿病を引き起こすTNF—α（腫瘍壊死《しゅようえし》因子—α）、そして、高血圧と強い関連があるアンジオテンシノーゲンといったいろいろな物質を分泌《ぶんぴつ》しています。そのうえ、これらは良いアディポサイトカインである、動脈硬化の発症や進展を抑えるアディポネクチンの作用を低下させることもわかってきています。

　脂肪細胞の1個1個が大きくなるということは、その脂肪細胞のアクティビティ（活動）が高くなり、それが出すアディポサイトカインの分泌も多くなるということです。そして、高血圧を引き起こし、糖尿病や血栓も起こし、強いては動脈硬化、そして死につながりかねないわけです。脂肪細胞は、こうした観点で見なければなりません。

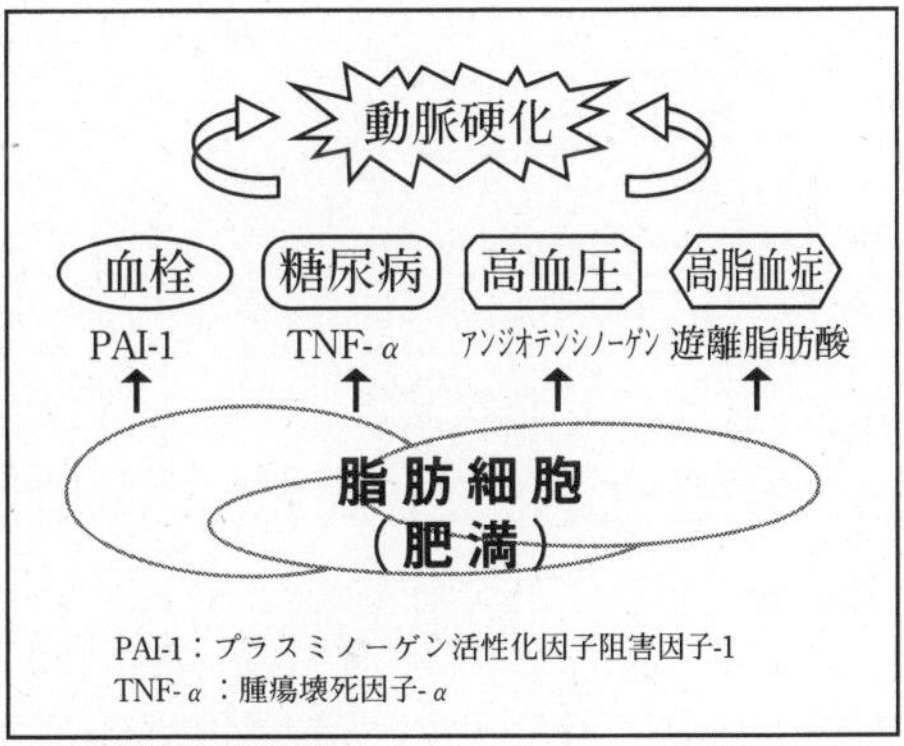

図3. 肥満と動脈硬化

これは10年ほど前から、その可能性が指摘されてきましたが、ここ4～5年でこれらの物質が見つかってきました。

　脂肪細胞が諸悪の根源なのです。そして生活習慣病の発症と肥満の関係もこれで説明ができます。ですから、脂肪分の摂取を控えないと、脂肪細胞が大きくなり、アクティビティが高くなり、ますます病気になりやすいのです。どう考えても、良くないでしょう。

## エネルギー総量は、自分でコントロールしなければならない

　肥満になってしまったら、いえ、ならないように、自分でエネルギー全体の量を制限しなくてはなりません。1日に取るエネルギーの適量は、「標準体重×30」という指標で計算できます。プラス10～20％と考えても良いのですが、仕事の内容や運動量を加味して自分でコントロールすることが大切です。

　さて、皮下脂肪をはじめとする中性脂肪1キログラムは、何カロリーかわかりますか？　7000キロカロリーです。それを消費しようとすると、エアロビクスなどの運動であれば23時間もしなければなりません。1時間、一生懸命運動して使えるエネルギーは、わずかに300キロカロリー。ケーキ1個分（320キロカロリー）にもなりません。歩くだけなら250キロカロリーぐらいです。

基礎代謝が高い、若いうちはまだ良いのです。基礎代謝は個人で違いますが、40～45歳を過ぎるとぐっと落ちます。50歳を過ぎたら明確です。そして、外食や脂いっぱいのファストフードを食べがちな、いまの男性は20歳代から気をつけた方が良いのです。

運動だけでは、過剰なエネルギーは消費できませんから、食のコントロールを考えていくことです。ただ、運動した方が、基礎代謝が高くなり、寝ていてもエネルギーを消費してくれる他、死亡率も低いデータもありますから、運動も必要です。自分が摂るべきエネルギーの総量は、自分の身長・体重のほかに仕事量、そして年齢で考えていくことが必要なのです。

## 食べているものを見直す 肉と脂質をやめよ

食品のうち何が悪いかといえば、脂《あぶら》が悪いと言い切れます。基本的に脂質が良くないのです。特に悪いのは牛肉。動物のなかでも牛の脂です。牛の脂を食べる国ほど、がんが多いことがわかっています。大腸がんや前立腺がんが多いのです。

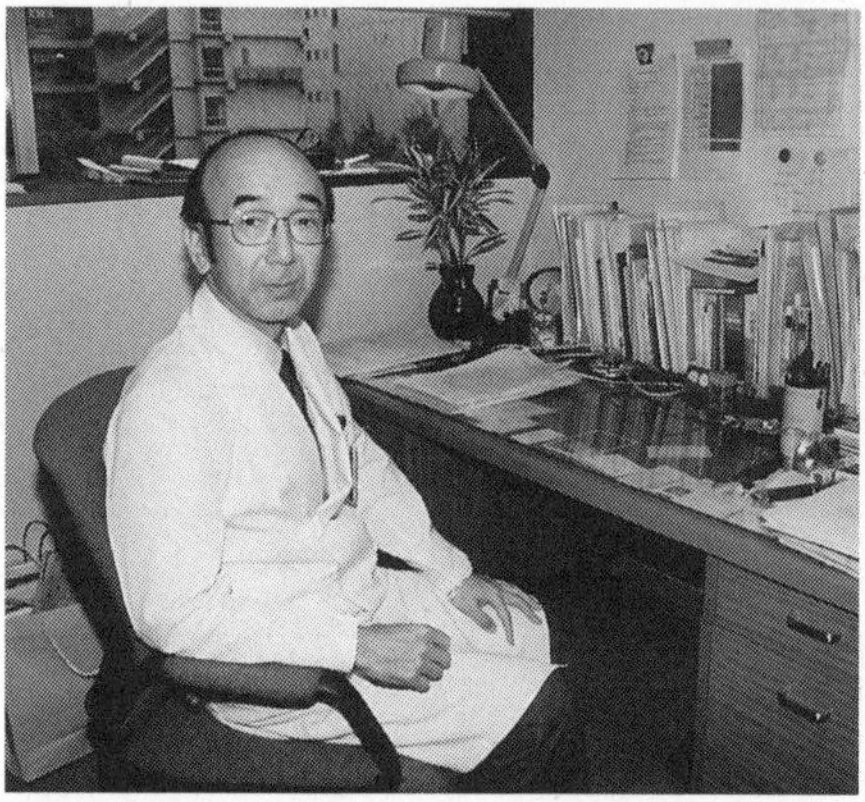
東京・お茶の水にある三楽病院の副院長室にて。

現在、牛肉の脂と牛肉のタンパクの両方が発がんと関係があることがわかってきました。沢山《たくさん》食べると突然変異を起こすなど、発がんの方向に行ってしまうのです。そして、先にも述べたように、脂質の摂《と》り過ぎによって発症した生活習慣病が、がんの発生につながっています。ですから、がんも立派な生活習慣病です。

肉は、極端に言えば食べなくてもいいわけです。魚で代替えがききます。もちろん、豆のタンパクでも代替えできます。肉よりも魚の方が、エネルギーも脂質も低いだけでなく、魚には、アミノ酸（タウリン）やＥＰＡ（エイコサペンタエン酸）やＤＨＡ（ドコサヘキサエン酸）など、血圧を下げ、中性脂肪を減らすなど、体に良いといわれているものが含まれています。

魚を食べている方が、肺がんになりにくいというデータもあります。愛知県ガンセンターによる２００１年のデータです。魚を1週間に5回以上食べている人と1回未満の人を比較したところ、肺がんの発症率が、1回未満を1とした場合に、5回以上の人の発症率は半分になるというのです。魚を頻《ひん》繁《ぱん》に食べている人の方が、肺がんの発症率が半分なのです。魚に含まれているDHAやEPAに、抗炎症作用や腫《しゅ》瘍《よう》抑制作用があるのではないかという考察が出ています。

いくら探しても、肉の方が魚より良いというデータはありません。確かに肉はうまいですから、せめて回数を減らすことです。肉の摂取量が多い方が、大腸がんも前立腺がんにしても、発症率が高いことは明らかなのです。

## 他にもある気をつけたい食品

日常的に気をつけたい食品は、他にもあります。砂糖は、たくさん摂り過ぎなければ別にかまわないのですが、ケーキ1個は320キロカロリーあります。成人女性に必要な1日のエネルギーは1600キロカロリーなので、エネルギーオーバーにならないよう考えて食べてください。その他、缶コーヒーなども砂糖が入っていますから、これも太る原因の1つです。代わりに、お茶や水にすることも良いでしょう。

また塩は、胃がんの一番の起因ということも世界的に認められています。塩分そのものには発がん作用はないのですが、高濃度の食塩水で動物を飼育すると、胃がんが起きることははっきりしています。

そして、塩分を減らして、野菜を多く摂ると血圧は下がります。そして、海藻類などカリウムやマグネシウムを含んだ食品を多く摂ることをおすすめします。これも血圧を下げてくれます。しかも海藻には、食物繊維が多く含まれ、大腸がんの発症率も減ります。血圧も下がり、大腸がんの発症率も下がるわけですから、海藻類、野菜類を多く食べて、なるべく塩を取らないこと。これも原則になるわけです。

またアルコールは、全く飲まないより飲んだ方が、寿命が長いことや心筋梗《こう》塞《そく》の発症率も低いことが証明されています。1日、酒1合、ビール大瓶1本、まあ2本ぐらいまではまだ許せる範囲です。ワインならば200ccぐらい。ただし、代謝できる人に限ります。日本人の3~4割ぐらいはアルコール分解酵素を持たないので、飲める人の場合です。ただ、飲み過ぎるとエネルギー過剰になりますし、ついつい一緒に食べてしまい、それが体重増加につながりますから、一定のところで止めなければなりません。

繰《く》り返しますが、自分で判断しながら食事を摂らなければ、肥満になり、生活習慣病につながり、20年後にはがんにつながる可能性があります。

## 食の栄養バランスも考えよ「一汁二菜」で

いまの日本は、何でも食べられる時代です。だからこそ、自分の頭で考え、コントロールしなければならないのです。むかしは経済的な問題もありましたが、物がないのと同時に、糖尿病やがんも少なかったでしょう。ですから、昭和30～40年代、東京オリンピックのころの日本食に戻れば良いのです。その後、だんだん生活が良くなって、欧米化して、どんどん糖尿病の発症も増えています。そして、がんも増えてきているわけです。

食生活で大切なことは、エネルギー総量や脂質以外の摂《と》りすぎを抑える他に、ミネラルやビタミンなどいろいろな栄養素をバランス良くさまざまな食品から摂ることです。穀類やタンパク質を食べ、野菜を食べて、栄養バランスを良くすること。タンパク質は肉より魚で取る。脂質は取らない。簡単です。

そう考えると、和食がおすすめです。そして基本は「一汁二菜」。二菜のうちの1つは、魚、肉（できれば魚が良い）、卵、大豆などのタンパク質を中心にした主菜。そしてもう1つは、野菜を中心にした副菜です。そしてご飯に味噌《みそ》汁。こうすれば、無理することなく栄養素をバランス良く摂ることができるはずです。

気をつけなければならないのは、むかしの日本食は、塩が多く、カルシウム不足になること。塩分は抑え、カルシウムは牛乳で補う。それが原則です。

食こそ、予防医学。病を予防するには、日々の食がもっとも重要なのです。

## 食生活は、最低でも1週間でコントロールを

食事のエネルギー量や栄養バランスは1日だけで考えようとすると無理が生じますが、1週間のうちに自分で帳尻あわせをしていくこともできます。ある日、すごく食べてしまったということであれば、その翌日は控えようと考えるわけです。たとえば1日２０００キロカロリーが適量のエネルギー量だとすれば、7日間では1万４０００キロカロリーです。その範囲で1週間の食事量を済ませれば、そんなに急激に太ることはまずありません。

いまの時代、宴会など断れない食事の席も多いでしょう。そういうときは、前後で帳尻をあわせて1週間を通して1万４０００キロカロリーを超えないようにし、さらにバランスも取るようにすれば良いのです。たとえば、野菜が足りないなと思った日は、集中的に野菜を摂ってもいいでしょう。

もちろん3～4日といった短い単位で調整する方が良いです。最低でも1週間単位で調整することです。たとえば、週末は1日2食でも良いのです。なぜなら、私の勤務している病院に来ている患者さんに聞くと、週末は朝11時ぐらいに朝食を摂る人も多く、これでは1日に3食食べるのは無理でしょう。ですから、1日2食でバランスを取って、調整をすれば良いと思います。

このように不規則なときは、あえて3食にする必要はありませんが、普段の朝は規則正しく食べた方が良いでしょう。特に忙しいサラリーマンの場合は、昼食を十分に食べる時間が取りにくく、夜、大量に食べてしまう傾向があるからです。また、栄養をバランス良く摂るためにも、朝・昼・晩と食事を3回に分けた方が摂りやすく、自己管理もしやすいでしょう。そして、1週間で調整するなかで、自分で管理していけば良いのです。

夜食はぜったいにだめです。9時以降は食べないでください。そこで摂ったエネルギーは使われず、皮下脂肪になるだけです。空腹で仕方がないときは、野菜やエネルギーのないものを口にすることです。めんどうだとか、自分の嗜好《しこう》にあわせて、スナック菓子やインスタントラーメン、ポテトチップスなどエネルギーの高いものを食べてしまってはいけません。話を聞いていると、若い男性はこうした夜食を摂《と》っている人が多いのです。

## 外食、ファストフード コンビニ弁当類は良くない

若い男性の肥満の増加は、彼らの食生活の乱れを意味しています。その原因は、ハンバーガーやフライドポテトなどのファストフードです。これらは脂《あぶら》がたっぷり使われています。しかも忙しいものだから、運動もしないのが現状です。

そしてコンビニなどで売っている弁当類も、油がたっぷりの食品が多い。私は患者さんに「天ぷら、フライ、とんカツ、カレーが一番良くない」と伝えています。なぜなら、これらには衣があり、しかも衣に大量の油を含み、エネルギーが高いのです。どの患者さんもみんな、そういうものを食べた翌日の血糖値は高いと言っています。

カレーは、下ごしらえでたくさんの油を使います。おいしいカレーほどエネルギーが高いのです。だから私は、患者さんには「揚げるな、炒めるな」と言っています。「煮るか、焼くか、生か、茹《ゆ》でるか」です。油を使う調理法をなるべく避けることです。「やるな」とは言いませんが、「回数を減らすように」と言っています。

外食では、脂質を摂ってしまう食事が多く、太りやすいのです。脂に気をつけて、なるべく野菜を食べることです。野菜は1日300グラム食べた方が良いと言われますが、生ではそんなに食べられませんから、調理した方がいいでしょう。しかし炒めずに煮る、茹《ゆ》でる。もし、煮ることで栄養価が下がるといったことが気になるのであれば、ビタミンなどはサプリメントで補うという方法もあります。

たとえば、ビタミンE。ビタミンEを多く含んでいる食物は、ピーナッツなどナッツ類ですが、これらは脂分が多

いのです。ピーナッツを食べて、ビタミンEを摂るよりサプリメントを上手に利用することです。しかもピーナッツは10粒や20粒で止まらないでしょう。食べ出すと、結局1袋食べてしまいます。

ちなみに、血糖値が高い人ががんになる確率は、健康な人の3〜4倍であることもわかってきましたから、血糖値を上げない食、つまり脂質を抑えた食を意識することです。

## それでも外食しなければならないサラリーマンの良い昼食、悪い昼食

勤めに出ているサラリーマンの昼食は、どうしても外食になりがちです。1998年の国民栄養調査では、昼に外食をする人は多く、20〜40歳代男性の50〜60%は外食です。50歳代の男性でも48・1%。女性も20代は44・6%が外食であり、30〜40歳代女性でも、3人に1人は外食という現状です。

外食は、穀類や脂質を中心にしたものが多く、どうしても高エネルギーになりがちで、また栄養バランスも偏《かたよ》りがちです。そこで、どんな昼食を摂ると良いのか、一例をご紹介します。実際の昼食を調査して、各食事のエネルギーをはじめ、各栄養素を割り出しました。そしてこれらを第六次改訂「日本人の栄養所要量」と比較し、充足率を出すことで点数化しました。その合計点から見えてきた、良い昼食と悪い昼食をご紹介しましょう。

これは、30〜49歳の男性で「生活活動度やや低い」に相当する人たちの1食分の目標値です（表1）。これを基準値100%として判断しています。そして、この基準値との各栄養素の充足率の差を点数化しました（表2）。さらには、定食ごとに「大変良い」「良い」「普通」「悪い」の判定をしました（表3）。

では、この基準をもとに「良い昼定食」と「悪い昼定食」を紹介します。

表1. 成人男性1食分の目標量

| 栄養素 | 所要量 |
|---|---|
| エネルギー量 | 766 kcal |
| タンパク質 | 21.5g |
| 脂質 | 20g |
| カルシウム | 200mg |
| 鉄 | 3.7mg |
| ビタミン$B_1$ | 0.3mg |
| ビタミンC | 33mg |
| 野菜量 | 100g |
| 塩分 | 3.3g |

表2. 各栄養素の点数化

| 基準値（100%）と各栄養素の充足率の差 | 点数 |
|---|---|
| ±10% | 5 |
| ±20% | 4 |
| ±30% | 3 |
| ±40% | 2 |
| ±50% | 1 |
| ±60% | −1 |
| ±70% | −2 |
| ±80% | −3 |
| ±90% | −4 |
| ±90%以上 | −5 |

表3. 合計点数判定基準

| 判定基準 | 点数 |
|---|---|
| 大変良い | 14〜20 |
| 良い | 7〜13 |
| 普通 | 1〜6 |
| 悪い | 0以下 |

## 良い昼定食例、「さばの味噌煮定食」

定食ものは、食品の数が多く、栄養バランスが良くなるので、おすすめです。特に、煮魚のように油を使ってい

ないものが良いでしょう。さばやいわしは、コレステロールの低下作用があり、血小板の凝集《ぎょうしゅう》を抑え、血液の流れを良くするEPAが多く含まれています。なお、大豆には老化防止に良いビタミンEや骨粗鬆症《こつそしょうしょう》予防に良いイソフラボンが多く含まれています。

## 悪い昼定食例、「とんカツ定食」

とんカツ定食は、副菜に油を使っていないので、まだ良いですが、脂質の充足率は213%と摂りすぎです。豚ロースは、100グラムで263キロカロリーもあり、残さず食べると1人前1000キロカロリーを超えてしまいます。対策としては、ご飯を3分の1残し、ロースカツを脂肪が少ないヒレカツに変えれば、300キロカロリーは少なくできます。

以上のような見方により、少なくとも昼食を定食にすると、栄養バランスが取りやすくなります。特に、刺身定食や焼き魚定食など魚の定食がおすすめです。エネルギーが低く、タンパク質がほどほどで脂肪が少ないのです。

### さばの味噌煮定食

さばの味噌煮、冷や奴、納豆（ねぎのせ）、きゅうりの酢のもの、わかめと豆腐の味噌汁、ご飯（小茶碗）：500円

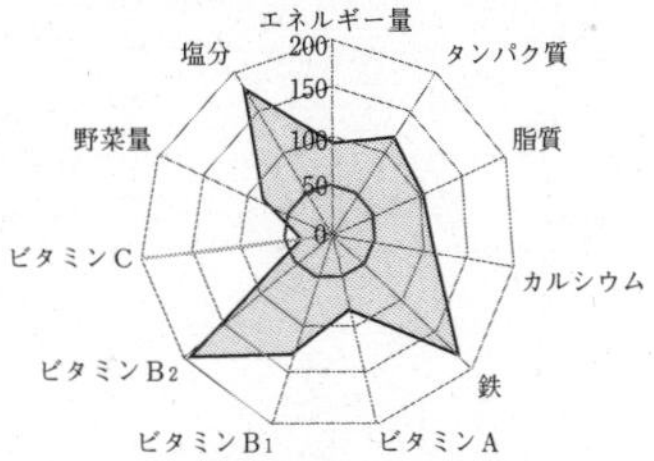


━所要量　━充足率（%）

| | 内容量 | 充足率 |
|---|---|---|
| エネルギー量 | 715kcal | 93% |
| タンパク質 | 28.4g | 132% |
| 脂質 | 22.8g | 114% |
| カルシウム | 234mg | 117% |
| 鉄 | 6.7mg | 181% |
| ビタミンA | 0.48mg | 76% |
| ビタミンB1 | 0.39mg | 130% |
| ビタミンB2 | 0.79mg | 198% |
| ビタミンC | 11mg | 33% |
| 野菜量 | 75g | 75% |
| 塩分 | 6.3g | 191% |

| | |
|---|---|
| エネルギー量 | 5点 |
| タンパク質 | 2点 |
| 脂質 | 4点 |
| 野菜量 | 3点 |
| 合計 | 14点 |

**食品バランス評価…大変良い**

### とんカツ定食

メニュー：とんカツ、冷や奴、キャベツ、漬け物（はくさい）、わかめの味噌汁、ご飯（大茶碗）：750円

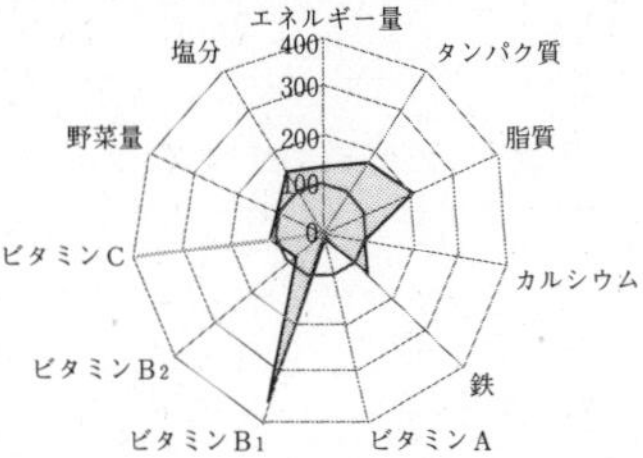


━所要量　━充足率（%）

| | 内容量 | 充足率 |
|---|---|---|
| エネルギー量 | 1054kcal | 138% |
| タンパク質 | 36.2g | 168% |
| 脂質 | 42.5g | 213% |
| カルシウム | 196mg | 98% |
| 鉄 | 5.4mg | 146% |
| ビタミンA | 0.11mg | 18% |
| ビタミンB1 | 1.12mg | 373% |
| ビタミンB2 | 0.34mg | 85% |
| ビタミンC | 41mg | 124% |
| 野菜量 | 110g | 110% |
| 塩分 | 5g | 152% |

| | |
|---|---|
| エネルギー量 | 2点 |
| タンパク質 | −2点 |
| 脂質 | −5点 |
| 野菜量 | 5点 |
| 合計 | 0点 |

**食品バランス評価…悪い**

良くないのはパスタやラーメン。また「揚《あ》げない、炒《いた》めない」の原則で選んでください。もし揚げていても魚ならまだ良い、といったように自分で考えて選択しましょう。また、夕食も昼食に足りなかったものを補うという発想で、栄養バランスやエネルギーを考えて、摂ることをおすすめします。

## 食という快適習慣の恐怖

みんな病気になってはじめて、食を意識し始めます。けれども、また元気になると忘れてしまい、もとの生活に戻ってしまいます。なぜなら食は、快適習慣だからです。快適習慣であるため、一時的に改善しても、すぐに以前の習慣が復活してしまいがちです。

改善と復活の繰《く》り返しは、良くありません。これを「ウエイトサイクリング」と言いますが、体重の増減を繰り返していると、筋肉ばかりが落ちて皮下脂肪だけが増えていくのです。例えば、１００キログラムあった人が減量して85キログラムになり、また１００キログラムになった場合には、体重が減ったときには、脂肪も筋肉も落ちていますが、次に体重が増えたとき、脂肪だけが増えているのです。それを繰り返すと、どんどん脂肪だけが増えていくわけです。

食は快適習慣だからやめられない。患者さんは、たとえ1週間でも入院すると一時的には食習慣が改善します。しかし、半年、1年たつともとに戻ってしまう。それを止めるのは自分の意志だけです。肥満が生活習慣病を生み、究極は、がんになっていくことを常に頭に置いておくことです。

食事の量を一定量に抑えること。脂質、特に肉の脂は控えること。そして、栄養バランスを考えて摂ること。さらに、改善と復活を繰り返させないこと。そうしなければ、危機的状態にあるいまの時代を生きる私たちは、生活習慣病になるばかりでなく、がんになりますよ、と私は言いたいのです。

（取材・文／石井里津子）

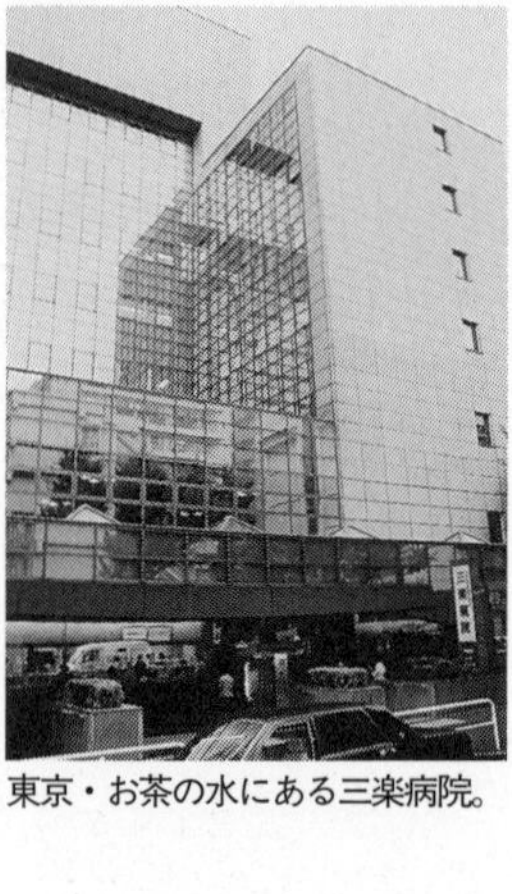

東京・お茶の水にある三楽病院。

たがみもとき
1945年埼玉県川越市生まれ。医学博士。東京医科歯科大学医学部卒業後、同大学第三内科入局。現在、東京都教職員互助会三楽病院副院長。専門は糖尿病、高血圧。20年以上にわたり、糖尿病および高血圧の臨床治療の第一線で活躍、一流英文誌に多くの論文発表がある。著書に「克服できるか生活習慣病」（丸善ライブラリー）、「糖尿病の話」、「生活習慣病」、「生活習慣病を防ぐ７つの秘訣」（以上ちくま新書）などがある。

特集 4

# ホリスティックな食と健康

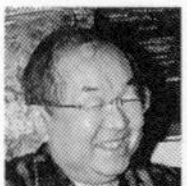

Ryoich Obitsu

**帯津良一**

(帯津三敬病院名誉院長)

「予防こそ最良の知恵」

1936年生まれ。医学博士。東京大学医学部卒業。日本ホリスティック医学協会会長。伝統民間療法を取り入れ西洋医学とともに実践。ホリスティック医学の第一人者。

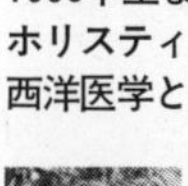

Keiichi Ueno

**上野圭一**

(翻訳家・鍼灸師)

「アンドルー・ワイル博士の〈医食同源〉を聞く」

1941年生まれ。翻訳家・鍼灸師。早稲田大学卒業。総合健康研究所主宰。日本ホリスティック医学協会副会長。消費者、市民、エコロジー的視点で鋭い理論を展開。

# 予防こそ最良の知恵

帯津良一
（帯津三敬病院名誉院長）

病気を予防するのは、自分自身の日々の生き方に他なりません。生きるということは、食べる、呼吸、運動、心の4つが基本で、養生とは、その4つのバランスを取ることである。と語る帯津先生。今日は、そのうちのひとつ、食についてお話をうかがいました。食とは人間にとって何か、また食と養生の関係は……。その本質が理解できてこそ、食がいのちを輝かせます。

## 養生は、〈食・息・動・考〉のバランスで

生きるということは、「食べる」ことに関するもの、「呼吸」に関するもの、「体の動き」に関するもの、「心の持ち方」に関するもの、の4つに大きく分けることができます。つまり、〈食・息・動・考〉です。養生とは、これらのバランスを取ることにあり、この4つは、病気の治療や予防に大きく関係しています。どれか1つを実践すれば健康になるというものではないのです。

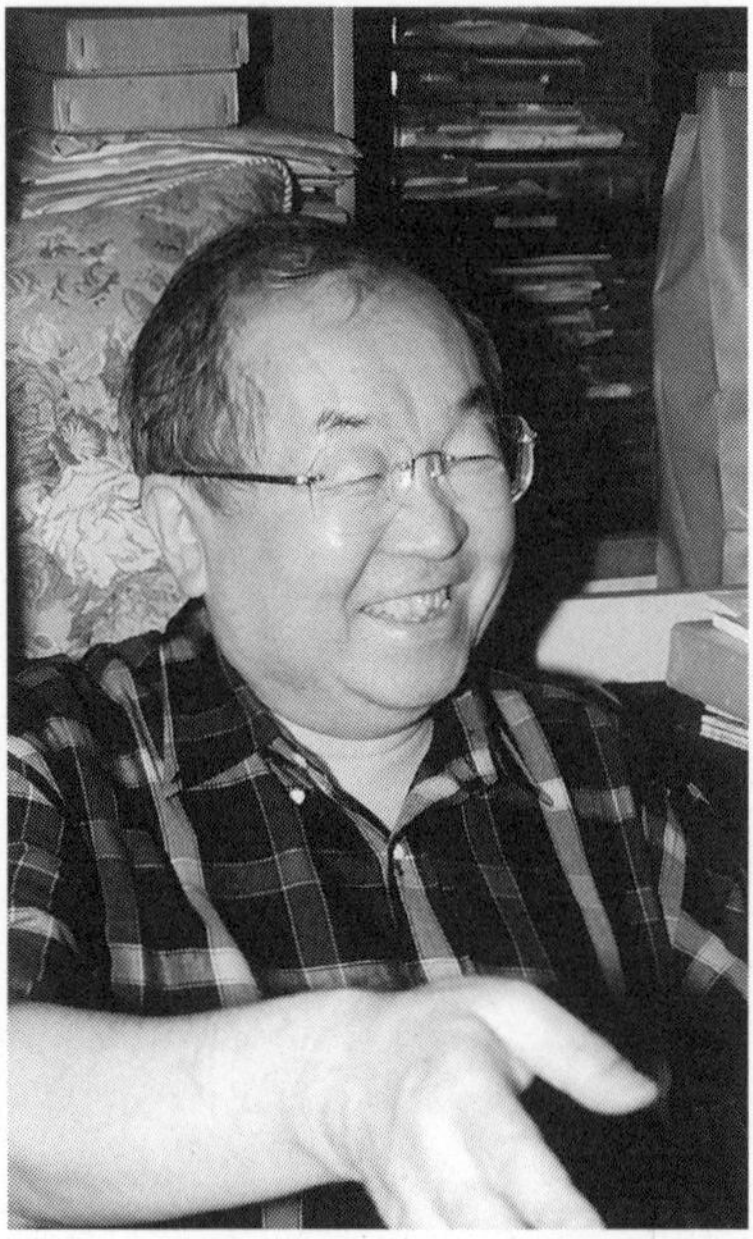

私は、うちの病院（帯津三敬病院・埼玉県川越市）の患者さんたちに「気功だけやっても食べものが乱暴だったりしたら、だめだよ」とよく言っています。何事もバランスが取れていないとだめですよね。食事、そして呼吸、動くこと、そして心の問題。これらを合わせてこそ、養生につながるのです。

何々を食べると、がんが防げるとか、この呼吸法でがんが予防できるといったことではないのです。〈食・息・動・考〉のすべてがバランス良く絡《から》み合ってこそ、病を予防し、自然治癒力を高めるのです。今日は、このなかでも〈食〉のことについてお話しします。

## 食をおいしいと感じること、食べることこの喜びが自然治癒力を高める

食べるということは、生きがいです。「食《く》うために生きてるんじゃない」と言う人もいますが、食べることに喜びを感じない人はいないでしょう。そして、生きがいは、人それぞれ違うように、食も個性的であって良いものです。

私は、食養生というのは、あまりマニュアル化せず、また押しつけずにやっていく方が良いとつくづく思っています。

アメリカの医学博士で自然治癒力の第一人者、アンドルー・ワイルさんが、『医食同源』（上野圭一訳）のなかで、病気予防のための食に対するアドバイスを書いています。ここには、たとえばブロッコリーを食べた方が良いであるとか、ショウガやニンニクなどが良いといった細かい食材について書いてあります。

しかし、ワイルさんの素晴らしいところは、「でも、食事はプレジャー（pleasure）ですからね」と必ず言っていることです。

プレジャー（pleasure）、つまり「喜び」ですよ。私もそう思うのです。もちろん食材を吟味することは最低限大事なことですが、それに振り回されて、「喜び」を忘れてしまってはいけないと思うのです。

「喜び」であるということは、第一に「おいしい」ということです。そしてもうひとつ、食は「潤滑剤《じゅんかつざい》」でもあります。人と何か食べながら再会を喜ぶといった、人と人とをつなぐ「潤滑剤」となって、私たちに「喜び」をもたらしてくれます。

食がもたらす「あれが食べたい。食べた。うれしい！」といった達成感や喜び、あるいは人とのつきあいの喜びが、自然治癒力を高めてくれるのですから、食養生を考えるとき、基本的に食のこうした面を押さえておかなければならないと思います。

## 厳格で窮屈《きゅうくつ》な食事制限は逆効果のときもある

たとえば、がんの患者さんに対し、玄米菜食という食事療法があります。そのほか、マックス・ゲルソン博士が開発した修行僧のような食事療法などいろいろあります。しかし、本人がそれを窮屈《きゅうくつ》に思ってしまうようでは、治療食としては良くないと私は思うのです。私は、やはり食ですから、ゆとりがあった方が良いという考えです。たまには踏み外した方が良いし、個性的な違いがあって良いだろうと思っているのです。

うちの病院の患者さんを見ていますと、玄米菜食を厳格に実行する人もいますが、それは圧倒的少数派です。食事指導は『粗食のすすめ』で知られる幕内秀夫さんが指導していますが、幕内さんは教条主義的な人ではありませんから、個別に指導はしますが、絶対にそうしなければならないというやり方ではないのですね。

かなり緩《ゆる》やかなのですが、ある程度、食事制限は入ってきます。たとえば、肉の制限がなされている胃がんの患者さんでも「肉が食べたい」というときがあります。そういうとき、患者さん本人だけに限らず、奥さんまでが「この人が健気《けなげ》に努力しているのを見ると悲しくなっちゃう」と言うのです。

ですから私は「必ずしも厳密にする必要はない」と言っています。食事制限のある胃がんの患者さんにも「たまにはハメをはずして好きなものを食べたっていいじゃないか」というときもあります。食事というのは、餌《えさ》をやるようなわけにはいかないのです。大事なのはここです。10日に1回ぐらいはハメをはずしても、バランスは取れるし、ものすごく喜んで、「明日は、〇〇へ行って、ステーキを食べるんだ」「すき焼きを食べるんだ」というように期待感を持つことが大切です。そう思うだけで、少なくとも前の日も幸せですよね。そして、実際に食事に行けば、また幸せですから、これは必ず自然治癒力を高めます。

## 喜びがあれば、毒が毒でなくなる

また、人とのふれあいというのは、人生で最も大きな喜びです。そして、食は、人とのふれあいに欠かせないものです。なつかしい友人がたずねてきて、酒を飲みながら話をするときなどは、とても楽しいですね。先日も小・中学校の同級生と病院の食堂で飲んだのですが、非常に楽しかった。ものすごく良い時間でしたね。わくわくしました。こういうときは、少しぐらい体に悪いものを食べても、大

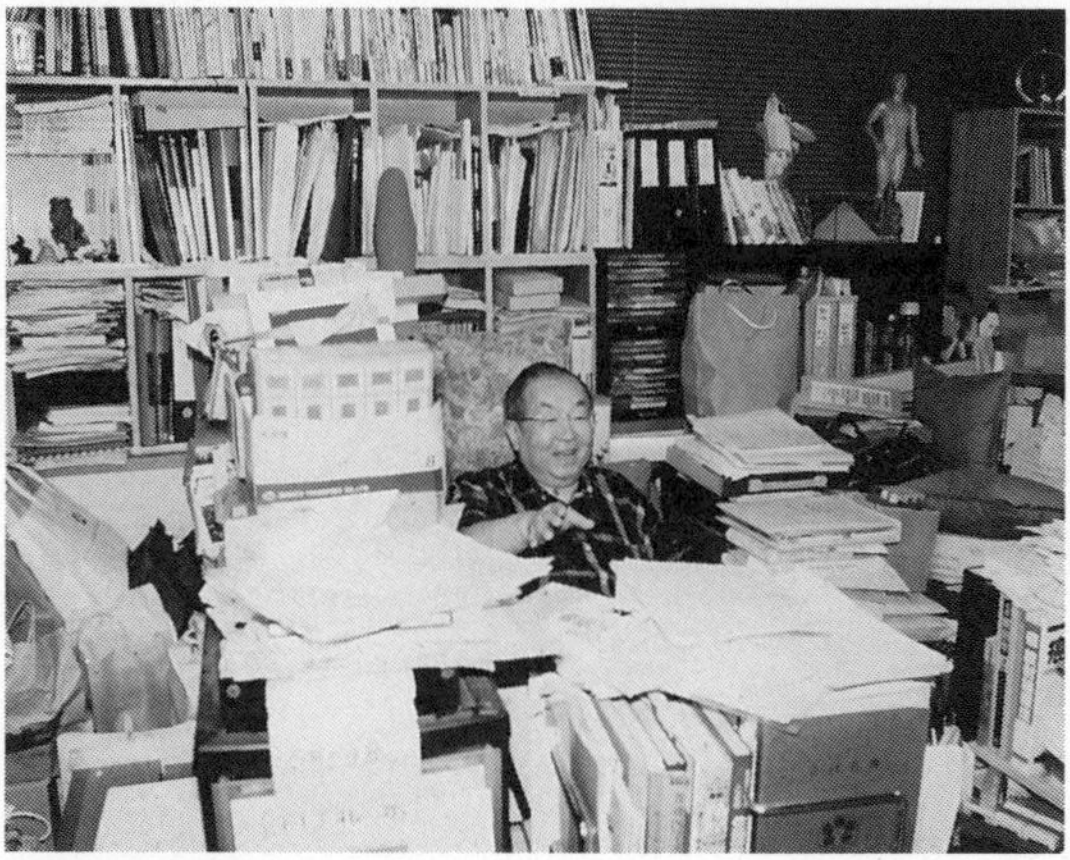
帯津三敬病院内の名誉院長室にて。

丈夫です。気持ちが高揚《こうよう》していますからね。「食」というのは、ただの栄養素ではないのです。

私は、体に少々悪いものでも喜びがあれば、たまには手を出しても良いのではないかと思っています。喜びによって、毒が毒でなくなってくるわけです。

たとえば、ワーカーホリック（仕事中毒）の人が、ものすごいストレスの1日を過ごして、寝る前にワインとステーキを食べる。これが冷や奴では、ちょっと物足りないと思いますね。体の回復にはその方が良いと思うのです。状況に応じて、食は、決まってくると思うのです。

## 自分が幸福になるような食べ方を見つける

ひとりで食事するときもありますよね。ひとり暮らしの人などは、毎日ひとりというのは、確かにさびしいでしょう。食事は誰かと一緒の方が良いですね。誰でも、人とのつきあいはあるでしょうから、いつもひとりでという状態は避《さ》けた方が良いと思います。いつもひとりでしょげて食べていては、たとえ良い食材を食べていても、食養生からは遠ざかってしまいます。

けれど私自身、ひとりで食べるのも悪くないと思っています。ひとりでゆっくりと晩酌《ばんしゃく》をする一時《ひととき》は好きですね。自分の陣地を確保して、ゆっくり飲みながらおいしいものをいただく。たとえば、新幹線でひとり駅弁を食べるのもいい。駅弁とビールを買って新幹線に乗り込む。隣の席に人がいては幸せではないのですが、ここが自分の領域とばかりに空間を確保し、弁当を広げる。これはまた格別です。いずれにしろ、自分が幸福になるような食べ方をすれば良いのです。

## 大地の「場」のエネルギーを「いのちの場」のエネルギーに取り込む

食には、タンパク質、炭水化物、脂肪、ミネラル、ビタミンといったように、体を作っていく栄養素としての役割の他、代謝を活発にし、生きるためのエネルギーを生み出すという意味もあります。しかしそれは、あくまでも食の物質性の面です。

むしろ食は、本質的なところでは、大地の「場」のエネルギー、あるいは大地の「気」を体のなかに入れることで、体のなかにある「いのちの場」のエネルギーを高めるものだと考えています。

私たち人間のなかにある「いのちの場」。私はこれを「生命場」とも呼んでいますが、いのちをいのちたらしめている物理量が、人間の体内にある、ということを経験的に考えるようになりました。

現代科学において、磁場や引力場といった「場」のエネルギーは見つかっていますが、人間が持つ生命のエネルギーはまだ見つかっていないのです。けれども私は、いままでの治療経験から、生命はエネルギーであり、その「場」、つまり「生命場」に働きかけることで、治療効果が得られることを実感しています。

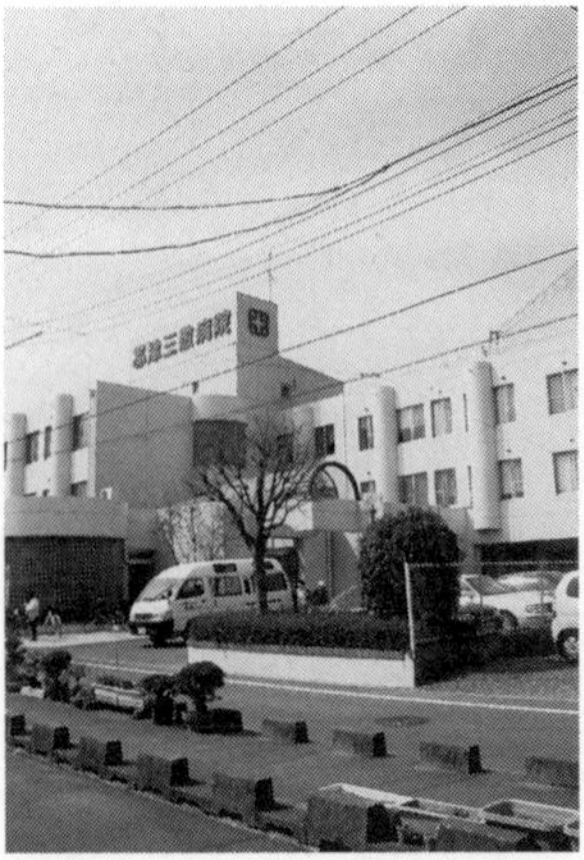

川越市にある、帯津三敬病院の外観。

自然治癒力とは、まさに「生命場」の力であり、「生命場」のエネルギーが下がってしまったときに、それを持ち上げようとするものだとも言えます。ですから、この「生命場」が狂ってしまうことで、バランスが崩《くず》れ、病気にもなります。逆に「生命場」を整え、「生命場」のエネルギーを高めることが養生なのです。

食も、大地の「場」のエネルギーを持っています。そのエネルギーを体のなかに取り込むことが、食養生につながるのです。

そう考えますと、遠いところで作られた食べものは、自分の「生命場」と「場」を共有していませんから、「場」そのものを共有している地場産のものが明らかに良いといえます。例えば、ここ川越で北海道の食材を食べることは、北海道という「場」で育った食べものをまったく違う場所で食べるわけですから、エネルギーは弱まっていると思うのです。

## 旬のものを、そして、作る人の心意気も食べる

そして、旬《しゅん》のものが良いです。取れたてが良い。その方が「場」のエネルギーをふんだんに持っています。そら豆、枝豆、初鰹《はつがつお》、サンマの塩焼きなどの季節感がある食べものは、季節を感じさせ、喜びをもたらしてくれますから良いですね。

また、食べものには、作る人の心意気も入ります。ロンドン・ヒースローの空港に、キャビアが食べられる店で有名なシーフード・バーがあります。そこで食べる生ガキがうまいのです。しかも、若いウエイター数人が、ものすごくきびきびとしていて、カキの殻《から》をナイフで上手に開けてくれるのですが、見事です。

同じカキをお土産でもらって、ここ川越で食べたとしても、あんなにおいしくないでしょう。若いウエイターたちがきびきびと動くようすを見ているだけで、おいしくなります。食というのは、作る人の心意気や雰囲気などとも大きく関係するのです。皆さんにも、そういう経験があるのではないでしょうか。

## 動物性より植物性のものを

では、動物性と植物性の食べもののどちらが体に良いかと言えば、大地の「場」のエネルギーを純粋な形でふんだんに持っているものが良いのです。するとおのずと、動物性よりも植物性のものが良いということがわかります。動物性のものは、動物が植物性のものを食べ、一度自分の肉としたものを私たちが食べるわけですから大地の「場」のエネルギーは弱まっています。

私はモンゴルによく行くのですが、モンゴルでは羊の肉をよく食べます。羊の丸煮が最高のごちそうです。草原の一角に羊を飼育している場所があり、柵の中に50～60頭ほどの羊がいますが、どれもみんな悲しそうなのです。私は、このような悲しそうな肉は、体に悪いと思うのです。悲しそうに死んでいった動物の肉というのは、食べると良くないと思うのです。

## 体が欲する食の好みに従って良い

体に良いと言われているからといって、嫌いなものを食べ続けることは、あまり良くありません。食の好き嫌いと

いうのは、その人の体が要求しているものですから、要求しているものを摂《と》った方が良いのです。ただ、好きなものが3日も4日も続いたら好きでなくなりますよね。好き嫌いも体の要求だとすれば、その日、そのときによって多少変わってくるわけです。前の日に何を食べたかも関係してくるでしょう。その日にあったストレスの具合によっても変わってくると思うのです。ですから、体の要求に正直に、自分の内から欲するところに従っているのが良いでしょう。

好きだけれど、体に悪いとわかっている場合は、少な目に食べれば良いのです。私は、例えばとんカツだったら半分は人にあげるなど、少な目に食べて喜んでいます。自分の好きなものが体に悪いと思ったら、そういう努力は必要でしょうね。

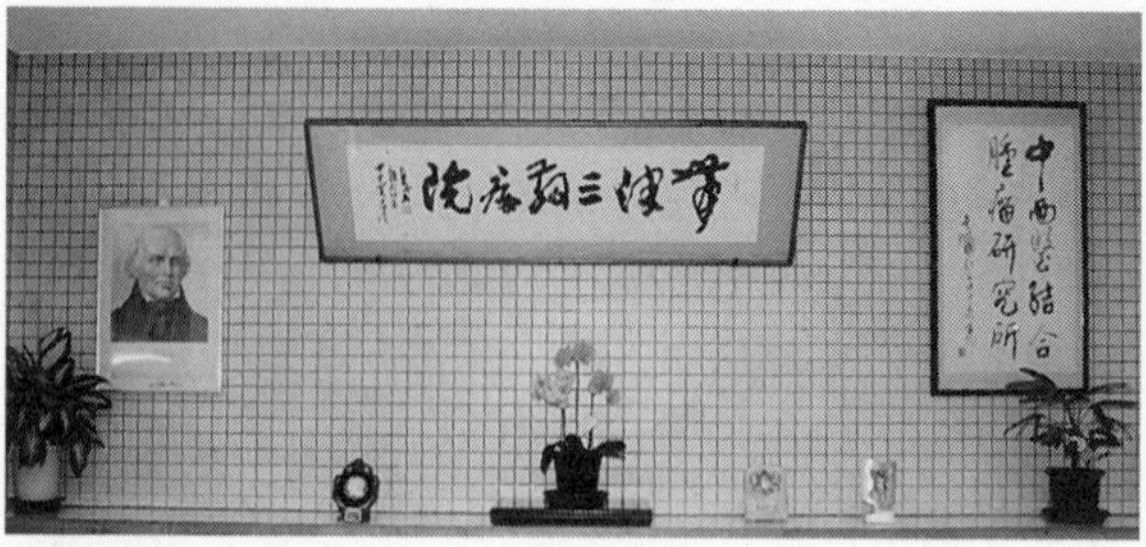
病院内に装られているホメオパシの祖ハーネマンの肖像画（写真左）。

## 自分の食に対する理念を持てば良い

また、中国医学の伝統的な食養生に、自分の体質や体調に合わせ、食材の性質を踏まえ、取るべき食材を考えるやり方があります。中国でも年配や漢方薬に非常に詳しい人は、体質の〈熱寒《ねつかん》〉〈実虚《じっきょ》〉、また〈燥湿《そうしつ》〉といった分け方に基づき、自分のタイプを理解し、ある程度意識しているかもしれませんが、いまの中国の若い人には、こうした意識はもうないと思います。

もちろん、覚えておくと1つの指標にはなるでしょう。けれど、これに準じようと思って、食物の性質を頭に入れておくのは、むずかしいです。年中口にする食材は、たとえば、豆腐は体を冷やす作用があるとか、かつおぶしやネギは温める作用があるなど、ある程度わかっているぐらいで良いのではないでしょうか。体に必要な食べものは、体が欲してくると思いますから、体の内からの欲求に対し、何かでごまかすといけませんが、正直に従うことができれば良いと思うのです。

あくまでも食は個性的なものですから、人それぞれで良いと思います。逆に、ひとりひとりが自分の食はこうだという、1つの理念のようなものをつくっておけば良いのです。そして、常に感謝の気持ちを持つことも大切です。これらも大きく食養生には関係してきます。

## 自分自身の食養生のルールをつくるためのアドバイス

### ●体を冷やす食べものは避ける

体を冷やす食材を、中国人は嫌います。確かに、温かいものが良いでしょう。現代は、冷蔵庫の発達やジュースの自販機の普及が良くないですね。私たちの子どものころは、冷蔵庫も自動販売機もありませんでした。何を飲んだかと言えば、うちに帰って麦茶などが冷えていて、冷えてと言っても麦茶を入れたやかんが、バケツのなかに浮いていたくらいです。そのくらいの温度が、体にはちょうど良かったのでしょう。ですから、いまの子どもたちの今後は心配です。彼らが60～70歳になったときに、体に何が起こるのかわかりません。

### ●食事の量は、腹8分目に

食事の量は、腹8分目が良いです。おなかがいっぱいになると、動くのもいやになってしまい、楽しみが半減してしまいます。これは体に悪いことしたなと思いますね。江戸初期に生きた哲学者、貝原益軒《かいばらえきけん》は、その書物『養生訓《ようじょうくん》』のなかでちゃんと言っています。「好きなものを少し食べよ」と。「少し」というのが腹8分目とすれば、「好きなもの」はつまり、そのとき体が「欲するもの」ですから、欲するものを腹8分目食べよということなのです。でも腹8分目というのは、わかりづらいですよね。患者さんには「もう1個食べたいと思うところでやめなさい」と言います。ご飯だったら、もう1杯お代わりをしたいというところでやめることです。

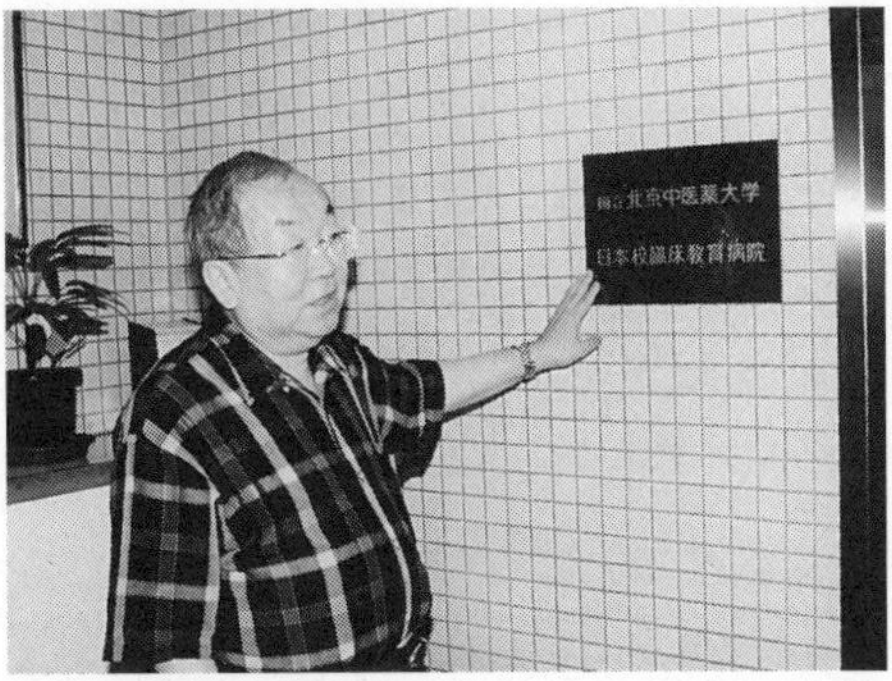

帯津三敬病院の玄関前にて。

### ●ほどほどにバラエティに富めば良い

がんセンターが、がんを防ぐためにできるだけ30品目を食べた方が良いと指針を出していますが、私はこれは少しおかしいと考えています。この考え方は、多くの種類のものを食べることで、発がん物質を含んだ食品を多量に食べずに済むという考えなのです。

たとえば2品目であれば、どちらかが発がん物質だとすると、食べた分の2分の1が発がん物質として体内に入ってくる。しかし10品目食べれば、10分の1で済むという考え方なのです。栄養価の問題だけではないのです。ひっくり返せば、たとえば9品目までは発がん物質は含まれていなかったのに、10品目を食べたら、それが発がん物質だったということもあるのです。ですから、あまりこだわる必要はないと思います。

## ●旬を楽しむ、「場」のエネルギーを取り込む

旬は、楽しまないとだめですね。私は、お店に行って、「初鰹《はつがつお》」なんて紙が下がっていると、それだけでうれしくなって幸せになります。しかも旬を楽しむとなると、自然と野菜が中心の食事になってきます。野菜、魚介類、肉類の順になりますから、「場」のエネルギーを取る意味でも良いことばかりです。夏は体を冷やしてくれるもの、冬は体を温めてくれるものといったように、旬のものは、体に良いものばかりです。

## ●理想体重に固執するより自分の調子の良さで判断

理想体重の維持。これは、私は守っていないのであまり語れませんが、ある程度維持できた方が良いです。けれど、70～80歳になったら枯れ木のようになるより、小太りの方が長生きするのではないかと思っています。理想体重というのは、本当は決めがたいのです。長く経過を追わなければならない上に、1世代で物を言うのはむずかしいでしょう。あまり振り回されなくて良いのではないでしょうか。

自分で体を動かしてみて、調子が良ければいいでしょう。電車に乗り遅れそうになって、全力疾走しても、それほどヘンな具合にならなければ良いのではないでしょうか。私はいまでも良く遅れそうになって、全力疾走しますが、だいじょうぶですよ。

## ●脂肪分や砂糖は摂り過ぎ注意

脂肪分の摂《と》り過ぎには気をつけたいですね。また、砂糖なども自分で摂り過ぎたなと思ったら、翌日は控えめにすることを考えれば良いのです。がちがちに決めることはありません。

## ●塩分は控えめに

塩分は、控えめにして間違いないです。意識せずに普通に食事をしていたら、塩分は摂り過ぎてしまいます。ですから私は、味噌汁は残すようにしています。うんとうまい味噌汁はつい飲んでしまいますが……。漬け物は、一度に

たくさん食べなければ良いわけです。たとえば、漬け物ひと切れでご飯1杯を食べれば良いのです。

## ●栄養バランスは無理なく考えれば良い

栄養バランスは考えた方が良いでしょうが、にんじんはベータカロチン、ほうれんそうはビタミンC、といった成分については、ある程度、みなさん常識で持っています。けれど、いったいどのくらい含まれているのか、順位をつければ何番目なのかなどといったことは、覚えていても仕方ありませんし、覚えられません。成分ばかりに振り回されるのも良くありませんから、栄養バランスは無理のないところで、意識しておけば良いでしょう。

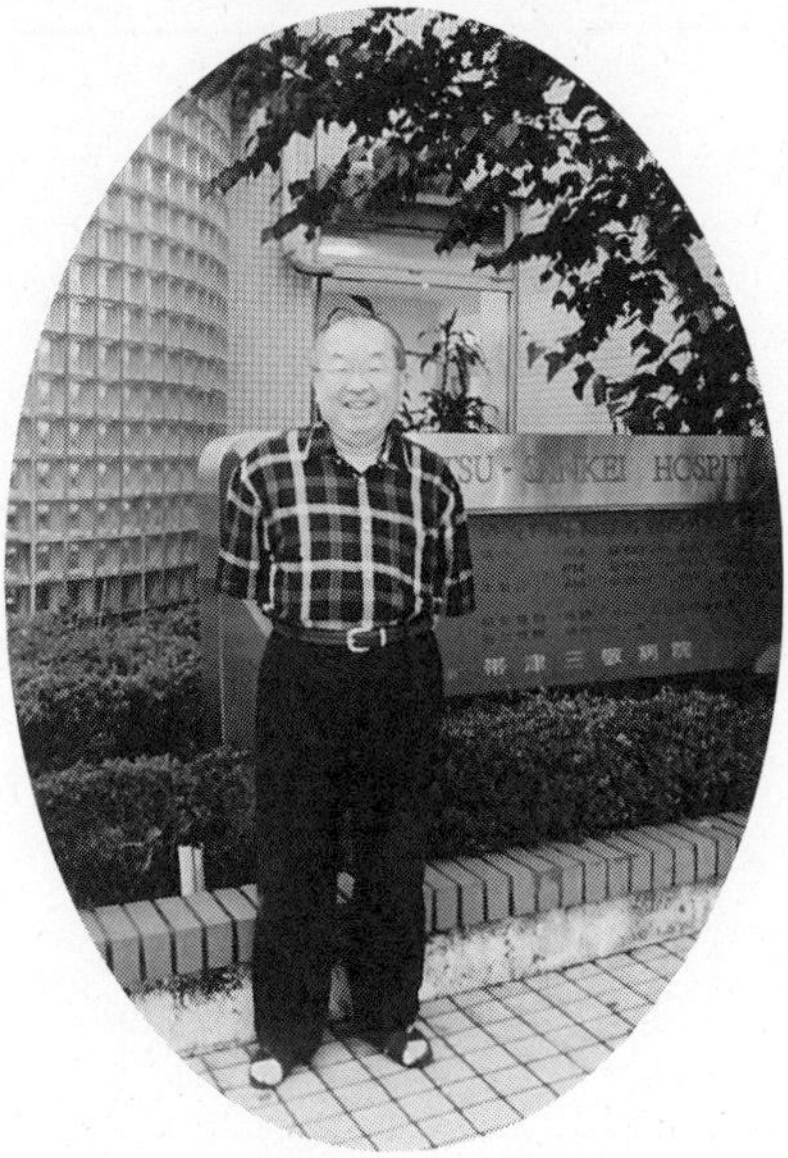

## ●アルコールは飲み過ぎなければ自然治癒力を高める

患者さんたちが、私に聞くことの1つに必ずアルコールが入りますね。たばこは聞きません。たばこは体に悪いと、みんな知っているのですね。にこにこしながら「ワインとかビールとかはどうでしょうか、少しはいいでしょうか」と聞くのです。そして、私が「いいですよ」と答えると、にこっと笑っています。

アルコールを飲んでほっとしたり、リラックスできる時間が1日のうちにあるというのは、自然治癒力を高めるのに良いですよ。アルコールは、飲み過ぎない限り、データを見てもあまり悪いことはありません。

また、つきあいで、仕事の宴会や地域の会合などに出なければならないときは、「少な目に飲んだらどうですか」と言っています。

## ●がんを防ぐ食べものも楽しみながら

がんを防ぐと言われている食物は、たとえばブロッコリーなどの黄緑色野菜、EPA（エイコサペンタエン酸）やDHA（ドコサヘキサエン酸）が入っている魚、青魚や鰹《かつお》、鮪《まぐろ》などに多いのですよ。これらを無理なく「あ、そうだ。

これがんに良いんだ」って、思い出しながら摂ることは楽しみになります。いつでも、楽しみながら食べることです。

今日も外来に訪れた患者さんが、質問をメモ書きにして持ってきていました。それに次のものが食べたいのだが、食べて良いかと聞くのです。それは「1、鰹《かつお》、2、鮪《まぐろ》、3、鰻《うなぎ》、4、らっきょう、5、カレーライス」でした。私は「これはみんな良いじゃない。良く選びましたね。鰹と鮪は、EPAやDHAがある。鰻はビタミンA、鰻のきもは、がん予防に良い。きも吸いで鰻重を食べる。これいいですよ」と言うと、見る間ににこにこし始めました。

続けて「らっきょうは何とも言えないのですが、らっきょうやエシャレットは、まあ根っこだし悪くないでしょう。それからカレーライスは、ターメリックだからウコンですよ。これら、みんないいよ」と言いましたら、にこにこして帰っていかれました。

これががんに良い、またがんに悪いと言っても、その両方に含まれる食べものもあるのです。たとえば、胃がんは防ぐが、大腸がんは促すというものもあるわけです。これはどうしたら良いかわからないですよね。胃がん予防のためには食べたいけれど、大腸がんなるかもしれない……。というようなこともあるわけですから、あまりこだわっては良くないと思います。

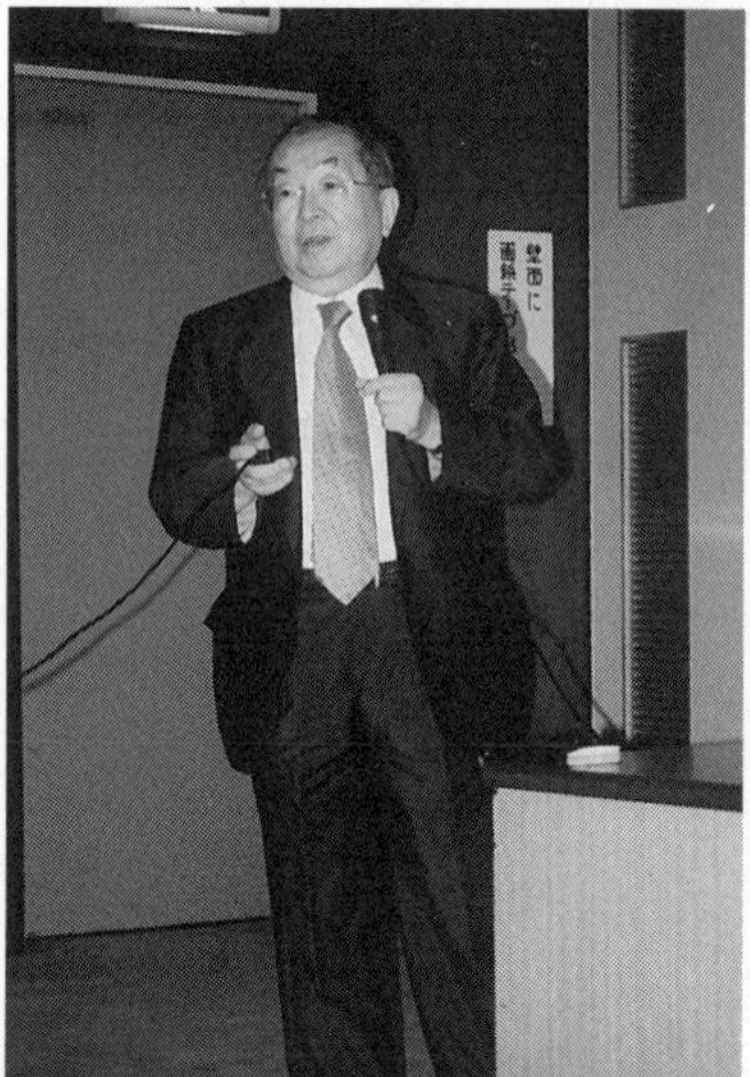

「場のアカデミー」シンポジウムで講演する帯津先生。

## ●ファストフードはできるだけ避ける

私は、ファストフードを食べて育っていないので、そもそも食べる気が起こらないのですが、子どもたちはそうではないのですよね。絶対に食べてはいけないというわけではありませんが、つねに、自然や旬を感じるようなものを食べるという癖《くせ》をつけていった方が良いのです。それは大人が若者や子どもたちに、そういう機会をできるだけつくってあげなければならないと思います。

## ●添加物は避けた方が良い

添加物は避けた方が良いです。添加物や農薬は、食べものの純粋性をたわめます。ですから、なるべく旬のものを摂り、お店でも旬のもの、新鮮なものを出してくれる店を選ぶことです。しかし現代は、添加物まったくなしというわけにはいきません。それゆえ、できるだけ添加物が少ないものを選ぶようにし、サツマイモなどの繊維質のあるものやビタミンを多く含んでいる食べものを合わせて摂ることで解毒作用を図っていけば良いのです。

## ●マスコミ情報は一面的。自分で判断を

TVなどマスコミが、あれが良い、これが良いと言っていますが、それはある一面を捉えているにすぎないと思うのです。うそではないのですが、食べる人の状況も関係するわけです。食べる人がそれを良く受け入れるかどうかでも違ってきますから、あまり食材を単品で取り上げて、たとえばビタミンCが入っているからブロッコリーが良い、といったような一面的な考えは賛成できません。

ある有名な昼の健康番組に1度だけ拝み倒されて出演したことありますが、最初から答えを決めてきていて、私の思いでは答えられないのです。そこには、食べもののイメージをつくっていく意図があります。これらは、一面を語っているに過ぎず、決してすべてではないことを知っておくことです。

## ●宴会のときなど、外食は義理で食べないこと

私も多くの会合や忘年会などに呼ばれますが、あまり宴会は好きではないのです。会席料理は、食べたくないものまで出てくるでしょう。なるべく義理で食べないことです。親しい家族や仲間と食べているときは、好きなものを好きなだけしか食べないでしょう。けれど、初対面でなくとも、気が置けない間柄ではない人と食事をすると、その人に合わせますよね。

ですから、なるべく外食を避けることです。もしくは、外食は親しい人と、またひとりで食べることを心がければ良いと思います。

（テーマを変えて次号へ続く）

（取材・文／石井里津子）

おびつりょういち
1936年生まれ。医学博士。東京大学医学部卒業。日本ホリスティック医学協会会長他、役職多数。伝統医学・民間療法等を取り入れ、西洋医学とともに実践。がん等で患者の自然治癒力を引き出す、ホリスティック医学の第一人者。現在、帯津三敬病院名誉院長。「あなたの自然治癒力が目覚める」他著書や監修書多数。

すこし前まで日本の食は健康と長寿に恵まれていて理想だった。
しかし、急速な食生活の変化によって若い人たちの肥満も増え、
また、がん、糖尿病などの生活習慣病も若年化しつつある。
なぜ、食が乱れ始めたのか、この先どうなるのか、日本を愛し、
日本食が大好きなアンドルー・ワイル博士の著書の訳者でもあり
親友の上野さんにワイル博士の考える、体に最適な食事、
食から期待しうる愉しみのすべてをうかがいました。

# アンドルー・ワイル博士の「医食同源」を聞く

上野圭一（翻訳家・鍼灸師）

うえのけいいち
1941年生まれ。翻訳家・鍼灸師。早稲田大学卒業。総合健康研究所主宰。日本ホリスティック医学協会副会長。代替医療利用者ネットワーク副代表、他。消費者、市民性、エコロジー的視点など、幅広い視野で鋭い理論を展開。アンドルー・ワイル博士の訳者でも有名。訳書に、「癒す心、治る力」など多数。著書に「代替医療」など。

## ワイル氏との出会い

アンドルー・ワイル氏の存在を初めて知ったのは１９７１年です。ちょうど私がカリフォルニアのバークレーに住み始めた直後でしたが、仲間がやたら読んでいる本がありました。「ナチュラル・マインド」という本です。出版されたばかりで、ベストセラーになりかかっていたワイル氏の処女作です。私もさっそく読んでみて、なるほどと目からうろこが落ちるような思いをしました。この人はすごいと、いたく感銘したものです。その後１９７０年代の後半に帰国して、翻訳の仕事を始めていたところ１９８３年頃に、ある出版社からアンドルー・ワイル氏の「人はなぜ治るのか」という本の翻訳の依頼がきました。

１９８３年にこの本が出た直後に、担当の編集者が持ってきてくれ、そこではじめてアンドルー・ワイル氏との関係ができました。アンドルー・ワイル氏の翻訳を手がけるにあたって、著者に礼儀を通しておいた方がよいと思い、自己紹介の手紙を書いたところ、早速よい感じの返事がきました。その手紙は「君の手紙を読んで君の人となりはよくわかったので遠慮せずに訳して欲しい」という内容の手紙でした。

ワイル氏からの手紙には、「この『人はなぜ治るのか』は、原則的に医療の改革について書いた本で、基本的にはアメリカ人を意識して書いた本であり日本の実情には合わない部分があるかもしれないので、それをいちいち私に問い合わせないで君の判断で自由に訳してもらってよい、日本人向けに訳してくれ」と添え書きがしてありました。実はそのひとことがプレシャーになって、かなり力をいれて訳した記憶があります。そのせいかどうかはわかりませんが、ロングセラーで息の長い本になっています。

## ワイル氏の食に対する考え方

ワイル氏は、私が出会ったときも、どの写真を見ても、決して痩《や》せている人ではない、どちらかというと小太りぎみです。一部の食養関係の人からは、常にそのことで批判されていますが、ワイル氏もそのことについてはよく知っています。たまたま、気功家の津村喬《つむらたかし》さん（気功文化研究所）からも同じ話を聞きました。津村さんも小太り以上に太っていますので、やはり、そういう批判がつきまとう人なのですが、そのふたりの主張は共通していて、スリムな体型が理想であるかのように考えられているのは一部の社会でしかないと言っているのです。

津村さんからすると、中国医学の古典の教科書をみると人体の模型はふくよかなモデルで、お腹がふっくらとした体が道教の理想的な体型だということです。なぜかと言うと、※丹田《たんでん》を鍛《きた》えて腹式呼吸を長く続けていくとそういう体になる人が多いということです。普段はお腹が餅《もち》のようにやわらかいのに、ところが、気を入れると鉄板のように硬くなる、そういう鍛えられた体で、単なる太った人ではないという考え方です。

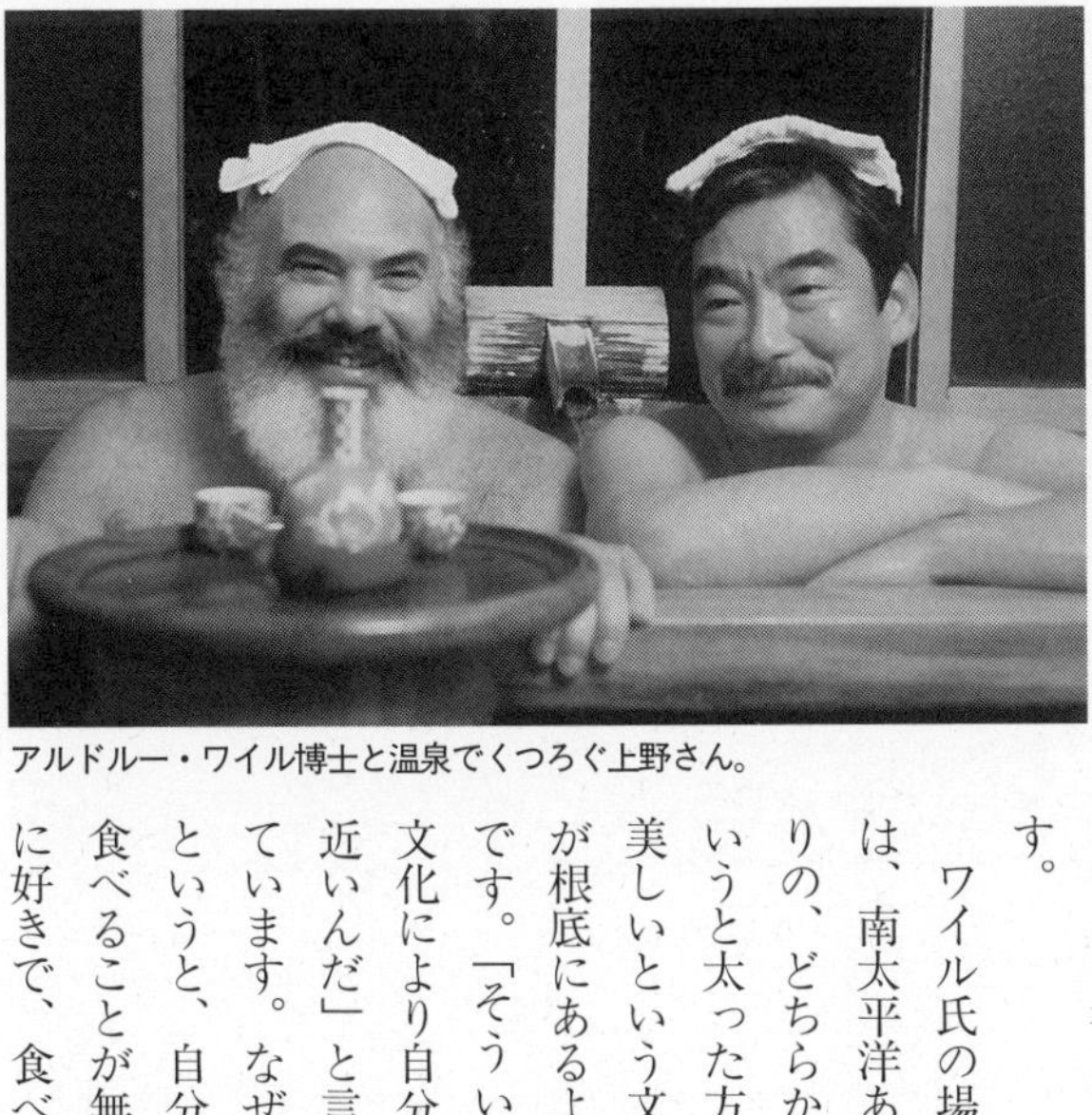

撮影 エベレット・ブラウン

アルドルー・ワイル博士と温泉でくつろぐ上野さん。

ワイル氏の場合は、南太平洋あたりの、どちらかというと太った方が美しいという文化が根底にあるようです。「そういう文化により自分は近いんだ」と言っています。なぜかというと、自分は食べることが無類に好きで、食べる

※下腹部のへその下にあたるところ。

ことが無上の快楽だと思っているし、できるだけおいしいものをたくさん食べたいと常に思っているという人です。そういうところから出発しているので、体型もある程度ふっくらとしてくる。それのどこがいけないのだということでしょうね。

つまり、シェイプアップしてすっきりと脂肪のない体が理想というのは、ギリシャ彫刻のようにとか、ファッションモデルのようにとか、それを理想とする特定の文化の枠での話であって、人間の理想の体型は、さまざまあってもよいのではないかということだと思います。

## 偽りのないオーガニックなファストフード店があってもいいじゃないか

スローフード、スローライフを提唱している辻真一さん（明治学院大学教授）はファストフードを厳しく批判して、自らが範を示してペットボトルに水を入れ、自分の箸《はし》を持ち歩くというライフスタイルを貫いています。

ですが、ワイル氏はそこまで厳格ではなくて、コンビニとかファストフードは、資本の論理だけではなく、むしろ、人々のニーズにうまく応えているからこそ栄えているという理解の仕方をしています。ですから、コンビニとかファストフードの存在そのものに対して否定はしていません。

むしろ、それを経営している人、切りまわしをしている人が、さらに、もう一段レベルアップして、非常にいいものを、非常にオーガニックなものを、よい料理方法で提供するようなファストフード店を展開してくれたら、ワイル氏はおおいに手伝ってもよい、力になってもよいともいっています。

システム的にいいものは積極的に取り入れて、生産性だけを優先させずに、食べることの本質を捉えた、本当の意味で消費者の利便性を考えたファストフードはできないものかというのです。

## 日本人にとって伝統食はひとつの理想食

ワイル氏は、「医食同源」の中で世界の色々な食の形態を比較し、現代医学的にも、またワイル氏が唱えている様々な食の条件にも合致した、もっとも理想に近いものは地中海型の食生活だといっています。そしてその次に、日本型と言っています。日本型も地中海型に匹敵するのですが、材料が手に入りにくいとか、調理に手間がかかり過ぎるとか、西洋人にとって馴染《なじ》みがあまりないので、そういう論点から地中海型がベストワンになったのだと思います。

日本人からしてみれば伝統的な日本食、例えば、幕内秀夫さんが「粗食のすすめ」で言っているようなものが、逆に、地中海型の食生活よりも作りやすいかもしれません。ですから、ワイル氏にとっての地中海型は、私たちにとっては、日本の伝統食とほぼ考えてよいのではないでしょうか。

それを幕内さんは、はからずも今まで提唱、実践してきました。「粗食のすすめ」がベストセラーになった要因は、若い人たちが新鮮な目で、粗食、伝統食に対して、ある種の憧れの気持ちで、興味深く手に取っていった。食に関心のある一部の若い人たちが、こっち側に近づいてきた、ということがあると思います。

このことは、ある程度希望を持ってよいのでないかと思います。というのは戦後、伝統が途切れてしまうように見えたけれども、断絶してどこかに行方不明になってしまったのではなくて、しばらく潜伏していて、世代が変わってくると同時に、また、復活してきたというのは至る所で見られる現象ですから。

## 理想だけで食は語れない

明治生まれの人は伝統を身につけているけれど、大正時代の人は、逆にモダンなものに憧れ、唯物論的になってしまって、昭和後半・平成生まれの人は、また復古調になりつつある。そういうことが、食生活の上においても見られる傾向があります。

和に対する若い人の関心、食だけではなくて色々な面で、アジアのものとか、伝統のもの、音楽とか様ざまの分野で、今日ではそういうものに対する見直しがされつつあります。その中の一環として、食生活も位置付けられます。

最近日本でも、コンビニやファストフードで野菜を中心としたメニューや、ごぼうのハンバーガーなどを実験的に販売しているようですが、そのことまでを否定してしまうと現実的に相当むずかしくなるので、妥協の産物としてもこういうのはなるべく否定はしないで、さらに育てていく、もっといいものにしていく努力に力を貸そうというワイル氏の考え方は、きわめてプラクティカルかつアメリカ的な考え方だと思います。

## グリセミック指数で食を比べる

文化的な差異をあらわす指標として、ワイル氏が使っているものにグリセミック指数（GI）があります。GIとは、各種のでんぷんが血中グルコース（血糖値）におよぼす影響の度合いをあらわす数値で、高ければ、それだけ血中グルコースの上昇が早く、高血糖の毒性やインスリンの害作用にさらされる可能性が高いということです。

このグリセミック指数で食品を比較すると、例えば、玄米はなぜよいかといったようなことや、玄米と全粒粉《ぜんりゅうふん》のパンは、ほぼ近い値になっているということがわかります。このように発想を少しシフトさせることによって、GI値のできるだけ低いものがよいものだと頭をきり変えてみることも、食をカテゴライズするのにわかりやすい方法でしょう。

## おいしいと感じる根源は何か

今日《こんにち》でも、テレビでパンのコマーシャルなどをみると、パンは白くてふわふわしたものがよいという、非常に古い戦後的なイメージ感覚の域を出ていないものがあります。一方では、そういう古い感覚から脱して、パンは硬くて、重くて、歯ごたえがあって、色が黒っぽいのがおいしいという人がたくさん出てきています。私のとなり町の神奈川県湯河原町にも、そういうパンを作っているお店があります。そこのパンは天然酵母を使ったパンで、値段もそんなに高くなく、私もよく買っていますが、湯河原という小さな田舎町でも、そういうよいお店が出てきているということは、じわじわと体によい食べ物へのニーズ、食生活へのこだわりが高まっている証拠だと思います。

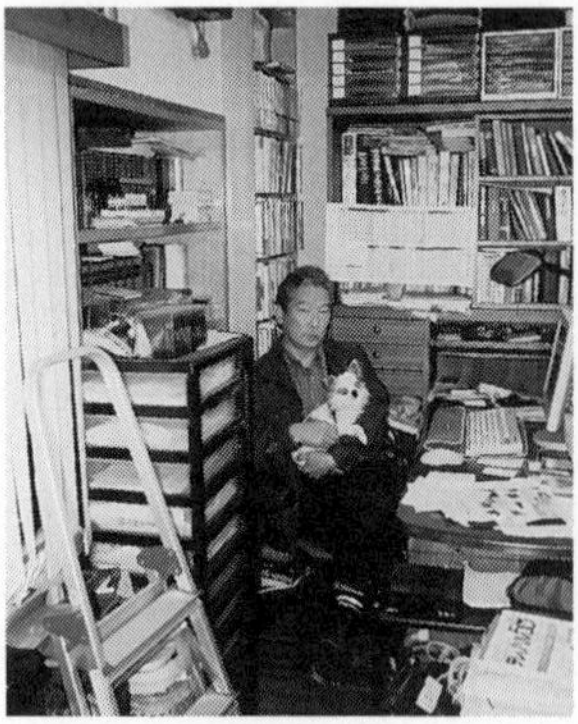
上野先生の仕事場にて。

そのお店をやっている人は50歳くらいの女性ですけど、若いころに海外を飛び歩いているうちにパンのおいしさに目覚めて、本当においしいパンは何かということを勉強して、そこにたどりついたという人です。まっとうに物事を見ていけば、そういうところに落ちつくという一例です。

GIを指標として持つことによって、玄米も、胚芽米《はいが》も、全粒粉パンもそのときの自分の体調や雰囲気でどう選んでもいいじゃないか、というそういうゆるいところで私は実践しています。この感覚がつかめると誰でも自然に、どうも白いふわふわパンは、あるいは、精製パンはいやだな、おいしくないなと、そういう嗜好《しこう》になっていくと思います。精製白パンがおいしいと信じている人に、理屈から全粒粉のパンが体によいし、しかもおいしいといくら説得しても理解してもらうのは難儀です。おいしいと感じる根源はいったいなんだろうか。そこが大切なポイントで、ワイル氏の言いたいのはそこだと思います。

## 家庭でも学校でも本当によい、おいしいものを味わう機会をたくさん作ってほしい

味覚はひとつの文化と言えるものですから、いわゆる白パンで育った日本人は、白パンがおいしいと思うのは当然です。私自身も以前はそうでした。ですが、アメリカに暮らすようになってから「パンってこんなにうまかったのか。これまで食べてきたのはいったい何だったんだろう」というカルチャーショックを何度も経験しています。その経験がどこかで必要なわけです。そういう目覚めというか、気づきというか、ショックが必要です。

そういう経験というのは、今の若い人にもできるわけです。ですが、玄米でも本当においしく炊《た》いた、掛け値なしにおいしい玄米を食べている人がどれだけいるのかちょっと心配です。玄米食がいいからと言って、ぱさぱさの玄米を食べていやになった人が多いのではないでしょうか。うまく炊いて、本当によい環境で、よいおかずと一緒に、よい雰囲気で食べた玄米はすごくうまいはずです。コクがあって、きっとある種のカルチャーショクがあるはずです。

ですから、このカルチャーショクを与える機会を積極的にどう作っていくかが、私たちにも問われています。そこが重要です。学校給食にしても、家庭にしても、あるいは外食にしても、そういう意識で本当によいものおいしいものを、体で味わってもらう機会をたくさん作っていくことが大切で、そこには、ワイル氏の言う食の快楽もあれば、文化的なアイデンティティーの問題も入ってくるでしょう。ですが、残念ながら今、食べもの業界の指導者にこの考えを理解している人が少ない。そして、相変わらず古い栄養学の理論にたよっているところに問題があります。

## 自然治癒力を多いに活用する

もうひとつ、ワイル氏について言えることは、やはり自然治癒力、ワイル氏のいう自発的治癒力の問題だと思います。潜在的に私たちに与えられた自発的治癒力は想像以上に大きいものであり、それに対する信頼が必要だということです。この自然治癒力があるから、たまに食に対して羽目を外しても、自己回復する力を養うことができるということです。私たちは、それだけのキャパシティを常に持っています。肉が食べたいと思ったら、我慢せずにたまにステーキを食べるぐらい大丈夫なのです。

与えられた生命力とか治癒力に対する信頼があって、それを大事にしていくこと、普段からどうやってそれをメン

テナンス（保守・管理）していくかを考え、実行することが必要なのです。近代医学は、人間というのは絶えず医療的介入とか、保健的介入とか、予防的な何かがないとすぐにも壊れてしまうような脆《もろ》い機械であるという概念が前提としてあるからこそ、色々な薬や栄養素を常に補っていかなければならないということになります。そこがワイル氏の考えと近代医学的な考えの大きな違いでもあります。

与えられた生命力を大切に享受して、その大切さに目覚めれば目覚めるほど、それをさらに大切にしていきたいという気持ちが生まれます。そこから出てくる食の選択を信じていけばいいのです。食養の世界で言われている、これを食べたらダメ、これを食べないとダメ、という発想がワイル氏にはありません。普通の生活をしている人がたまに1日、夜遅く食事をしたぐらいで調子が悪くなるのだったら、その人は自己に対するメンテナンスが悪いと言うことですね。

## 自然治癒力を賦活《ふかつ》させる食事とは

自然治癒力そのものが、科学的にまだよくわかっていないわけですから、その科学理論はまだできていません。ただ、自然治癒力の中の大きな柱のひとつは免疫力で、この免疫力を高める効果のあるものは、科学的にもかなりわかってきています。例えばキノコ類や、お茶であるとか、その他まだたくさんあると思います。一種の抗酸化作用のあるものは、ほとんどそうでしょうし、緑黄色野菜なども免疫力を高めることによって自然治癒力を高めていくといえます。

原則は、そんなにむずかしいことではないと思います。「医食同源」のいちばん最後にまとめがありますが、そこにほぼ言い尽くしています。「最適な食事」「健康状態に応じた食事」「食と栄養のQ&A」という3つのテーマでおよそ26ページですけど、指標としてはそれだけで十分だとワイル氏は思っているのではないでしょうか。

## 最適な食事とは

最適というのは大事な概念だと思います。ワイル氏の「医食同源」の原書のタイトルは「イーティング・ウェル・フォー・オプティマムヘルス」です。そのまま日本語に訳すと、「最適な健康のためのよりよい食生活」という意味になります。

ワイル氏の食へのこだわり方は、あくまでもオプティマム（＝最適）なんです。パーフェクトではないところが大事です。つまり、楽観的要素が強いわけです。オプティマムは、最適最善という意味で、オプティミズム（＝楽観主義）に通じるものです。そこはとても大事なところで、ワイル氏と常に比較されているディーパックチョプラ氏という、やはり健康についてのベストセラー作家がいますが、チョプラ氏は、「パーフェクトヘルス」という言葉を使っています。

ワイル氏は、チョプラ氏の使っているパーフェクトヘルスを常に批判しています。パーフェクトはありえないというところも大事で、パーフェクトを目指してしまうと厳格に食事を定義している一部の食養の人になってしまうとワイル氏は言っています。チョプラ氏は、宗教家で、免疫学者でもあり、言っていることは鋭いし、その通りだという面はたくさんありますが、瞑想《めいそう》や、アーユルヴェーダが背景にありますから、インド的スピリチュアリズムの方が最終的に優先してしまいがちです。

一方、ワイル氏の説は、軸《じく》をサイエンスにおいています。ですが、このサイエンスそのものがまだまだ未熟だから、サイエンス的な考え方をもっと成熟させていく必要があるとも言っています。特に「人はなぜ治るのか」の最後のほうでワイル氏は言っていますが、今の医学理論は、すべて古い物理学のニュートン力学に基づいている医学であり、せっかく量子力学という新しい概念の物理学ができているのに、現代の医学理論がそれに追いついていない。量子力学に基づいた医学理論ができて初めて、人間を物質的、機械的に扱わない新しい医学理論ができてくるということです。

先ほどの健康食、快楽食というところですが、白パンがおいしいと感じている感覚、白パンに快楽を見いだしている人たちが黒パン、全粒粉パンに目覚める、あるいは白米から玄米に目覚める、そこのところが具体的なターニングポイントのひとつです。快楽というのは、いわば習慣づけであるし、限られた体験の中で得ている快楽であって、まったく未知の快楽を知ったとたんに今までの快楽は何だったのだろうかと思う、そういう種類のものです。そういう意味で、新しい快楽の源としてのよりよい食事という発想が大事です。

## 健康食も快楽食も同じ

マクロビオティックにも、よい理論、よい原理がありますが、その料理をどうやっておいしく見せるか、どうやって盛り付けていくかということには、あまり工夫をしていないと思います。現に、日本のマクロビオティックも欧米のマクロビオティックもそうなのですが、あんまり食欲をそそられない感じが私にはします。なぜかというと、料理を作っている人が、食の快楽とか色気、そそられるとは何かみたいなことについてあまり真剣に考えて抜いていないからだと思います。

ワイル氏は、はっきり「彼らは食べることが嫌いなのではないか」と言っているぐらいです。そう言いたくなるぐらい、食べる喜びが感じられないということです。原理主義的なところから脱皮して、欲望の問題や快楽の問題に目を向けていけば、さらに多くの人の関心を呼べるのではないでしょうか。

食べるときは、セックスのときと同じくらいにそうとう無防備で、よだれを垂《た》らしたり、汗をかいたり、気取ってやる世界ではない、本能をさらけ出す、そういう部分があるとワイル氏は言っています。そこにこそ快楽があるのです。夢中になって食べる、そういう世界を肯定するというところから始まらないと物事は進まないと思います。「これってこんなにおいしかったの」とどうやって思ってもらうのか、そこのところではないでしょうか。

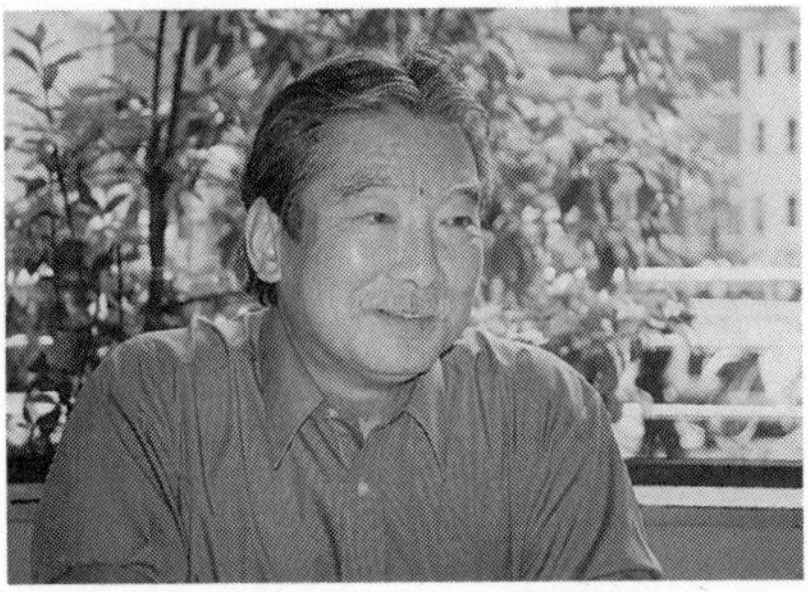

## 食事療法は苦い薬とは違う

シェイプアップして引きしまった体が健康のモデルだという先入観を取っ払って、いかにもこの人は美食家だと思うような人、例えば、一流ホテルの見るからに美食家だとわかる巨匠、シェフタイプの食養家がいてもいいと思います。食べることが、うれしくってうれしくってしょうがないタイプ。見るからに、この人はおいしいものを食べてきた人だなあ、とその人の顔から色気を感じる、食べるオーラを感じる、そういう人が出てきて欲しいと思う。そうじゃないと、本当の意味で美食と言えないし、それどころかむしろ、体によいから我慢して食べるというところに結局戻ってしまいます。

そうすると、医食同源はもともと「薬食同源」と言われていたのですけど、薬食同源といっても薬寄りになってしまいます。薬と食はひとつのスペクトル（順に並べたもの）でつながっていますが、どこからが薬で、どこからが食か、どこからが毒かは、時と場合によって変わるのではないでしょうか。薬寄りの食と、食寄りの薬とが、時と場合によって変わるのです。

## 薬と食と毒はひとつながり

このように、薬と食と毒というのがひとつながりであるという認識は、とても大事だと思います。おそらくこれはヒポクラテス（医学の父）の頃（紀元前460年頃）も同じだったと思うのですが、食べ物と薬がだんだん分離してきて、別のカテゴリーに入れられてしまったところに非常に大きな問題があります。口に入れるものは、すべて薬か食か毒かになるわけです。そういう意味で、ひとつながりのものですけど、食の部分は日常であり、また、非日常的にはハレのごちそうなんかも含めて、どっちかというと薬効だけではなく、快楽的な部分というものが要素としても大きいのです。薬と毒の部分は、良薬は口に苦し的な部分を含めて、必ずしも快楽でないかもしれないけど薬効がある、ただし、過ぎたるは及ばざるが如しといったらいいのかもしれません。

## 自分の体に入れるものに対して意識的になる

だいだい薬というものは、非常にめずらしいもの、不可思議なものですから、普段口にしないようなものを口にするということです。それは、もしかしたら苦いかもしれないし、酸っぱいかもしれないもの。そのスペクトルの中のどの部分を切り取っていくかは、文化によって違うし、その人個人にとっては、状況によって絶えず変わっていくもので、はっきりした固定的な線では引けないと思います。それをまず、ひとつながりのものであるということを受け入れ、使い分けることが大事です。

それは、口に入るものだけではなく、呼吸、身体活動、体の動きなどすべてに共通して言えることです。日常的な体の動かし方、非日常的というか治療的な体の動かし方、呼吸にしても日常の呼吸と、治療的な呼吸と、それは常に使い分ける必要があります。

## 途切れているものを復活させていく

私たちは、そういうすべてのスペクトルにわたって、実は大人として知っている必要があります。子どもの頃から、親から、学校から、社会から教わって身に付けるべき、いわば生存のための基礎知識、生活の知恵としてそういうものは、おそらくは伝統社会で代々受け継がれてきたからこそ、私たち人間はここまで生き延びてきました。それが今、途切れかかっているから、もう1回ここで復活させる必要があると言えるのではないでしょうか。ワイル氏の仕事には、おそらくたぶんにそういう面があると思います。

　もちろん科学的理論も必要ですが、残念ながら、科学というものは日進月歩ですからデータも時代に応じて変わっています。だから、そのディティールにとらわれるのではなく、原則みたいなものを押さえていく、そこが大事です。それさえ押さえておけば、データがどう変わろうと、時代文化がどう変わろうと普遍的なものとなります。

## 健康は人生の手段ではあるが目的ではない

　自分が、例えば邪食《じゃしょく》と言われているものが好きで、それを選択している人がたくさんいるわけですけど、その場合は、それを自分で負っていかなければいけないのです。覚悟というか。その結果起こったことに対して、自分で一切引きうけていくことが基本です。自分が選んできたことですから、医者のせいでもない、国のせいでもない、自分のせいなのです。ここで初めて気づきが起こって、いわゆる文字通り悔《く》い（食い）改めて、劇的に体質が変わっていく人というのもたくさんいます。そこに、人間の潜在力のすごさを私たちは見ることができます。

　そういうことの繰り返しが、生きるということだと思います。できないときがあってもよいわけで、それが体に現れた変化とか、心に現れた変化とかによって、人生の問題、人間関係、病気とかという自分が抱えていた問題に初めて気がつくわけです。私たちが学ぶということは、たいがいそういうことです。失敗してから初めて学ぶわけです。失敗しないですんなりと行く人も中にはいますが、そのときはどこかに落とし穴があるのではないかと考えたほうが無難です。

　今回は食がテーマでしたが、食も、人生も、人間関係も、社会での営みも結局考え方の根本は同じで、健全な心と体と魂が潜在しているかぎり、自分自身に真摯《しんし》に対峙《たいじ》して、自分に素直に問いかければ、その答えは自ずと発見できるものだと思います。

（取材・文／高橋利直）

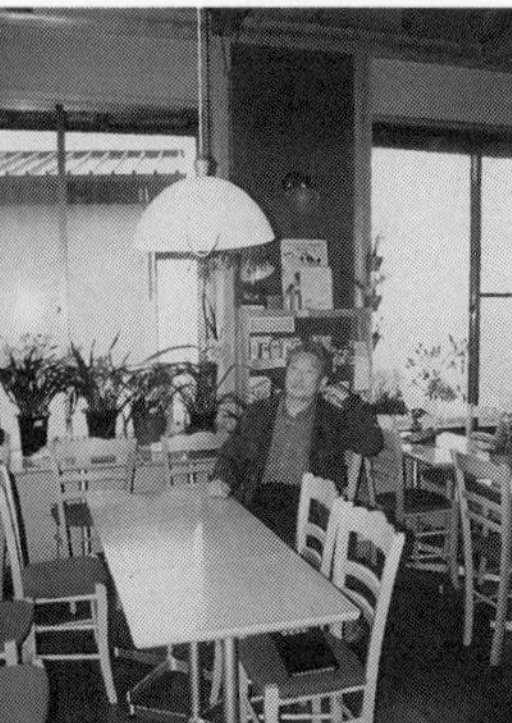
自宅近くのコーヒー店にて。

特集 5

# 代替療法と食事

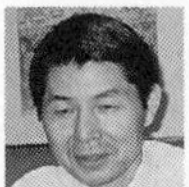

Kazuo Uebaba

上馬塲和夫

（富山県国際伝統医学センター次長）

「やさしいアーユルヴェーダ入門」

1953年生まれ。広島大学医学部医学科卒業。インド、グジャラート・アーユルヴェーダ大学よりゴールドメダルを授与。医学博士。日本アーユルヴェーダ学会理事。

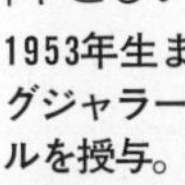

Yuko Osumi

大住祐子

（人智学に基づく医療・看護研究所主宰）

「シュタイナー医療から食を学ぶ」

聖路加看護大学卒業。小児専門病院勤務後、健康管理の仕事へ。その後シュタイナー医療と出会いドイツへ留学。現在、人智学関連の講演活動にも精力的に活躍中。

# やさしい、アーユルヴェーダ入門

**世界最古の伝統医学、アーユルヴェーダは、生活の知恵から生命の哲学まで、幸福な生き方を得るための知識と知恵の宝庫です。アーユルヴェーダでは、自然治癒力は全ての人に完全に備わっているもので、高めるものではなく、気づくものだと考えます。では、それに「気づく」ための秘訣とは？ インドの先人が説いた食、生活、生き方の知恵をご紹介します。**

上《うえ》馬《ば》場《ば》和夫
（富山県国際伝統医学センター次長）

## 世界最古の医学

アーユルヴェーダというのは、サンスクリット語で「アーユス（生命）」と「ヴェーダ（真理、科学）」という言葉を合わせた言葉です。「生命の科学」「寿命の科学」など、いろいろな訳され方をしますが、私は「ライフサイエンス」、つまり「生命科学」と訳しています。この言葉のとおり、アーユルヴェーダは病気を治すためだけの科学ではなく、健康維持や健康増進、さらには死後に至るまで、生命全体を定義し、真に幸福に生きるための生き方を教える科学です。

アーユルヴェーダは紀元前6世紀頃にまとめられた『チャラカ・サンヒター』という内科を中心に扱った書物を教典としていますが、インドでヴェーダという文献が記されたのが紀元前1500年といわれており、実質的には3500年頃前に体系化された医学と考えられます。世界の4大伝統医学の中でも、中国医学やギリシャ医学は紀元前5世紀頃という説が有力で、チベット医学は紀元8世紀ですから、アーユルヴェーダは最も古い伝統医学だといえます。とは言え、アーユルヴェーダは難解な学問ばかりではなく、日々の食事や行動の仕方など、生活に密接した知識が豊富で、その分かり易さと実践性から、最近は欧米でも関心が高まっています。アーユルヴェーダは時間や場所を超えた普遍的な知識として、現代を生きる私たちに多くのことを教えてくれ、「もっとも古いものにもっとも新しいものがある」ということを実感させられます。

インドではもともとアーユルヴェーダが医学の主流でしたが、15~16世紀、イギリスの支配下に置かれてからは西洋医学が広まり、アーユルヴェーダは古い民間療法ととらえられ、その知識は捨てられかけていました。しかし第2次大戦後、再びアーユルヴェーダの知識が見直され始め、それ以降、欧米においても研究が進み、世界から強い関心が寄せられるようになりました。

## 東西医学の融合を目指して

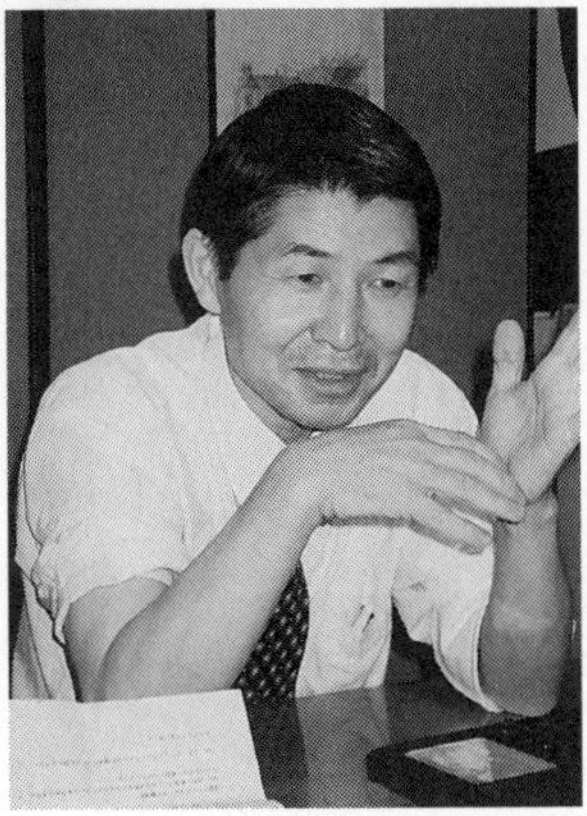

私は学生時代から、東洋医学と西洋医学を融合させることを理想として勉強をしていました。卒業後、虎の門病院で現代医学を3年間学んだ後、北里研究所所属東洋医学総合研究所に入り、鍼灸《しんきゅう》や漢方の名医について鍼灸や漢方の研究をしました。しかし、漢方の研究や実践を経験して感じたことは、漢方も現代医学のやり方とほとんど変わらない、ということでした。

漢方医も、自然療法といいながら結局は現代医学のお医者さんが薬を出すのと同じように漢方薬を出すだけで、生活指導もあまりしないし、メンタルな面にもそれほど気を使わない。少なくとも15~16年前、私が学んでいた頃は、そのような傾向が強いという印象を持ちました。漢方薬についても、「効果のある成分を抽出して新薬にしよう」という研究が主流でした。これでは現代医学と何も変わらず、本当の東西医学の融合とはいえないと思い、私は1985年頃から自分で開業し、私なりの考え方で東西医学を融合させた治療を行っていた時期もありました。

## アーユルヴェーダとの出会い

幼い頃から、生命には肉体だけでなく魂のレベルがある、ということを私自身の体験から感じていたので、そのような視野に立った医学を探していたときに、インドの瞑想《めいそう》に出会いました。これをきっかけにアーユルヴェーダの概念について学んだところ、肉体に関する知識は当然のこと、チャクラ※下段参照、経《けい》絡《らく》などエネルギーの流れに関する知識や、魂に関する知識もあり、非常に総合的なものだということに気づいたのです。

漢方は肉体や神経を扱い、現代医学は肉体だけを扱うのに対して、アーユルヴェーダは、いわゆる魂というか、もっと深いレベルを扱っていました。『チャラカ・サンヒター』には、「生命

※チャクラ：体の中心線上に7つある、エネルギーの取り入れや変換を行うポイント。

は体と心と魂と五感から成る」、「魂は死後も残るけれど、体や心は残らない」といった記述があり、生命全体の捉え方が理に適《かな》っており、私自身の経験や考え方ともよく一致していました。

一方で、脳の手術や、中国よりも進んでいたといわれる白内障の手術なども行われ、肉体に関する知識も充実していました。

このように、アーユルヴェーダでは、体、心、魂の間の関連性がきちんと体系化され、それぞれに関する知識が揃っていました。

## アーユルヴェーダとヨーガ

アーユルヴェーダの中にもいろいろな考え方がありますが、私は、欧米人の合理的な考え方で解釈されたアーユルヴェーダにピンときました。米国の医学博士であるインド人、ディーパック・チョプラ氏（米国アーユルヴェーダ医学協会会長）はアメリカで現代医学を学んだ人ですが、彼がアーユルヴェーダに対して西洋医学的な解釈を加え、古い理論と現代の合理的な考え方を融合させたのです。私が素晴らしい、と良さを発見したのはその考え方でした。

欧米流の解釈の特徴は、ヨーガとアーユルヴェーダを一緒に考えることです。基本的にインドの人は、ヨーガとアーユルヴェーダを別のものだと考える傾向があります。少なくとも4～5年前まではこの傾向がかなり強くありました。その後、ヨーガやアーユルヴェーダを学ぶ欧米の人たちや、インドの物理学者であり哲学者、超越瞑想（TM）の創始者でもあるマハリシ・マヘーシュ・ヨーギを代表とするインド人の中に、アーユルヴェーダとヨーガの智慧《ちえ》はもともとヴェーダ文献から派生してきた同じ根源のものだ、とする考え方がでてきました。私自身もアーユルヴェーダとヨーガの基本は本来ひとつであり、全体として広い意味でのライフサイエンスであると考えています。

## からだを司《つかさど》る3つの「ドーシャ」

アーユルヴェーダでは、漢方医学の「気」の概念と同様、物質の基礎にはエネルギーが働いていると考えます。脈や呼吸などを含めた肉体の変化は、このエネルギーが物質化したものであると捉えています。アーユルヴェーダではこのエネルギーのことを「ドーシャ」と呼びますが、ドーシャには3種類あり、それぞれ構成要素および性質や体内での働きが異なります。その3つとは、風のエネルギーである「ヴァータ」、火のエネルギーである「ピッタ」、水のエネルギーである「カパ」の3つです。

分かりやすい例で説明します。もの

を固めて構造を作ろうとすると、例えばメリケン粉だけでは形になりませんが、水の要素を加えることによってそれは固まり、構造ができます。同様に骨も、カルシウムとリン酸だけがあっても、水がなければ固まりません。このように構造をつくろうとするのが「カパ」という水のエネルギーの働きです。

しかし人間の体は単なる構造物ではありません。ロウ人形の人体模型にご飯を食べさせると、ご飯は胃の中に入っていきますが、自動的に血や肉にはなりません。「ピッタ」という火のエネルギーがあって初めて、ご飯は血や肉に変換されます。このようにものを消化、変換させるエネルギーが「ピッタ」です。

そして、構造と変換ができても、体内に栄養を送り、代謝された老廃物《ろうはいぶつ》を排泄《はいせつ》しなければ体にはゴミがたまる一方です。また、筋肉を動かし、言葉を話すには、伝達のエネルギーが必要です。風のエネルギーである「ヴァータ」は、このような運搬、伝達、循環の機能を司っています。

これら3つのエネルギーがうまく融合しながら各臓器や体全体が動いているのです。例えば胃を例にとれば、「ヴァータ」が胃の運動を司り、「カパ」が胃の粘液を分泌したり胃の構造を維持し、「ピッタ」は胃の消化力や酵素を出してものを消化する機能を司《つかさど》っています。このような3つのドーシャが、細かいレベルでは細胞の中で、大きなレベルではひとりの人間の中で作用しあって生命を維持している、これがアーユルヴェーダの考え方です。

この3つのエネルギーのバランスが取れていると、それぞれのドーシャの持つ長所が発揮され、体の代謝、生命活動の調子がとてもよくなります。逆に、アンバランスになると、各ドーシャの短所が強調され、病気やさまざまな好ましくない症状が起きてくる、とアーユルヴェーダでは考えます。

## あなたはどの体質？

例えば、「ヴァータ（風のエネルギー）」が優勢な人は、体の中のさまざまな運動や代謝が活発です。肉体的な面では、風に象徴される性質を持っていますので、体が軽い、冷えている、といった特徴があります。結構痩《や》せ型で、体が乾燥しやすい。精神的な面では、軽いために理解が早い一方で、すぐに忘れてしまう、また、人ともすぐに仲良くなるけれど、すぐに忘れたり仲が悪くなってしまう、などの特徴があります。新しいアイデアなどをすぐに思い浮かび、想像力や発想が豊かではありますが、そのかわり長続きしない、などの特徴があります。

「ピッタ（火のエネルギー）」が優勢な人は、体も心も熱しやすく、体温も高い。非常に火が多いので、ものを代謝・消化・変換する力が強いです。精神的には、情熱的であり、消化が早いのと同様、理解力も早いため頭が良い。ただ、バランスを崩すと短気で怒りっぽくなったり、イライラしたりします。

「カパ（水のエネルギー）」が優勢な人は、ものがくっつきやすい特徴を持つので、肉体的な面では体が太い人が多いのです。もともと骨太であるし、脂肪も肉も筋肉もつきやすい。脂肪太りだけでなく、筋肉も太い。従って肉体労働や運動に強く、体力、持久力があります。精神的な面では、仲良くなりやすく、慈愛深く献身的です。関係も割と続きやすい。ただ、くっつきやすいので、逆に執着しやすい、などの特徴があります。

　自分自身の体質や現在のバランス状態を知るために、実際のアーユルヴェーダの診療においては、医師が患者さんに対して「冷たい飲物や食物が好きですか？」「しゃべる時は早口ですか？」「目が冴《さ》えて眠れないことが多いですか？」など、いくつも質問をしてその人のバランス状態を判断する「問診《もんしん》」を行いますが、ご自身でも問診表で、自分の体質を調べることができます。但し、問診表を使った自己評価では、あくまでも主観的な診断になりますから、アーユルヴェーダの専門家による客観的な評価とあわせて考えることが大切です。こうして自分の体質やドーシャのバランスが分かれば、その状態に合わせて、バランスをよくするような適切な食物を選べるようになります。

## 変わる体質と変わらない体質

　人の体質には、正確には2種類あります。受精のときから決められているその人の先天的な体質である「バースプラクリティ」と、後天的な要素で変化する「ボディプラクリティ」です。前者は、その人が生まれつき持つドーシャバランスで、生まれつき優勢なドーシャが、最もバランスを崩しやすいドーシャでもあります。ただ、単一のドーシャだけが優勢な人はむしろめずらしく、ほとんどの人は「ヴァータ・ピッタ」「ピッタ・カパ」など、2種類の複合体質になっています。その組み合わせ、度合いなどは人によって違

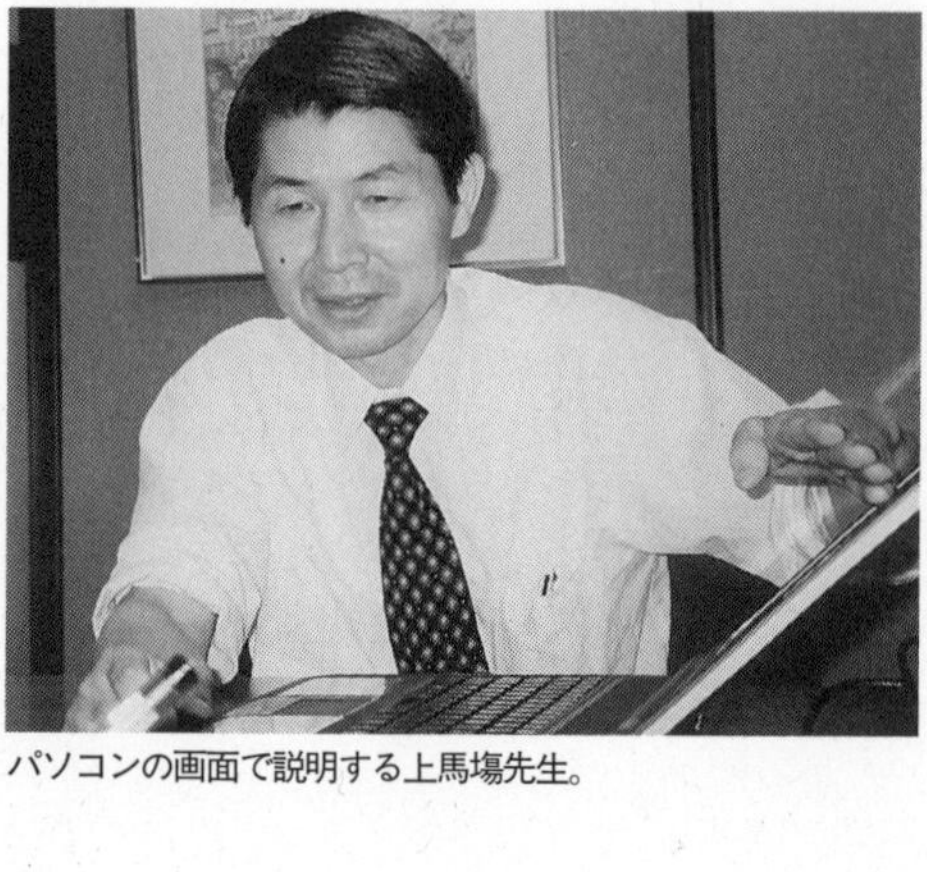

パソコンの画面で説明する上馬場先生。

いますので、実際にはドーシャの組み合わせは人の数だけあるといえます。

後者は生活スタイルや環境によって変わってくるバランスの崩しやすさです。例えば、先天的にはピッタ体質の人でも、いつもバタバタした生活をしているとヴァータが増えやすくなります。外見ではいかにも「ヴァータ・ピッタ」体質に見えるのですが、きちんと診断すれば、本来の体質はピッタが優勢であることが分かります。

よく「体質は変えることができますか」という質問を受けますが、先天的な体質は基本的には変わりません。しかし、今現在の体質は、季節や生活の仕方によって常に変わるものです。実はアーユルヴェーダの中でもこの2つを分けて考えている人は少ないのですが、私はこのように先天・後天を分けて考えています。従って診断の際は、生まれつき優勢なドーシャを見ているのか、それとも後天的に崩れやすくなっているドーシャを見ているのかをきちんと気をつけなければいけません。

## 食物は諸刃《もろは》の剣《つるぎ》

アーユルヴェーダのことわざに、「マントラにならない言葉はなく、薬にならない草根はなく、役に立たない人間はいない」というものがあります。つまり、どんなものでも薬になる、ということですが、これには「道理に従って用いれば」という条件がつきます。確かに薬にならない草根はありませんが、体によいと言われているものでも、道理に従って用いないと体に害を及ぼすことがあります。逆に、毒も道理にしたがって用いれば薬になります。

アーユルヴェーダでは「医食同源《いしょくどうげん》」という考え方をしますが、私は一般的な漢方の解釈をもう少し広げ、医薬も食物もきちんとした道理を知らないと毒になる、両刃《もろは》の剣《つるぎ》である、と捉えています。いくら体に良いとされている医薬や食物も、体の中に入って消化・吸収されなければ「アーマ（未消化物）」となり、毒になります。例えば、インドの高級米、バスマティーライスが体にいいといっても、体の消化能力以上に食べると、未消化となり、体にとって負担になります。糖尿病などは、未消化物をたくさん溜《た》めてしまった状態ともいえます。

『チャラカ・サンヒター』には「正しい食物を摂《と》ることが、人間を健康に発育させる唯一の方法です。また正しくない食物を摂ることが病気の原因です」という記述があり、体や心に直接影響を及ぼす食事は、健康の維持や病気の治療にとって大変重要であることを強調しています。この「正しい食物」とは、アーユルヴェーダの考え方では、「どの食物が良い、悪い」ということよりも、「どのような人が、どのようなときにどうやって食べるか」

という問題です。そのときの体や心のあり方によって食物の持つ働きがまったく変わってきますので、この道理を知っておくことが大切です。

## 正しい食事の8つのポイント

『チャラカ・サンヒター』には、以下の8つの要素によって、食物の作用が変わると書かれています。

### ●「素材本来の性質」

どのような食物にも、素材そのものが持つエネルギーがあり、ヴァータやピッタ、カパを高める性質もあれば、体を温める性質のもの、冷やす性質のものもあり、これらのエネルギーが体に影響を与えます。

### ●「加工の仕方」

同じ食材でも調理の仕方によって体への作用が変わります。

冷やして食べればカパ（水）を増やしてピッタ（火）を冷まし、逆に焼いて食べると、熱のエネルギーが加わりピッタ（火）を増やします。蒸《む》すと水気を多く含むのでカパ（水）を増やします。加工の仕方により、その食物が持つ性質に影響を与えます。

### ●「組み合わせ」

食べ合わせのことですが、アーユルヴェーダでは冷たいものと温かいもの、牛乳と魚、熱い飲み物と肉や魚など、食べ合わせの悪いものについての記述があります。これは日本でも昔からいわれる、天ぷらとスイカ、うなぎと梅干、などと同じです。それぞれの文化で習慣にしていることであれば、あまり気にすることはないと思いますが、間違えるとヴァータを乱し、消化する力を弱めるため、アーマ（未消化物）を生みやすくします。

### ●「量」

アーユルヴェーダではお腹の3分の2が適量としています。消化しきれないほど食べたり、前の食事がまだ消化されないうちに食事をすると、アーマが生まれ、それが蓄積されると病気の原因となります。適量を食べてきちんと消化させることが大切です。

### ●「産地」

産地の気候や環境によってその食物が本来持つ性質は変わります。例えば、唐辛子はピッタを増やしますが、同じ唐辛子でも、韓国産のものは、ピッタを強くする作用がより強いのです。また、熱帯で育ったものは熱い気候に応じて体を冷やす作用を持っているので、寒い場所で食べると体を冷やしてしまいます。

その土地性や環境に育った食物を摂れば、人間もその環境に適応しやすくなります。

### ●「素材のとれる季節とそれを摂取する時刻」

例えばスイカは夏にとれる果物ですから夏に食べるとピッタを減らしカパを増やして体を冷ましますが、冬に食べると同じ作用で鼻汁が出たり、風邪をひきやすくなります。素材がとれた時間によっても、作用は異なります。同じバラの精油でも、朝とった精油は香りがよく、夕方はとれる量も少なく香りもよくありません。また、食物が採取《さいしゅ》される時期にも関係があります。特に満月のときにとれたものほど、カパ（水）を増やすエネルギーが強いといわれます。実際に、スヌヒという乳《ちち》草《ぐさ》のような薬草は、満月のときにとると水のエネルギーが多いため、たくさん乳がでます。

### ●「摂取の仕方」

アーユルヴェーダでは「食事は瞑想である」と捉えていますので、食事中は落ち着いて、感謝の気持ちを持ちながら食べることが大切です。食事に集中し、よく噛《か》んで食べることは、消化や吸収の助けにもなります。逆に急いで食べたり、よく噛《か》まないと消化する力が弱まり、アーマ（未消化物）を生み出す原因となります。

### ●「摂取する人の体と心の状態」

例えば食事をしようとしている人が抑《よく》うつであったり、後悔の念に陥《おちい》った状態で食べたときと、普通の状態で食べたときとでは、胃の状態が違います。

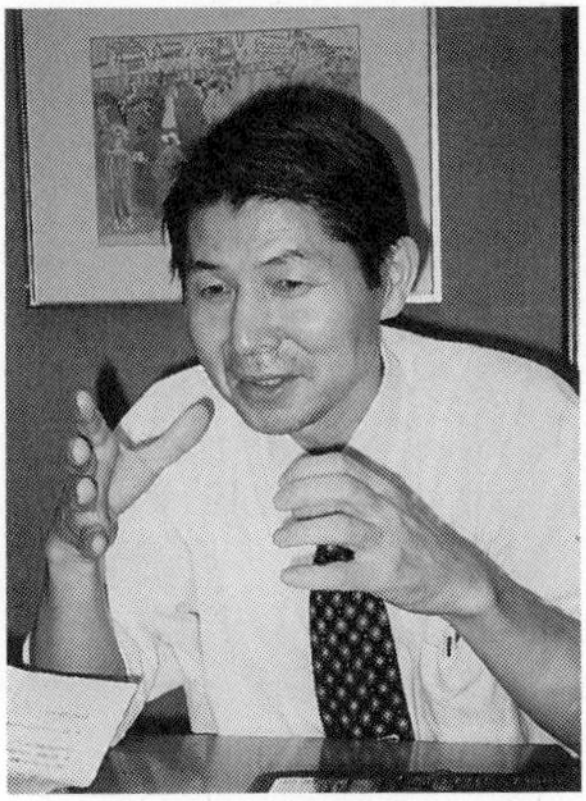

食べる人が怒って食べると、交感神経が緊張していますから、副交換神経が抑圧されて胃の動きも止まっています。楽しく食事をすれば、副交換神経が働いて胃の動きもよくなり、体が消化する力も高まります。

これらのことからも分かるように、食物が体にもたらす作用は、単に食物の持っているエネルギーだけではなく、本人と食物の関係性で決まります。

## 朝食は摂《と》ったほうがよい？

体は朝、昼、晩で消化する力が違います。一般的には朝よりも昼のほうが消化する力は強まります。「アグニ（消化の火）」と呼ばれる消化力は、火ですので、太陽と同じように考えることができます。つまり、太陽が昇って降りてくるのと同様、人間の体のアグニも昼間が最も強く、太陽が沈むように夜になると弱まります。ですので、昼食の量は1日の中でいちばん多くていいのです。

消化する力に応じて、食物の量、内容は変わってきますが、体質によっても若干違いがあります。例えば、厚生労働省などは、健康のためには朝飯を必ず食べなさいと指導していますが、その一方で、ある専門家の人たちは、健康のためには朝飯を抜くほうがいい、とも主張しています。アーユルヴェーダの考え方では、両方ともOKといっています。なぜかというと、カパ体質の人は、動きが遅いので消化も遅いのです。特に朝方は、カパが増えやすい時間帯ですので消化が遅くなっています。ですから、非常に軽く、場合によっては水分だけでいいでしょう。その後、消化力が強くなってきたら昼間に食べればよく、1日2食くらいでよいのです。これに対してヴァータの人は、アグニはありますので、食事を抜いて低血糖《ていけっとう》になり、さらにヴァータを増やしてしまいます。ですから朝食をきちんと摂ったほうがいい。ピッタの人は火のエネルギーがもともと強いですし、朝・昼・晩ときちんと食べるだけのアグニがあります。また、ピッタの人は食事を抜くと怒りやすくなるので、食事は抜かないほうがいいでしょう。このように、人によって朝・昼・晩の食べる量が違うのです。基本的には朝が1、昼間が3、夜が2くらいがよいバランスです。但し、カパの人、あるいはヴァータ体質の人でもカパが乱れている人は、朝食は0・3くらいでいいでしょう。

## 「自然治癒力を高める」

アーユルヴェーダは、食事方法など個人の体質によって細かい違いをあげていけばキリがありませんし、すべて覚えて従わなければならないと思うと非常に複雑でやりづらく感じてしまいます。アーユルヴェーダでは、実はこうした外からの「知識」だけではなく、それと同じくらい重要な要素として「内なる知恵」があると考えます。この「内なる知恵」というのは、自分がどうすれば自分にとって一番よいか、ということを認識できる能力のことです。「知恵」だけではいい加減になってしまいますし、「知識」だけだと縛《しば》られてしまいますので、この両方をもってアーユルヴェーダを実践することが大切です。

従って、何を食べる、食べない、ということは、頭で学んだ知識だけではなく、本当にそのものが今自分に必要かどうかを、「内なる知恵」に従って判断すればいいのです。この「知恵」を高めることが、まさに自然治癒力を高めることになるのです。この「知恵」は、実は誰でもが持っているもので、アーユルヴェーダを知らなくても多くの人が健康に暮らせているのはこのためです。

アーユルヴェーダの究極的な食事の仕方は、「好きな物を好きなときに、好きなだけ食べる」ということです。健康のための食事、というと制限されることが多くて、食べること自体の楽しみも奪ってしまいますが、そうではなく、自分の欲求に従えば自然と正しい食事になるように、自分の「内なる知恵」を磨くことが大切です。

「自然治癒力を高める」ことで今いろいろな食材や健康法が注目されていますが、アーユルヴェーダでは、自然治癒力、つまり「内なる知恵」を、誰もが潜在的に完璧な形で持っているものだと考えます。ですから、自分の持っている「知恵」に気づく、もしくは耳を傾ければよいのであって、「高める」必要はないのです。逆に、「高める」「低める」といった相対的な考え方をしますと、何かをすると「高くなるからよい」と安心しても、別のことをすると「低くなるのではないか」と不安感も起こりますから、このような考え方はアーユルヴェーダの本質ではないのです。現代の忙しい生活リズムの中で、聞こえにくくなっている、自分の内にある完璧な声に耳を傾けるというのが、「自然治癒力を引き出す方法」であり、自分の体が必要としている正しい食物を選べるようになることだと思います。

## 人はなぜ病気になるか?

病気については、実は自然治癒力が低くなっているから病気の症状がでるのではなく、体のアンバランスをバランスよくさせるため、浄化するために病気が起こるのだ、とも考えられます。これは、私の著書『なぜ人は病気になるか』(出帆新社)にも書いたことですが、さまざまな病気の症状は、自分の体が持つ自然治癒力の現れなのです。自然治癒力がなければ、「アーマ」などの悪いものを溜め込んでも症状が出ません。症状が出ないからといって、健康かというとそうではない。自然治癒力があるからこそ、体が毒素《どくそ》を出そうと思って下痢もするし熱もでるわけです。ですから、下痢をしたり風邪をひいたりしたからといって、自然治癒力が低くなったと考える必要はないのです。そう考えると、病気というのは実は病気ではなくて、健康の証《あかし》だというふうにも考えられます。生命の本質は「健」ですから、病気は、浄化された本来の自分に帰るための自己回帰《じこかいき》的な過程にすぎないのです。これを「健康と病気の一元論《いちげんろん》」と言っていますが、最近では現代医学においてもこのような考え方が提唱されるようになってきています。

アーユルヴェーダでは、病気の大きな原因のひとつは、「内なる知恵」をうまく聞くことができないこと、「プラギャ・パラーダ（知性の誤り）」であると考えます。このために、誤った食物を選んでしまったり、悪いと知りながらもやってしまったりするのです。もっと深いところでは正しい知恵を持っているのですが、自分の我が判断する段階で間違ったものを聞いてしまうのです。そうするとなんらかの症状がでてきますが、人は自分の症状を見て、自分の体にアーマが溜《たま》ったな、と気づき、「プラギャ・パラーダ」を正そうと知識の勉強をしたり「内なる知恵」により深く耳を傾けようとします。人生においても、トラブルを通して人が気づき、学んでいくことと同じです。

　このような浄化の過程を繰り返すことによって最終的には、自分の内側の知恵が宇宙の知恵と同じであり、自分の存在は宇宙の存在と同じである、ということに気づくようになる。これをアーユルヴェーダでは、「アートマン（個我・真我）」と「ブラフマン（宇宙生命・大我）」が同じであることに気づくこととして、本来の自己が平安で完全なる健康・幸福の存在であることに気づくことのできる、意識の進化の最終段階であるとしています。

## 「内なる声」を聞くには

　自分の心を静かにできないために正しい声が聞こえない、というのが「プラギャ・パラーダ（知性の誤り）」です。ですから、毎日できるだけ静かになるトレーニングをして、「純粋な静《せい》寂《じゃく》（Pure Silence）」を体験するようにすれば、正しくその知恵の声が聞こえてくるようになります。知識を学ぶ一方で、知恵に従った正しい生活をすることです。自分自身が持っている声は、非常に小さな声ですが、この声に耳を貸すことがアーユルヴェーダの知恵を学ぶことです。

　そのためにアーユルヴェーダはヨーガの行法を勧《すす》めていますが、純粋な静寂を体験することが目的ですので、手法はヨーガでなくても、轆轤《ろくろ》をまわすなどでもいいでしょう。純粋な静寂を体験するときのポイントは、とにかく判断しないこと。これをすればよくなるとか、悪くなるとかにとらわれず、すべてを無条件に受け入れ、無条件に愛する、という状態でいることです。そうすると心の中は静かな状態になります。判断したり、相対的に物事を比較するために、苛立《いらだ》ちや嫉妬《しっと》などで心の中がワサワサするのです。自分はすでに完璧で、すべてのものが与えられている、そのことに気づけば、ほかの人と比較する必要はなにもないのです。

## 日常生活でできること

　心の静寂と同様、体の状態を静かにすることも大切です。アーユルヴェーダでは、白湯《さゆ》を飲むことを勧《すす》めていま

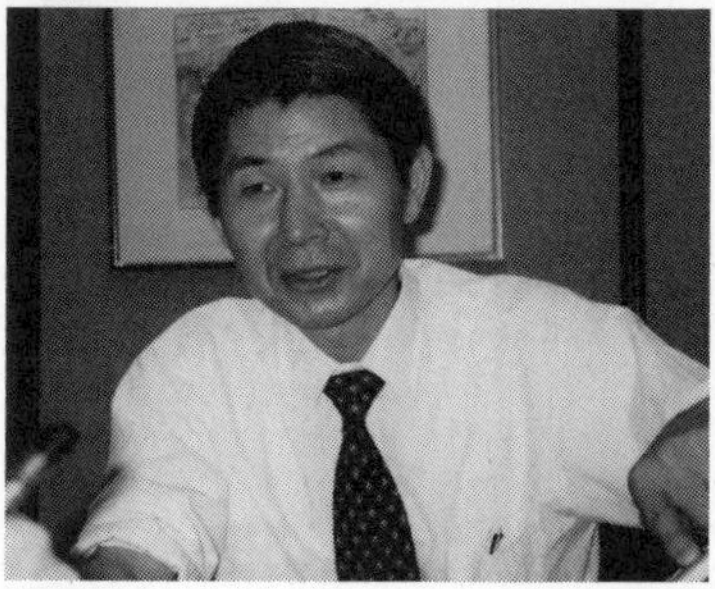

すが、白湯は何も入っていないので、浄化や消化を促進する力があります。白湯は、食事の直前に飲むと食欲を弱め肥満を治すといわれ、逆に食事の直後にはカパを増大させて肥満にするといわれていますので、食事中に白湯をすするように飲むと消化を助け、体にもいいでしょう。健康食品でも摂取し過ぎると、それ自体がいわば体にとって雑音のようになり、消化の負担にもなりますので、白湯を飲んで体の静寂を取り戻すことは、毎日簡単にできるお金のかからない方法としてお勧めできます。

　マッサージも、特にゴマ油を使ったものは、消化力を高め、知性や発毛を促し、皮膚や子宮を浄化することで老化を予防します。マッサージは、する側とされる側の意識に働きかけるため、母子やご夫婦同士、お年よりにしてあげたりすると心身の安定にもつながります。オイルは使わなくても構いません。マッサージはヴァータを減らすという効果もありますが、それ以上に人間関係が和《なご》やかになります。

　その他、うがいや散歩、入浴など、勧めていることは他にもありますが、基本的にはすべて体と心を浄化し、静寂を体験することが目的です。ですから、細かいノウハウに捕らわれたり、何かするのを忘れたからといって罪悪感を覚えるのではなく、できるときにやればいいとおおらかに考えてください。

　最近では、「アーユルヴェーダ」の名のもとに、エステを始め、さまざまな商品やマッサージなどがありますが、アーユルヴェーダを実践するためには必ずしも高いお金をかけなくても身近にできることはたくさんあります。ご自分の生活で取り入れやすいものから、気軽に実践されてみることをお勧めします。

（取材・文／岡田直子）

うえばばかずお
1953年広島県生まれ。1987年広島大学医学部医学科卒業。国家公務員共済組合虎の門病院内科を経て北里研究所付属東洋医学総合研究所入所。インド、グジャラート・アーユルヴェーダ大学より脈診に関する研究に対してゴールドメダルを授与される（1993―1994年）。医学博士。日本アーユルヴェーダ学会理事。日本臨床薬理学会評議員。日本温泉気候物理医学会評議員、認定医。日本ホリスティック医学協会理事。著書『インドの生命科学　アーユルヴェーダ』（農文協）、『なぜ人は病気になるのか』（出帆新社）など。訳書『アーユルヴェーダのハーブ医学』（出帆新社）など。

# シュタイナー医療から食を学ぶ

SHOKU

大住祐子（人智学に基づく医療・看護研究所主宰）

ドイツにある小さな人智学の看護研究所の2年コースに学び、そのうち半年間病院で実習。そこで見て、聞いて、語られたことを元に、人智学医療の実践と経験に基づいた世界観から活躍している大住さんの考えるシュタイナー医療と食についてお話をうかがいました。

――食についてのシュタイナー医療からの見方をお伺いしたいのですが

何がシュタイナー医療かというと、抽象的で言葉にするのがすごくむずかしいことですが、一言でいうと、物質だけを見ているのか、物質の背後にあるものまでを見ているのかということでしょうか。

私は、本当にわずか2年くらい学んだだけで、その後は、自分でいろいろなことを考えて、食事とどう関わるのか今考えているところです。ですから、シュタイナー医療に対して、シュタイナーがああ言った、こう言ったということは、十分に語れる立場ではありません。

ただ、食べ物を食べるという行為を、外のものを私たちの中に入れていくという行為という広い見方で見ると、食べ物を食べるのもひとつだし、呼吸もあるし、また、視覚や聴覚、嗅覚など、目や耳や鼻から入って来る感覚印象というものもすべて外からのものと捉えることができます。

このように私たちの体は、いろいろなやりとりを通して外界との関わりをもっていると思うのですね。そして、それぞれがどういう関わり方をしているか、全部、違う特長のある関わり方だろうと思うのです。そのなかのひとつとして私は今、消化過程というものを捉えています。

食べ物を食べて、それを消化するという行為は、物質的に食べ物を噛み砕《かくだ》く、口で噛み砕いて、それが胃に入って消化液が出て、腸に入ってまた消化液が出て、というふうに消化され、食べ物のかたちをくずしていくことです。その後、要素還元というのでしょうか、それを構成したものにかえっていく、そこに分解していくという過程があります。食べ物を噛《か》み砕《くだ》くというのは分解していくということですが、分解するということはどういうことなのか。まずは、食べ物は分解されなければいけないのです。

**消化するということについてもう少し教えてください**

例えば、呼吸で外のものが入ってくるときは、まずはそのまま入ってきます。そこには、消化をするような過程というのはないですよね。呼吸によって入ってくる外と内との関わり方と、消化をするという、物質としてあったものを噛み砕き、バラバラにするという外と内との関わり方には大きな違いがあります。呼吸は外から入ってきたものを肺から体内へ取り込みます。

肺の構造として言えば、粒子が大きいものは血液中に入らないけれども、例えば、ダイオキシン、一酸化炭素といったような命を奪うものまで入ってくる、それを見極めることなく、ほとんどそのままのかたちで入ってきます。だけど、消化は、もっていたかたちを全部なくしてしまう、バラバラにしてしまう、つながっていた鎖《くさり》をバラバラにしてしまって、その中から全部を受け取るのではなく、その中から必要なものだけを摂《と》っていくという行為です。

**消化された要素は、その後どうなるのでしょうか**

必要なものを摂ったところで、体の中で何をしていくかというと、自分に必要なものを、今度はそれをもとに組み立てていきます。

普通の栄養学で言うと、例えば、ほうれん草の中に含まれているカルシウムが、ほうれん草が消化されたかたちでカルシウムになって血液中に入っていく。

そして、カルシウムが骨の中の細胞に送られていき骨を作っていく、骨も生きているので、古い細胞が壊されて新しい細胞がまた再生される、ということをくり返しやっています。

骨の細胞が壊されるとその中に入っていたカルシウムがまた血液中に出て、それがまた他のところで使われたり、不要なものとして体の中で処理されて排出される。そうやってほうれん草にあったカルシウムが、私たちの体の中に入ってきて、必要なものとして使われて、またそれが、排出されてという行為を繰り返していると見られています。

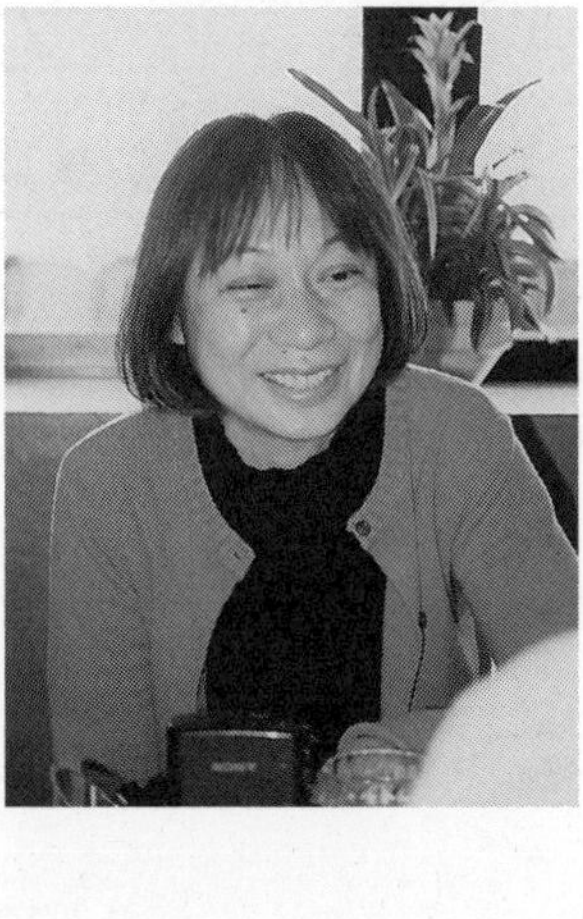

## サプリメントでは食事の代わりを補うことはできません

そういう物質的な面だけをみているのですが、シュタイナーはそこでおもしろいことを言っているのです。それは、私たちは食べ物を、かたちのあったものを、壊してバラバラにする、いわゆる積み木として積み上げられたものをその積み木一つひとつに分けていく、そうやって分解する過程を私たちが体験することで、今度は自分の中で必要なものを組みたてることができる。消化から、それを学ぶのだとシュタイナーは言っています。

これは、1回学んだらいいのかいうと毎回毎回更新しなければならない。毎回それを学ばないと私たちの体はそれを組みたてられないということなのだろうと思います。

一般的に、いわゆるサプリメントというものがありますが、サプリメントをたくさん飲んで食事の代わりにするという方法がありますけど、1日3回私たちはサプリメントで過ごせない。また、ダイエット食で液体食のようなものもありますが、でもそれも、例えば、1週間2週間とかではなくて、1日3回の液体食を一生続けるということはまず考えられないですよね。そのまま続けていると、2週間ぐらいでストレスの限界がくると思います。

## サプリメント、液体食を2週間以上続けると、精神的に不安定になる…

だいぶ前の話になりますが、アポロ11号が月に行ったときの宇宙食は、液体であったりカプセル化したりしたものが宇宙食として開発されていたと思いますが、最近の宇宙食は、フリーズドライの食品や、食品そのものが利用されているようです。これも、人間の生理上、ストレスの限界からの改善ではないでしょうか。

確か、肥満をテーマにした、ある大学の先生の講座だったと思いますが、その講義の中で、病的に肥満な人が、入院して食事療法をするときに、カロリーコントロールのためにサプリメントや液体食を使用するには2週間ぐらいが限度で、それ以上続けると、今度は精神的に不安定になってしまうということを言っていました。

入院している人を見ますと点滴だけで、食事が摂《と》れない人がいますよね。そういう人が、自分で食べられるようになったときに生きる意欲が出てくる。点滴だけとか胃に直接液体食を送るというように口で食べ物を食べることができない状態から本人が食べられるようになったときの意欲の出方が違うと色々なところで言われています。そのようなことをみると、食べる行為というものが、私たち人間にとってものすごく必要な行為になってくると思います。

## 私たちには食べるという行為そのものが必要です

例えば、濃縮された液体食やサプリメントで、1日に必要な栄養の摂取カロリーとかミネラルバランスがとれると計算上では算出されています。しかし、今の医学や栄養学がこれだけ進歩し1日に必要な栄養の摂取カロリーとかミネラルバランスがわかっているのに、そういう食事にならないのはなぜでしょうか。

もし、液体食やサプリメント中心の食事になってくれれば、レストランや飲食店の形態も変わってきますし、私自身も主婦をやっていますので、毎日の献立や、明日のお弁当とかに悩んだり考えたりしなくていいし、その分だけ気も楽になるし、時間が節約できます。その上、調理をしなければエネルギーも節約できて、地球環境問題にも少なからず貢献できます。もちろんゴミも出ませんし。

このように、良いことずくめなのに、どうして私たちの食事はいつまでたっても毎日何を作ろうかということを悩んだりするのはなぜだろうか。やはり、私たちは、食べることという行為そのものも、どこかで必要としているのではないでしょうか。

つまり、栄養を液体食やサプリメントにして飲み込むということだけでは生きていけない、別の何かを、生きるということは必要としているということです。

## 生きていくという中で、食べるということは

食べ物を口に入れてから消化して分解していく過程というのは、たとえば、野生の動物を見ると自分で獲物を獲《と》って、切り裂《さ》いて食べるわけですよね。それで、私たちの歯にも、もともと切歯《せっし》といって肉を切る歯と、臼歯《きゅうし》というすり潰《つぶ》す歯と両方持っているのですが、私たちは、今食べるときにお箸《はし》を使うとか、ナイフとフォークを使ったりしますね。

その前に料理してお魚でも切り身にするとか、お肉でも食べやすい大きさにします。またはすでに加工されたものを食べているので、私たちが気づかないのではないかと思うのですけど、本能的なところで言えば、ライオンが獲物を獲って、歯で相手の命を奪って、それを獲得したというのと同じように、私たちも、食べ物に対して一種の征服行為をしているのです。

そして、それが出来なければ、ご飯でも肉でもそうですけど、噛《か》み砕けないし、消化もできません。消化していく過程は、物事を分解していく、構成要素に戻していくという過程なのですけれども、そこに潜《ひそ》んでいる力、潜んでいる行為というのは、私たちの征服力ではないかと思います。

## 食事には生き物の本能である相手に打ち勝つという行為がある

何かに打ち勝つ、相手を打ち倒して自分が勝つ、勝ち残って初めて命をつなげるものなのだと思います。私たちは今、そういう生活はしていませんが、まだアフリカや南米などには、狩りをして、その日の食べ物をその日に得て生活している先住民もいます。私たちは、お金を使って、できあがったもの、加工されたものを買って消費しているのでもう忘れているのですが、おそらく、私たちが食べなければならない行為そのものの中には、何かに打ち勝たなければならない、何かを征服しなければならない行為がやはりあるのではないかと思います。だから、液体にしろカプセルにしろ何かを飲むだけでは、何かに打ち勝つというういちばん大切な行為がそこで行われなくなってしまう。このことが大きいことではないかと思います。

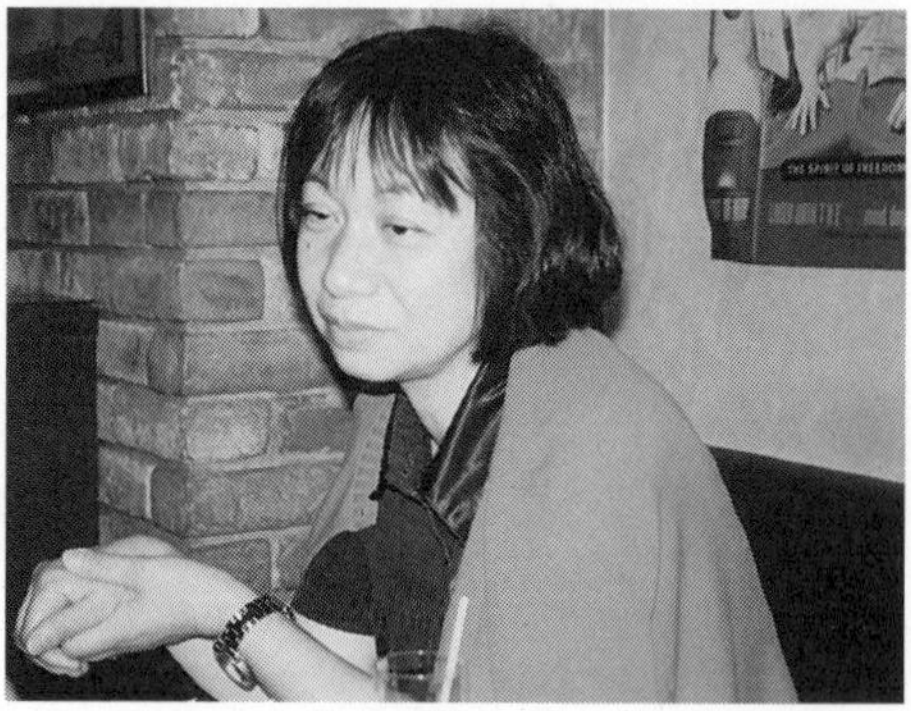

消化するという過程は、消化ができなければ消化不良で具合が悪くなりますし、また、必要な栄養素が吸収できないということになります。だから、消化ができない、食べた食品そのものをきちんと分解する、それを粉々に打ち砕《くだ》くことができなければ、私たちは自分の命を保てなくなって病気になってしまいます。やはり、食べ物を考えるというときには、もっともっと野性的な、生き物としての本能である、自分を保つためには相手に打ち勝つ、そういう行為がそこに潜《ひそ》んでいるということを視野に入れておくべきではないかと思います。

消化するという行為は、呼吸と比べてみるとよくわかると思いますが、私たちは呼吸では、空気をそのまま肺に入れて、自分の中で不要なものをガス状でそのまま吐き出すという行為をしています。このことは、地球が、もっと広くいうと宇宙が、私たちの呼吸という行為をそのまま受け入れてくれているということです。息を外に吐き出すということは、大気が受け入れてくれるから吐き出すことができるのです。

もし、大気が、私たちの呼吸という行為をシャットアウトしたら、私たちは息を吐き出せません。だから呼吸は、外の世界と内の世界を無条件でお互いに受け入れあっている行為です。それに対して消化は相手を克服しなければならない。

消化と呼吸には、自分と他者との関係において異なる側面を持っているのではないかと思います。

これは、私たちのいわゆる精神的なところの人間の有り様に関わってくるものだと思います。私たちは、お互いにわかりあいたい、わかって欲しいと無条件に自分を受け入れて欲しいとすごく期待していると思います。例えば、子どもは親に抱きしめて欲しいと思っていますし、それは大人にだってあります。大人にも年取ったお母さんに甘えたいという気持ちがありますし、親しい人には何も言わずにお互いにわかって欲しいと思う気持ちがあります。

**消化というのは、人間の精神的な営みを受け入れるのと同じもの**

またもうひとつ、誰にでも「私の中で核としてあるものだから、ここだけは犯されたくない」というものを持っていると思うのです。

そういうあたりで、私たちが消化の中で維持しなければならない力というのは、相手を打ち砕《くだ》くとともに自分の中に中心となる核の部分を、「自分が相手を打ち砕くことで自分をダメにしてしまう」のではなく、「自分をしっかりとしたものとして支えるために相手を打ち砕く」、そういうところがあるのではないかと思います。

人間関係の中でもそうですし、また、本を読むときにもそこにどんなエッセンスがあったのかをよく噛《か》み砕いて読みなさいと言いますよね。つまり、私たちは、本を読んでもそれを自分の中に全部いれるのではなくて、その中で自分が本当に共感できるものだけを入れるということをします。そして、その本の中で吸収した、新たに入ってきた知識と自分が考えていたことから、さらに自分の考えを深めていきます。

こういう点で、消化というのは、人間の精神的な営み、つまり、人の話を聞くとか、本を読むとか、私たちが人と触れ合うことによって、自分の中に入ってくるもの、入る前に相手の話をよく聞いてそこで噛《か》み砕く、ということとまったく同じものではないかと思うのです。

**食べる行為は、人間の精神的な自己を確立し、支えている**

だから、食べ物を摂《と》るということは、ひとつは何かに打ち勝つ、打ち勝つことによって自分を維持するということももちろんですが、人間が生きていくための様々な行為とまったく共通のものがあるのではないかと思います。私たちは、食べ物を食べて、毎日毎日生きる力をここから得ているのと同じように、私たち人間は、精神的に成長したいと、ものすごく望んでいるからこそ、こうして本を読んだり、知識を得たいから講座に出るとか、カルチャースクールに行くとか、いろいろなことをして自分の精神的なものをより高めたい、満たしたいと望んでいるのです。

ですから、食べ物を食べる行為、消化という行為がなぜ私たちの体の中にあるのかというと、確かに自分の体の構造として、解剖学的にも栄養学的にも生理学的にも、消化過程があるということは、それが人間の中でより精神的に、他の動物に比べて、人間はより精神的に生きているものなので、その中でさらに成長していくことを支えているのではないか。

食べ物を食べて体を成長させていくと同じように、精神的にいろいろなものを消化することで成長する。食べるという行為は人間の精神的な面において自己を確立しそれを支えているものではないかと思います。

## シュタイナー医療の実践と経験から食に対する本質が見えてきた

私が、日本の学校の、普通の看護教育を受けた中では、体の中のいろいろな出来事を解剖学的に、あるいは生理学的にしか学んでこなかったのですが、ドイツでのシュタイナー医療の実践と留学を通して、また、帰国してその後の仕事の中で新たに見えてきたものは、私たちの体の構造が、人間の肉体的なものだけでなく、いかに精神性を支えているか、関わっているかということです。

食べ物を消化するという行為の中に、肉体として体を維持するだけではなくて、人間の精神性をそこに考え合わせると、自分自身の本質、存在の理由をしっかりと築くことと、消化という行為、過程がまったく同じに見えるように思えます。

（取材・文／高橋利直）

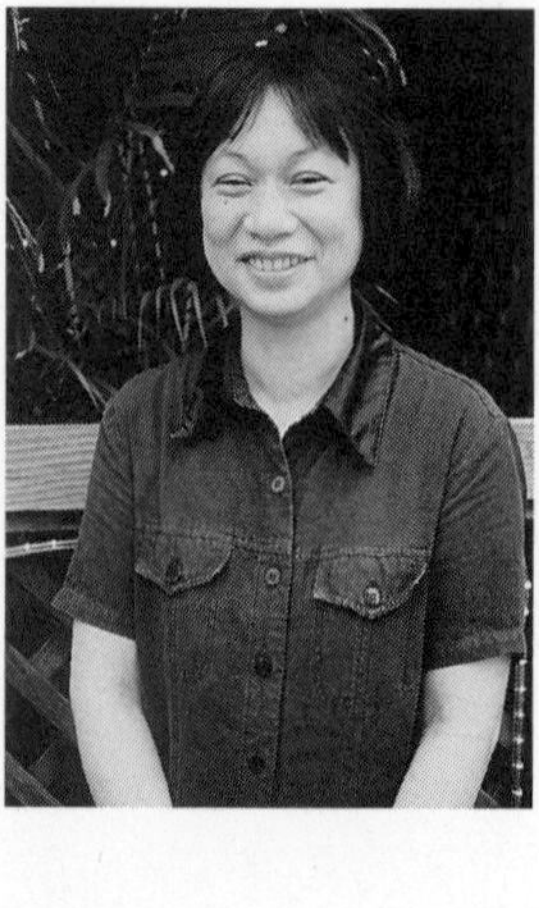

おおすみゆうこ
1951年生まれ。聖路加病院卒業。小児専門病院勤務後、健康管理の仕事へ。父の死がきっかけで、ルドルフ・シュタイナーと出会う。人智学に基づく医療を学ぶために、2人の子どもとドイツへ留学。現在、保健婦・カウンセラーとして健康管理の仕事に携わるかたわら、人智学関連の講演に活躍中。著者に「シュタイナーに看護を学ぶ」（春秋社）、訳書に「医術の拡大」がある。

特別企画

# いったい私たちは何をどう食べると良いのか

食に関するテーマで「自然治癒力を高める」という視点から、今号では10人の先生方にお話を伺いました。その中で若干ですが、意見が異なる様に見えるところもあったため、読者の皆さまと共に、ご一緒に考える資料として、それを15のテーマに分け整理しました。

また、食の中で一番関心度が高かった「野菜」について、免疫力・自然治癒力を高めるという視点から、さらに、最近注目の発酵食品についてもまとめました。読者の皆さまの食生活の指針としてご活用ください。

（編集部より）

**食材・食べ方など、⑮項目別で学ぶ。（復習コーナー）**

# 食生活の指針――編集部の「まとめ」

## 今号ご登場の先生方のご意見の違いを整理しました。

今号のテーマ「食」について取材していく中で、「肉は良い、悪い」「朝食は欠かさず食べる、食べなくても良い」など、先生方によって考えが矛盾しているかのように見える問題が生じました。そこで編集部として、読者の皆様が誤解を招かぬように、主だったテーマ別に、各先生の見解をまとめて整理しました。その結果わかったことは、実際はほとんど相反する考えはなかったということです。以下、テーマ毎にまとめましたので、今後の食生活の指針に、是非ご活用ください。

### 1 野菜

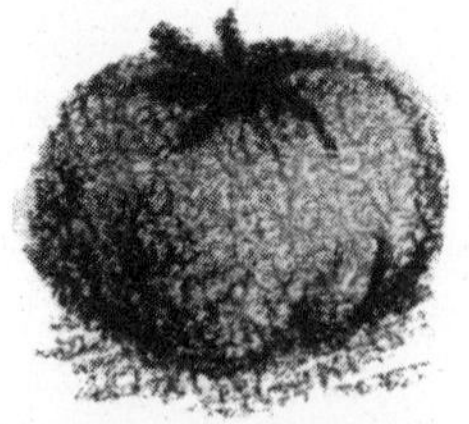

●**東城さん**　大地が育てた季節ごとにできる根のもの、葉のものをいただく。その土地その土地で実る旬の恵みをありがたくいただく。

●**船瀬さん**　人間の歯、腸は穀物、野菜を食べるようにできている。人間は腸の長さでもわかるように草食動物なので肉を食べるととんでもない弊害《へいがい》が起きる。

●**安保さん**　野菜がよいといって無理して食べるとすごいストレスになり、消化する範囲を超えるとお腹をこわしたり、野菜でも便秘になる。極端な食事は破綻をきたす。

●**田上さん**　1日300グラム食べるとよい。生野菜は多く食べられないので茹《ゆ》でる、煮るなど（炒《いた》めるより）の調理をして食べる。熱を通すことで栄養価が下がることが気になるならサプリメントで補ってもよい。

●**帯津さん**　野菜は、大地の場のエネルギーを純粋な形でふんだんに持っている。地場産を求めれば食には最適。旬のものがよい。農薬はよくない。

### 2 魚

●**東城さん**　季節ごとに育った魚がよい。魚（サンマ）は酸性食品で陽性だからアルカリ食品で陰性の大根おろしと組み合わせて食べると調和する。新鮮な魚を自分で料理し、お刺身にしていただくことなどは「いのち」をいただくことで「いのち」の大切さがわかる。

●**田上さん**　魚を食べている人のほうが、肺がんになりにくい。魚にはアミン酸やＤＨＡやＥＰＡが多く含まれ、血圧を下げ、中性脂肪を減らし抗炎症作用がある。

●**帯津さん**　旬のもの、地場産のものがよい。魚も捕獲されたときの悲しみが魚の身にしみ込んでいるので野菜のほうがよい。

●**上馬場さん**　組み合わせが大切で牛乳と魚、熱い飲み物と肉や魚は合わない。消化力を弱め、アーマ（未消化物）を生みやすい。

## ③ 肉

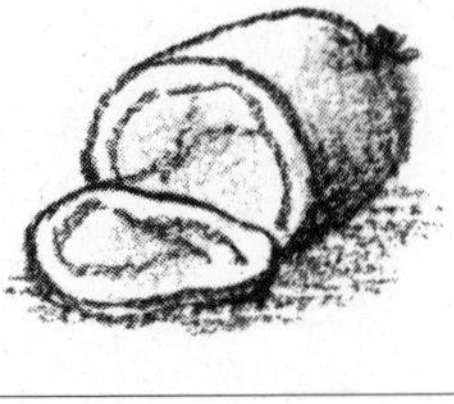

●**東城さん**　肉を食べることをあまり勧めない。肉は1食に50グラムでよい。植物性に比べて消化が遅いし、吸収力が弱い。肉は酸性食品で中和するためにアルカリ性のものを補う必要がある。

●**船瀬さん**　家畜飼料は食用穀物を16倍必要とする。飽食社会でも、腹6分で食べ残しを減らせば食品廃棄物が減り、日本の食料自給率は１００％になる。肉食を控えれば人類は救済される。

●**安保さん**　肉のような高タンパク質は、アミノ基がアンモニアをつくり腐敗するので、肉食中心の人は便が臭くなる。これが腸の状態を悪くする。

●**島田さん**　食生活の方向転換を目指している欧米に対して、日本はいまだに、高タンパク、脂肪を摂《と》りなさいというタンパク質を極端に重要視する、誤った政策をしている。

●**田上さん**　牛肉はよくないので摂りすぎに注意。脂《あぶら》、タンパク質のどちらも発がん性がある。大腸がん、前立線がんが多く発症する。

●**新居さん**　緑黄色野菜をしっかり摂り、その上で肉、魚の動物性食品をバランスよく適度に摂る。肉を食べる前に野菜をお腹いっぱいに食べる。食べる順序が大切で、野菜でお腹をいっぱい、肉を適度にご飯を少なめにが良い。

●**帯津さん**　動物は植物を食べて自分の肉にしている。私たちが食べるのはその肉なので、大地の場のエネルギーが弱くなっている。

## ④ 玄米

●**東城さん**　体質が陰の人はミネラル・ビタミンが入っている玄米がよい。過食や生活習慣の改善、体をきれいにするのには玄米がよい。玄米は炊《た》き方が大切。

●**安保さん**　精製されてないものが基本。穀物、タンパク質、脂肪、野菜をバランスよく食べることが大切。

●**帯津さん**　本人が玄米菜食を窮屈に思うのでは、治療食として良くない。教条的では養生にならない。個人差があってもよいのでは。

●上野さん　玄米、胚芽米《はいが》、全粒粉《ぜんりゅうふん》パンを体調や雰囲気で選んで食するのがよい。ぱさぱさの玄米を食べていやになった人がけっこういるので、上手に炊《た》いた玄米を食べること。玄米は炊き方が大切。

## ⑤ 朝食

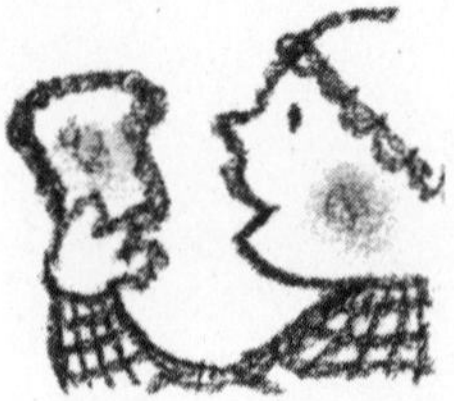

●東城さん　成長期の子どもは、朝食を食べた方がよい。大人は、自分の体に合わせて朝食を食べたり昼食を抜いたりしたらよい。朝食を食べないと昼に倒れるといっているのは、朝食の問題ではなく食べ方のバランスが問題。

●船瀬さん　3食を食べなくてもよい。3食きちんと食べるというのは間違い。これは「食べないとだめだと思わせる症候群」で食欲のないときは「食べるな」と体が言っている。

●田上さん　週末は朝食が遅いので1日2食でもよい。不規則なときはあえて3食にする必要はない。ただし、栄養をバランス良く摂るには朝・昼・晩の3回に分けた方が摂りやすく自己管理しやすい。夜9時以降は食べないこと。

●上馬場さん　体は朝、昼、晩で消化力が異なる。一般的に朝より昼のほうが消化力は強い。日本では健康のため朝必ず食べなさいという考えと、健康のため朝は抜きなさいという両説があるがアーユルヴェーダでは両方ＯＫ。

## ⑥ 外食

●東城さん　ゴマと梅干しを外出時には持参している。外食では、白米が多いので持参したゴマをかける。また、外食は酸性に傾くので、中和させるために梅干しを食べる。

●島田さん　外食は十分な主食がなくタンパク質系の食品が中心で、タンパク質過剰になりデンプン不足になるので抵抗力が低下する。

●田上さん　サラリーマンは昼食を外食する場合、穀類や脂質が多く高エネルギーになりやすいので、さばの味噌煮定食のような魚定食を食べるようにするとよい。とんカツ定食などは避《さ》けた方がよい。

●帯津さん　なるべく避ける。食べたくないものまで出てくるし量が多い。できるだけ義理では食べないこと。ついついすすめられて食べ過ぎるので、外食は避けたほうがよい。

## ⑦ 少食（小食）

●東城さん　腹8分目。よく嚙《か》めば腹8分目がわかるようになる。自分で食べる量は自分で決める。人に決めてもらうという発想が間違い。

●**船瀬さん**　過剰な食べ物は体内で活性酸素を発生させる。活性酸素は老化、がんなどの疾患の原因。小食長寿は、今はあたりまえ。腹6分でちょうどよい。そのためには、食べることより食べない工夫をする。

●**帯津さん**　腹8分目（もう1個、もう1杯というところでやめる）がよい。そのとき体が欲するもの（好きなもの）を少し食べる。

●**上馬場さん**　「消化しきれないほど食べたり、前の食事が未消化のうちに食べるとアーマ（未消化物）が生まれ、それが蓄積されると病気の原因になる。お腹の3分の2が適量。

## 8 よく噛《か》む

●**東城さん**　よく噛むこと。よく噛むと運動神経が働き、気持ちが落ちついてくる。そうすると脳の働きがおだやかになり、自律神経へつながり内臓がスムーズに消化活動する。よく噛めば腹8分目がわかる。

●**船瀬さん**　食べ物は、量は少なく良く噛んで食べると老化を防ぎ、長生きできる。

●**安保さん**　良く噛んでゆっくり食べることは、消化管をゆっくり動かし副交感神経優位の状態になる。食べ方を意識してたくさん噛むと消化管を動かすのでリラックスできる。

●**帯津さん**　基本的には良く噛んで食べた方がよいが、噛まずに食べたほうがおいしいものもあるし、あまり噛みすぎて味がなくなるものもあるので、ほどほどでよい。

●**上馬場さん**　食事に集中し、よく噛んで食べると消化や吸収を促す。急いで食べたり、よく噛まないと消化する力が弱まりアーマ（未消化物）を生み出す原因になる。

●**大住さん**　本や人の話を、噛みくだいて読む、聞くということと、食べ物を噛みくだくことは同じ。食べ物を消化するときに食べ物は分解されなければいけないので噛みくだくことが必要。その後、要素還元でその構成したものにかえっていく。

## 9 和食

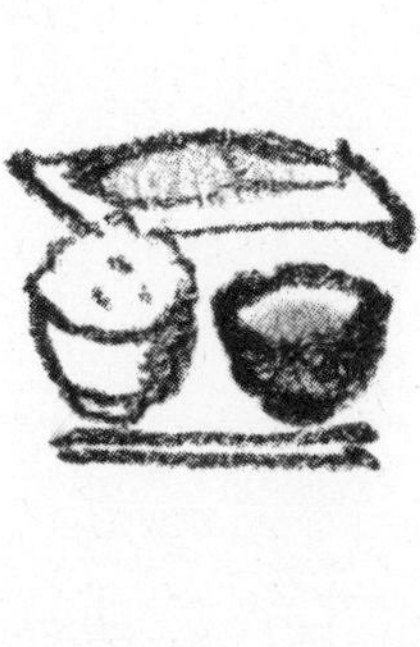

●**東城さん**　主食である穀物をしっかり食べ、味噌汁と漬物、色の濃い野菜、海藻《かいそう》、植物性のタンパク質、旬《しゅん》のものをよく噛んで食べるという基本。素食（もとしょく）を心がける。

●**安保さん**　日本人の食の西洋化（肉、牛乳、卵の多い食事）は体が適応していない。がん患者で回復をめざす人、回復した人の多くが玄米食・伝統食に回帰した食事を選択している。

●**島田さん**　日本人はタンパク質、脂肪を過剰摂取しているので、普段の食事はご飯と味噌汁がよい。高齢者にみられた視力の低下、肩こり、腰痛、体力低下、脈圧異常が若年化しているのは、食生活の欧米化に原因があり。

●**田上さん**　和食がよい。基本は「一汁二菜」二菜の一つは魚、肉（できれば魚がよい）、卵、大豆などのタンパク質を中心にしたもの。もう一つは野菜中心の副菜。そしてごはんに味噌汁。

## 10 洋食

●**東城さん**　毎日和食で同じものだと飽きるので、たまには洋食もよい。しかし、現代の栄養学は外国から入ってきており、食べ方も、素材も洋食がよいと思われがちだが、日本人には日本の風土に適した食べ方がよい。

●**安保さん**　日本人は、米と魚を主体とした食事に適応してきた。欧米人のまねをして肉、牛乳、卵の多い食事に変えると体がついていかない。

●**島田さん**　第2次世界大戦後の食生活の欧米化は日本人に「無意識の不健康」と「生活習慣病」「欧米型がん」の増加を招いている。

●**新居さん**　欧米化した食事で肉類、牛乳、脂肪類をよく摂る人は、菜食でご飯、漬物、味噌汁中心の人に比べて知的活動能力低下が少ない。

●**帯津さん**　とんかつ、ハンバーグなどたまには食べてもよい。

## 11 パン

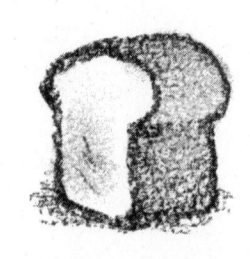

●**東城さん**　1日3回の食事で1食くらいパンでもよい。精製されたパンではなくフスマ、胚芽《はいが》の入ったパン、全《ぜん》粒粉《りゅうふん》のパンがよい。精製した白いパンにバターと牛乳ではバランスが悪い。

●**上野さん**　パンは白くてふわふわしたものがおいしいという古い感覚から脱却すること。本当においしいパンに出会うカルチャーショックが必要。そうすれば全粒粉パン、黒くて重いパンのおいしさがわかる。

## 12 牛乳

●**船瀬さん**　人間はほ乳類なので牛乳を飲むことは不自然。カルシウムが豊富な牛乳を飲めば飲むほど骨粗鬆症《こつそしょうしょう》になる。アメリカでは、特に妊婦、子どもは牛乳を控えるように言っている。

●**島田さん**　一刻も早く牛乳を飲むのをやめること。人間などのほ乳類は、離乳期を過ぎると乳糖分解酵素のラクターゼが分泌されなくなるので、牛乳などの乳類に含まれるカルシウムを吸収できない。さらに、牛乳を飲むことで他の食物から摂取したカルシウムの排泄が促進される。牛乳を飲んでも骨粗鬆症は防げない。

●田上さん　外食のときのカルシウム不足は、牛乳を1本プラスして補えばよい。

## 13 脂質

●船瀬さん　油は隠れた活性酸素増加を促す毒素。アトピーの人は活性酸素中和能力が非常に弱いのに肉、砂糖、油系の食品が大好き。穀物、野菜に油分があるので油は摂る必要ない。

●安保さん　精製した脂《あぶら》の摂りすぎは危険。エネルギーとして蓄積し体がリラックスの傾向に偏《かたよ》る。

●島田さん　脂質は、なるべく少なめに。高脂肪食を求めてきた結果子ども、大人がアトピーに。子どものアトピー、アレルギーも離乳食にタンパク質の摂り過ぎが原因ではないか。

●田上さん　脂肪が諸悪の根源、脂が悪いと言い切れる。脂肪分の摂取を控えないと、脂肪細胞が大きくなり病気になりやすい。肥満はがんにも及ぶ。外食、ファストフードにも脂がいっぱい。1週間で合計1万4000キロカロリーを越えないように。

●新居さん　脂肪（植物油）は適度に摂る。肉、脂肪とともに糖質食品を食べると肥満になる。

## 14 砂糖

●安保さん　精製した砂糖の摂りすぎは、エネルギー過剰となる。リンパ球が増え、リラックス過剰になり体が破綻する。適度の甘いものはストレスを解消し、体を元気にしてくれる。

●田上さん　たくさん摂りすぎなければ別にかまわない。缶コーヒーなど砂糖が入っているので太る原因に。代わりにお茶や水にすればよい。

●新居さん　肉、脂肪とも糖質食品を食べると肥満になる。日本人は脂肪と一緒に、ご飯、パン、麺類、菓子類、甘い果物、甘い飲料水など、多くの糖質を含む食品を過剰に摂っているので体脂肪になる。

●帯津さん　摂りすぎないように。摂りすぎたと思ったら翌日は控えるというように自分で考える。

## 15 アルコール

●田上さん　日本人の3～4割ぐらいは、アルコール分解酵素を持たないので飲めない人は飲まない方がよい。飲める人は、全く飲まないより飲んだ方がよい。1日、酒1合、ビール大瓶1本、ワイン200ccぐらい。

●帯津さん　飲み過ぎなければ、ほっとしたり、リラックスできる時間があるというのは、自然治癒力を高める。

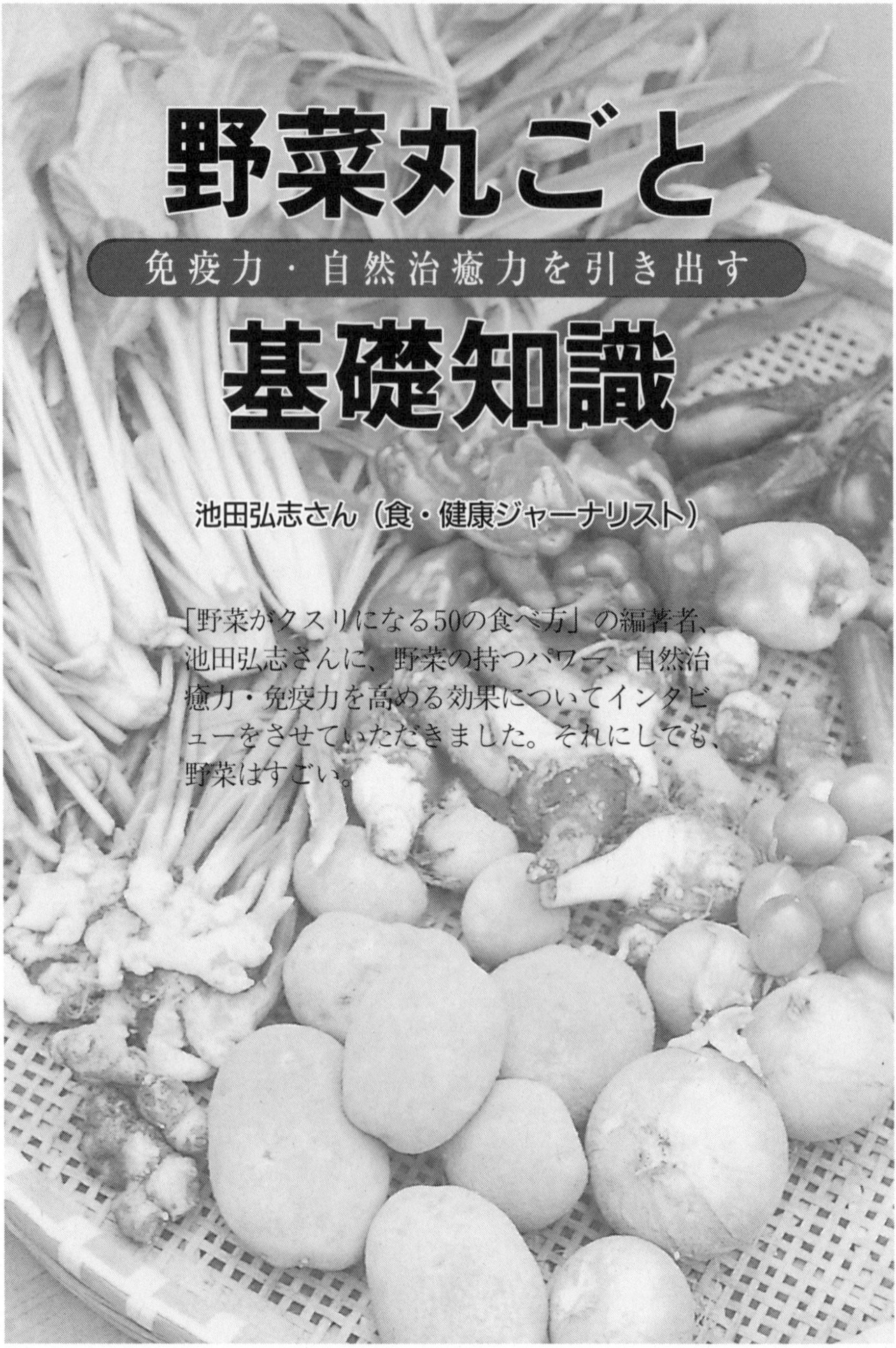

# 野菜丸ごと 基礎知識

免疫力・自然治癒力を引き出す

池田弘志さん（食・健康ジャーナリスト）

「野菜がクスリになる50の食べ方」の編著者、池田弘志さんに、野菜の持つパワー、自然治癒力・免疫力を高める効果についてインタビューをさせていただきました。それにしても、野菜はすごい。

（取材・文／矢崎栄司 アースワークルーム代表）

## 野菜のもつパワーに注目！

### 大根おろしは、発がん物質の9割の毒性を抑制

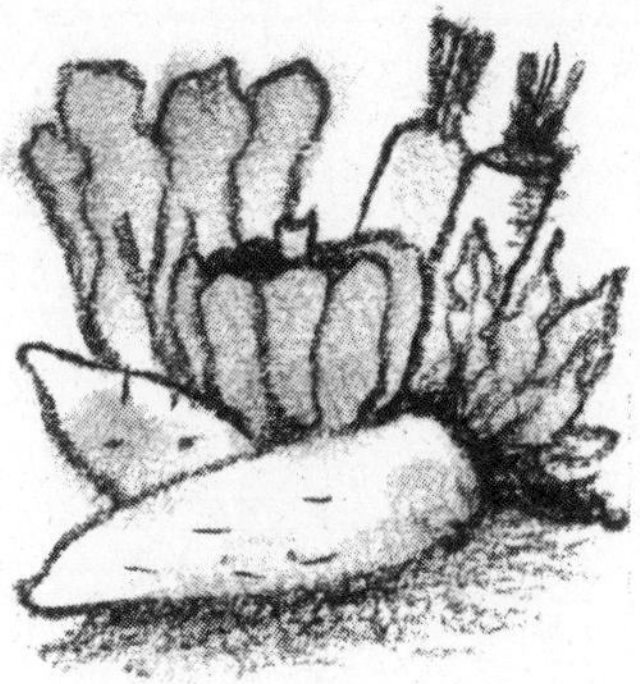

野菜が体によいと分かっていても、どの野菜にどんな効果があるのか、知らないまま料理を作っている人がほとんどです。例えば、秋の味覚の代表ともいえる秋刀魚《さんま》の塩焼きに必ずついてくる大根おろしは、悪性腫瘍《しゅよう》や肝炎ウイルス感染症を抑《おさ》える薬と同じくらいの高い効き目があることをご存知でしょうか。

緑黄色野菜のにんじんやかぼちゃに含まれるベータカロチンはがんや心臓病を予防し、免疫力を高める効果があり、ほうれん草や小松菜などに含まれるクロロフィルは血中の毒素を解毒し、血液を浄化、血栓やがんを予防します。ぜひ、野菜のパワー（効果）に注目を。

## 野菜がクスリになる食べ方があった！

### 野菜は食べ方次第で効果に大きな差ができる

野菜には、免疫力や自然治癒力を高め、がんや生活習慣病、アレルギーを抑制する効果がありますが、その野菜の効果を上手に取り入れる食べ方や保存の方法を知らないと、せっかくの効果も無駄になってしまいます。

例えば収穫された野菜も呼吸しているので、狭い所に閉じこめておくと呼吸熱で温度が上がり、成分が失われてしまいます。

また「野菜は生のサラダで食べるほうがヘルシーで体によく、美容にも効果的」と信じている人が多いようですが、最近の研究によれば、冷たい野菜サラダは体調を崩させ、さまざまな病気の原因になるという指摘があります。

このように、野菜は食べ方しだいで効果に大きな差が出ます。野菜のもつ効果を100％取り入れて、ぜひ健康な生活を実現していただきたいと思います。野菜は食べ方しだいでクスリになるのです。

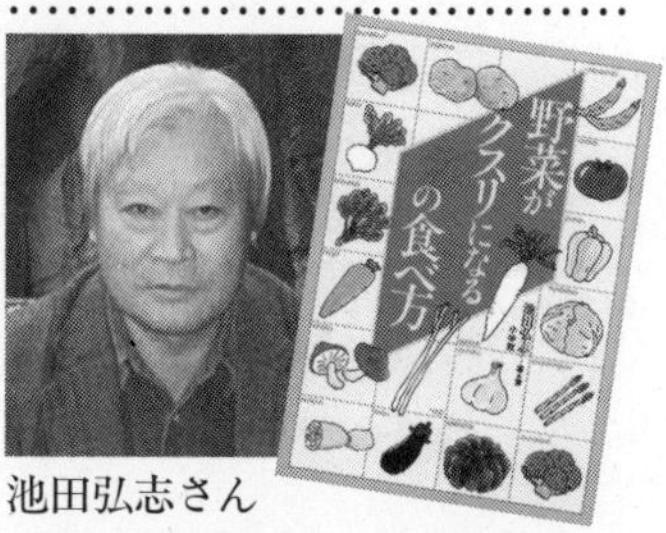


池田弘志さん

フリージャーナリスト。自然治癒力アップを21世紀を健やかに生きる要諦とし、野菜や気功の効用研究に努める。編著書に『野菜がクスリになる50の食べ方』（小学館・近々文庫にても出版予定）、『遠隔気功の驚異』（小学館）、『気功全書・頼れる気功師96人』（芸術出版社）等がある。

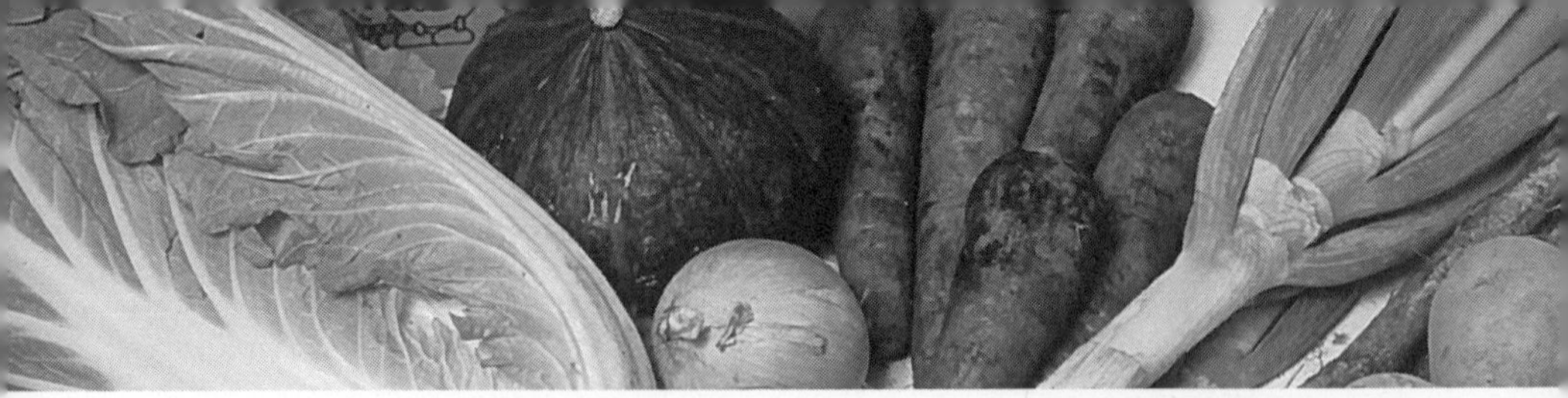

PART 1

# クスリになる野菜

# がんを防ぐ

## 予防効果の高い、野菜に含まれる7種類の成分でがんに克つ

左の図に、がん予防に効果が高い野菜が掲げてあり、下の表に予防効果の高い野菜に含まれる7種類の成分とそれを多く含む野菜を掲げています。これらの野菜の成分を上手に摂《と》るには、特定の野菜に限らず、いろいろな野菜をまんべんなく食べることが大切です。

例えば、ビタミンAはにんじんなどに含まれる植物性のベータカロチンで摂る。焼きものや揚げものなどのつけ汁には、にんにく、しょうがなどの香辛料を加え、野菜の付け合わせをたっぷり添える。肉料理とハム・ソーセージには野菜の付け合わせと香辛料をたっぷり加える。日本の緑茶をたくさん飲む、などの工夫が大事です。

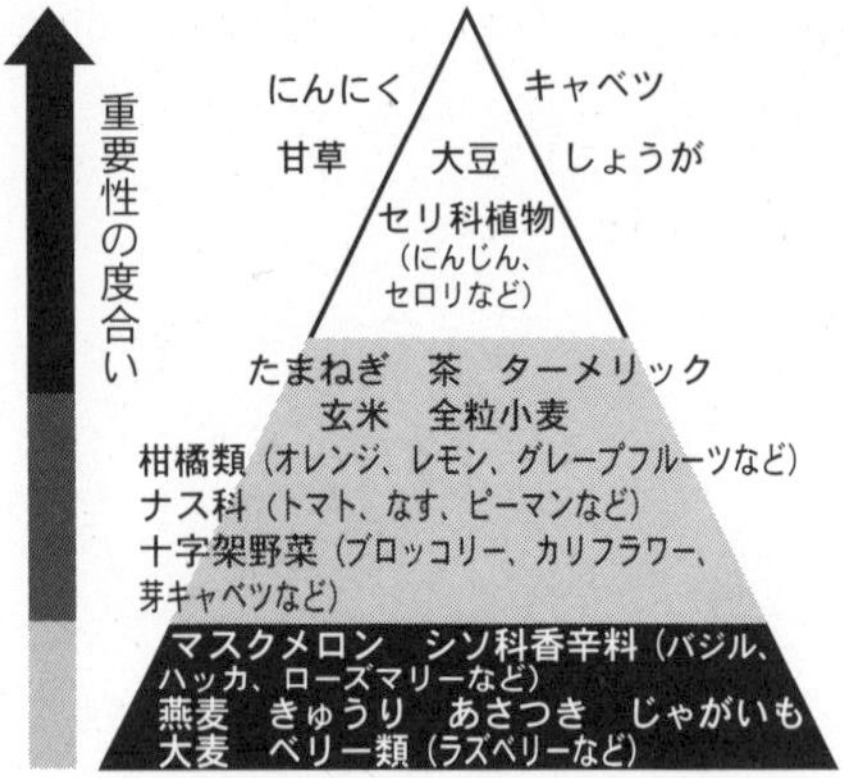


アメリカ政府が1990年より行った調査結果による「デザイナーフーズ・プログラム」の、がん予防の可能性を示す結果が得られた食品（40種類近くの食品）の抜粋。これらの食品のほかにほうれん草、ごま、かぼちゃ、しそ、大根、昆布、きのこ類ががん予防・抑制効果があるとされています。

**●がん予防に効果のある7種類の成分を多く含む野菜**

**（1）細胞膜を守るベータカロチンとビタミンA**
にんじん、ほうれん草、あさつきなどの緑黄色野菜、セロリ、セージ、タイムなどのシソ科の野菜、海藻類

**（2）免疫力を高めるビタミンB群（B1、B2、B6など）**
ほうれん草、ブロッコリー（カリフラワーを含む）

**（3）水に溶けやすいビタミンC**
キャベツ、にんじん、ブロッコリー、芽キャベツ、ピーマン、じゃがいも、メロン、レモンなどの柑橘類

**（4）油の酸化を防止するビタミンE**
ごま、大豆などの種子類、穀類の胚芽やぬか、ブロッコリー、きゅうり、ピーマン、セロリ、にんにく、レモンなどの柑橘類

**（5）ビタミンのパワーを増強するミネラルのセレン**
ごま、豆類、にんにく、たまねぎ、ブロッコリー、きのこ類

**（6）その他の成分**
**クロロフィル**：緑の濃い野菜、野菜の緑色の部分。
**イオウ酸化物**：にんにく、たまねぎ、あさつきなどのねぎ科の強烈なにおい成分、大根、かぶ、キャベツなどのアブラナ科野菜
**テルペン類**：レモンなどの柑橘類、香辛料のローズマリー、セージ、ハッカなどのシソ科野菜、甘草、しょうが、ターメリック（カレーの色素）
**フェノール類**：レモンなどの柑橘類、大豆などの豆類、玄米や穀類、視力もよくするラズベリーなどのベリー類
**ベータグルカン**：きのこ類

**（7）食物繊維**
にんにく、ブロッコリー、ピーマン、芽キャベツ、キャベツ、セロリ、しょうが、全粒小麦、大豆

## 根菜の抗酸化作用でがんを抑制

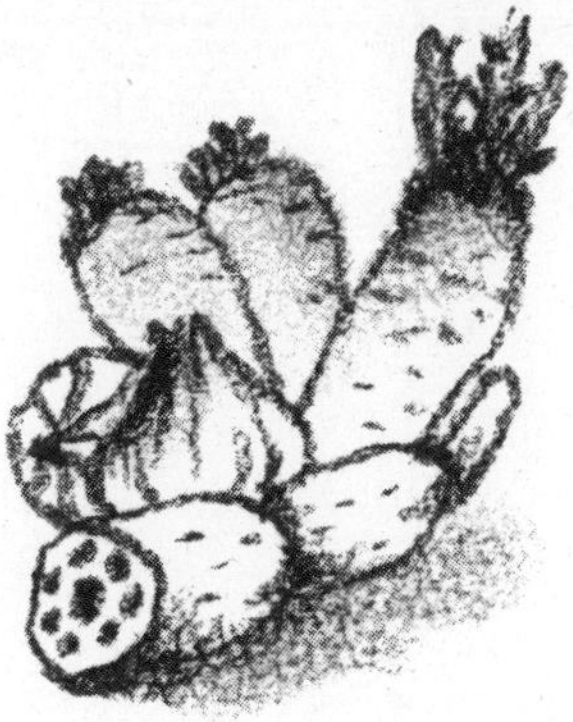

老化やがんなどの元凶である活性酸素を消す働き（抗酸化作用）のある酵素にペルオキシターゼとカタラーゼがあり、カタラーゼは加熱すると活性酸素を消す力が弱くなりますが、ペルオキシターゼは熱に強く、ごぼうとれんこんにたくさん含まれています。

れんこんに多く含まれるタンニンという成分は炎症をしずめ、胃潰瘍《かいよう》や十二指腸潰瘍を治します。たんぱく質やビタミン類、カリウムが多く栄養素に偏《かたよ》りがありません。ビタミン$B_{12}$が多いため、鉄分の吸収を高めるので貧血の人に効果があります。

ごぼうは野菜の中でも食物繊維の含有量が最も多く、コレステロールの低下、糖尿病や高血圧、動脈硬化、大腸がんなどの予防によく、腸内で善玉菌を増やします。ごぼうをささがけに切って使うのは切断面が広い切り口からがんを防ぐ成分が流れ出てくるからで、昔の人はそれが分かっていたのです。

## 青菜で活性酸素を抑制がんを防ぐ

ほうれん草、小松菜、春菊など、葉の青い野菜（青菜）の濃い緑色を発色する色素クロロフィル（葉緑素）は、植物の光合成に関わり、人間の血液の赤い色素と成分がそっくりで、血液中の毒素を浄化する働きがあります。また、緑色の濃い野菜ほど、活性酸素を抑える働き（抗酸化作用）が強く、クロロフィルをたくさん含んだ野菜を摂ることでがん予防効果が期待できます。

がん予防にはハウス栽培物よりも、太陽の光をたっぷり受けた露地栽培物で、葉の緑色が濃く、みずみずしいつやがある青菜を選びましょう。

さらに、青菜には葉酸とビタミンKというビタミン類が多く含まれています。葉酸はビタミンB群の仲間でビタミン$B_{12}$と一緒になって造血作用を発揮し、細胞の発育を促す必須ビタミンで子どもの成長に欠かせません。また豊富なビタミンKは月経過多出血や、鼻血・けがのときに血液を固め、カルシウムが骨に沈着するのを助けます。

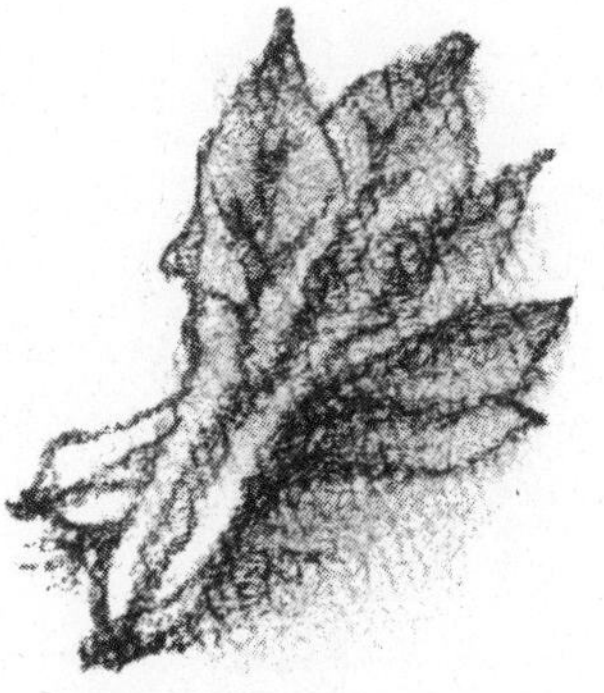

## 大根おろしetc. 淡色野菜の絞り汁でがん予防

大根、キャベツ、なすなどの淡色野菜の野菜汁には、白血球の免疫力を強化する成分が多く、淡色野菜の絞り汁を飲むと白血球がつくりだすがんの腫《しゅ》瘍《よう》を抑制する成分TNF（腫瘍壊死《えし》因子）がたくさん出てきます。実験データでは、ほうれん草、ピーマン、にんじんなどの緑黄色野菜よりも淡色野菜のほうが白血球の免疫力を高める働きが強いことが証明されています。

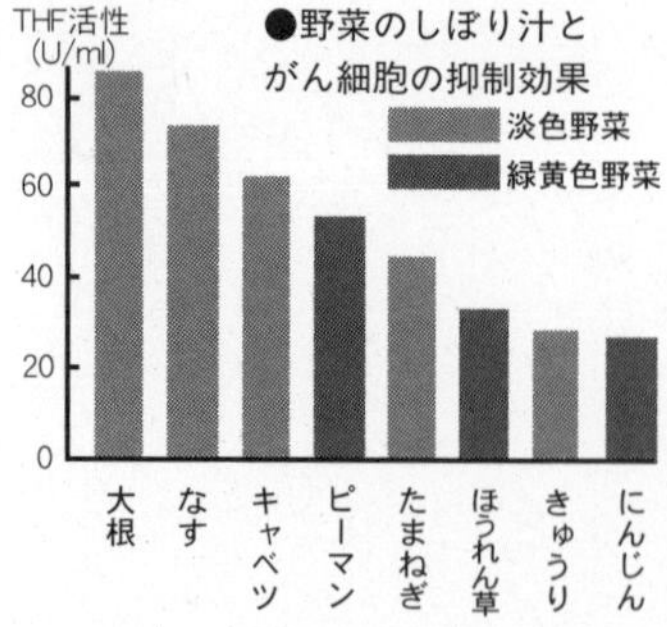


帝京大学薬学部・山崎正利教授らの実験報告より。縦軸は1ml中に含まれる腫瘍壊死因子（TNF）の量を示しています。

## なすを皮ごと食べてがん抑制効果

野菜、果物の抽出成分の発がん物質に対する抑制効果を調べた実験では、なすがダントツの抑制効果をあげています。その効果を発揮する成分は、なす独特の紫の色素ナスニンに多く含まれているようです。ナスニンを逃さないよう皮まで食べることが大切です。

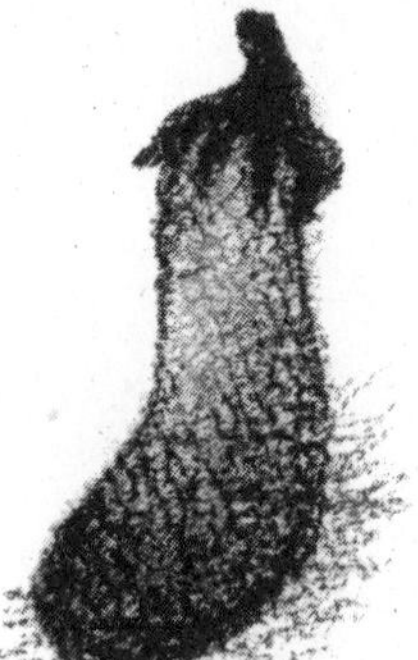

## 強力！大豆のがん抑制パワーを見逃すな

大豆にはイソフラボノイドとサポニンというがん抑制物質が含まれており、納豆や豆腐をよく食べる茨城県や沖縄の人は、大腸がんの死亡率が全国平均の半分以下、乳がんと卵巣がんの死亡率はほぼ半分、前立腺がんの死亡率も3分の2という調査報告があります。

## ビタミンCが豊富なパセリはがん予防の常備薬に

ビタミンCは免疫系を強くし、がん細胞に対する抵抗力を増し、がん治療の常備薬ともいわれます。パセリは野菜の中でビタミンCを最も多く含み、ベータカロチンも豊富です。生で食べてビタミンC、油で炒めて食べればベータカロチンの摂取に効果的です。

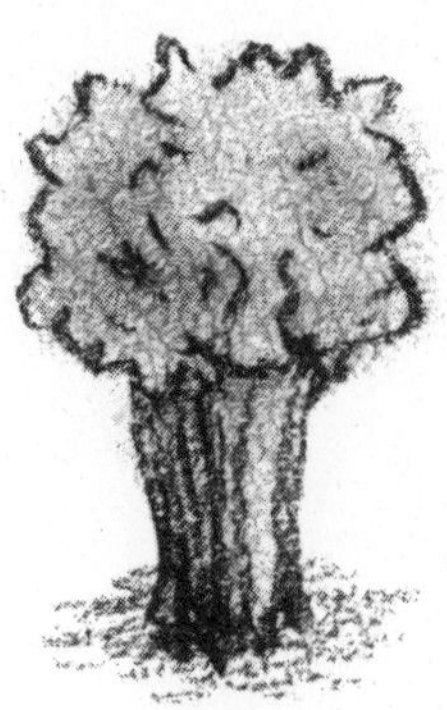

# 動脈硬化を防ぐ

## ブロッコリー、れんこん、シソ ポリフェノールの渋みと苦味が悪玉コレステロールを退治

野菜や果実の渋み、苦味のもとポリフェノールには、活性酸素を抑えて悪玉コレステロールの酸化を防ぎ、血管や血液を浄化して動脈硬化や心疾患を防ぐ働きがあります。含有量が多いブロッコリーやれんこん、赤じそ、青じそ、もやし、ウコンなどの野菜なら手軽にポリフェノールを摂取できます。

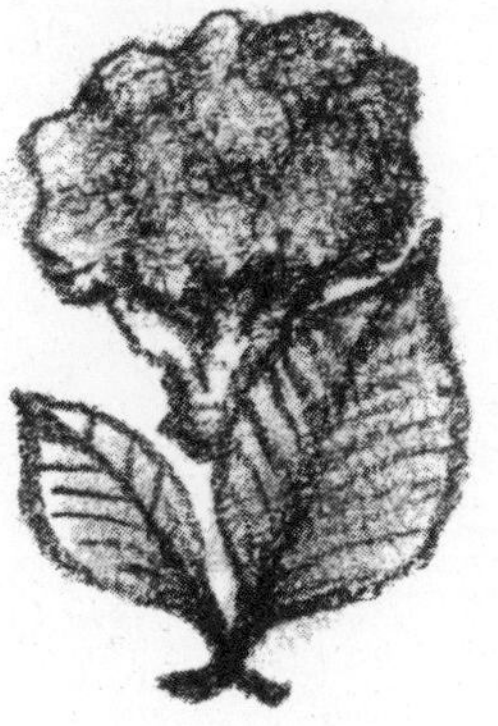

## 熟成にんにくの臭いと辛味成分でコレステロール値が減少

にんにくには、ビタミン類や多様なミネラル類が含まれ、悪玉コレステロールを追い出し、脂肪肝を防ぎ、スタミナをつけ、抗がん作用や精子の生産を活発にします。

コレステロールの害を抑制するのは、あの臭いや辛味の成分アリシンで、肝臓でコレステロールを生産するのに必要な酵素の過剰な働きを抑え、血液中の悪玉コレステロールを減らします。生のにんにくにはO-157をも殺す殺菌力があります。

炒《いた》める、焼くほかに、酢、味噌、醤油、蜂蜜やワインなどに漬《つ》けて熟成させ、水溶性成分として摂《と》るのもよい方法でしょう。

## 納豆のネバネバが老化と血流を改善

納豆に含まれる大豆サポニンやレシチンは血液中のコレステロールや中性脂肪を溶かす働きがありますが、ネバネバのもとであるナットウキナーゼもレシチンと同じように血栓を溶かす働きがあり、両方で相乗効果を高めています。またレシチンやナットウキナーゼは脳の血流をよくし、記憶力や頭の回転を早くするといわれています。

## 臭いで血をサラサラにするピーマンパワー

ピーマンはビタミンCやベータカロチン、ビタミンE、食物繊維が豊富で、がん予防にも効果があるという報告もあります。さらに青臭さのもとであるピラジンという成分が、血が固まるのを防ぐので、脳梗塞や心筋梗塞の予防と治療に効果があります。

# 高血圧を抑制する

## 1日半束、セリ科野菜で血圧を下げる

セリ科野菜のアシタバの葉に含まれるニコチアナミンという成分には、人の体内で血圧を上げる誘因となるホルモンの働きを抑えて、血圧を下げる作用があります。また、がん抑制成分や、血液を浄化する成分も含んでいます。

アシタバの降圧効果は、1日100グラム（半束）を摂り続ければ期待できるそうです。

●がんを抑える有機ゲルマニウムを含む野菜

| 植物名 | 含有量（ppm） |
|---|---|
| サルノコシカケ類（まいたけなど） | 800〜2000 |
| アシタバ | 165~1250 |
| 朝鮮にんじん | 270~320 |
| にんにく | 754 |
| ヒシの実 | 234 |
| アロエ | 77 |
| うど | 72 |

東洋薬草研究所の報告データをもとに作成しました。

## 種に豊富なカリウム、かぼちゃを丸ごと食べて高血圧を抑制

かぼちゃにはカロチンやビタミン類、ミネラル類、食物繊維が豊富に含まれており、抗がん作用や便秘解消、ダイエット効果があります。特にミネラル類の中のカリウムは、体内のナトリウム（塩分）を排出させる働きがあり、血圧上昇を防ぎ、高血圧を改善します。

かぼちゃは上皮、果肉、種にまで栄養素がたっぷり含まれているので、丸ごと食べると効果的です。

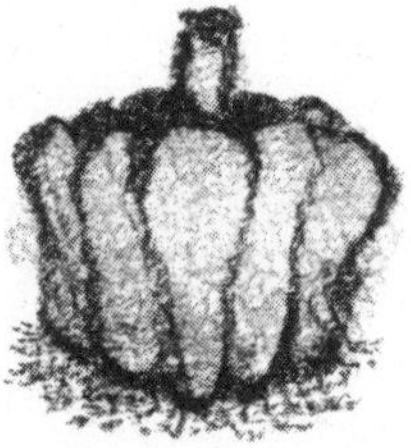

# 血糖値を下げる

## 胃腸に効き、粘りが血糖値を下げる山いも・里いもパワー

ぬめりやねばりけのある食べ物は体によいと言われていますが、その代表的なものが山いもや里いもで、胃腸によく、がん抑制効果のある成分も含まれています。

また、山いもに含まれるジオスコランという成分には血糖値を下げる作用があることが証明されています。中国医学会の発表では、山いもの乾燥品を普通の食事に10グラム摂取し続けた患者の血糖値が約30％低下したそうです。生の山いもに換算すると、毎日100グラム程度と同じだそうです。山いもや里いもはぬめりの成分が大切。ぬめりを水で洗い流さないように。

## 骨を強くする

### 骨を強くするミネラル野菜
### カルシウム不足の解消の特効薬

カルシウムをたくさん摂れば骨は強くなると思われがちですが、そう単純ではありません。骨の成分はカルシウム、マグネシウム、ナトリウム、リンなどのミネラル類が60%以上を占めており、これらをバランスよく摂らなくてはいけません。

骨の場合は、カルシウムとリン、カルシウムとマグネシウムの比率が大切です。カルシウムとリンの比率は1対1~2の比率が望ましく、この比率が崩れて体内でリンが増えすぎると、消化管内でカルシウムの吸収率が悪くなり、カルシウム不足になります。カルシウムを多く含む野菜には小松菜、つるむらさき、青梗菜《ちんげんさい》、大根葉、菜の花などがあります。特につるむらさきはカルシウムがリンの8倍、小松菜は5倍も含まれており、体内中のリン比率の増大を防ぐのに効果的です。

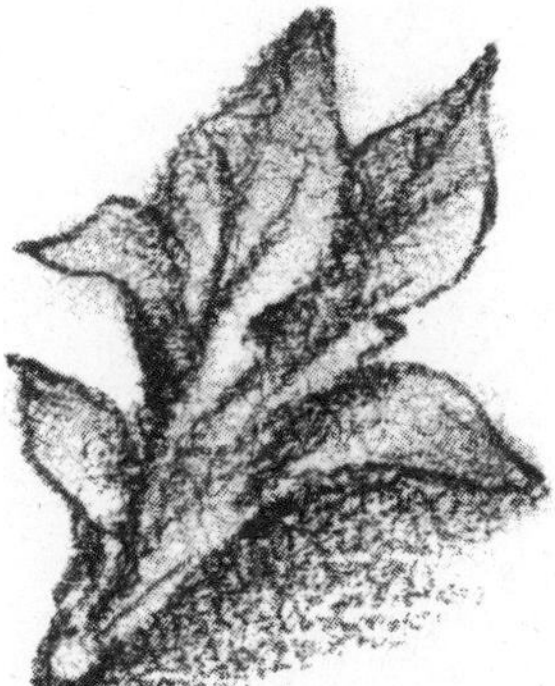

カルシウムとマグネシウムは2対1が適率で、高カルシウム・低マグネシウムになると、かえって骨の成長が遅れます。マグネシウムは不足がちです。マグネシウムを多く含むほうれん草、バナナ、豆類、ひじきなどの海藻《かいそう》類をたくさん摂《と》るとよいでしょう。

## 肥満を防ぐ

### 唐辛子、しょうが、わさびの
### 辛味成分が脂肪を分解する

唐辛子はカプサイシン、しょうがはジンゲロール、わさびはアリルイソチオシアネートが辛味成分です、これらの成分が抗菌作用、老化や生活習慣病を防ぐ抗酸化作用、そして体内の脂肪を燃焼させて肥満を防ぎます。

例えば、唐辛子のカプサイシンが副腎《じん》に作用し、アドレナリンを主成分とする興奮ホルモンの分泌を促進させます。緊張するとアドレナリンが筋肉に血液を集め、体内脂肪の分解を促してエネルギー代謝を高めるのです。

辛味成分は1度に摂ると胃腸の粘膜を傷つけ、ひどいときには呼吸中枢や神経中枢を麻痺《まひ》させます。辛味成分は少しずつこまめに摂ることが大切です。

# 低血糖症・イライラ防止

## いも類の炭水化物で低血糖解消 脳の働きを活発にする

脳細胞を働かせる栄養素はブドウ糖＝糖質です。血液中にある糖分＝血糖は全身の細胞に運ばれてエネルギー源となり、血糖値が上がると脳の働きが活発になりますが、急激に上がると血糖の調節がうまくいかなくなって急に血糖値が低下します。低血糖になると人は神経質になり、攻撃的破壊的な行為に駆り立てられ、突然無意識に行動したり、失神したりします。最近の少年少女の非行は低血糖症が原因ともいわれています。

砂糖の摂りすぎは逆に低血糖症を招きます。炭水化物を摂るには食物繊維も豊富に含んでいる野菜から摂るのが最適です。食物繊維は糖分が急激に血液に吸収されるのを防ぎ、安定的に糖分を血液内に送り込む働きをします。炭水化物と食物繊維の両方をたっぷり備えているじゃがいも、さつまいも、かぼちゃ、豆類を十分に摂って、イライラを解消し、脳の働きを活性化しましょう。

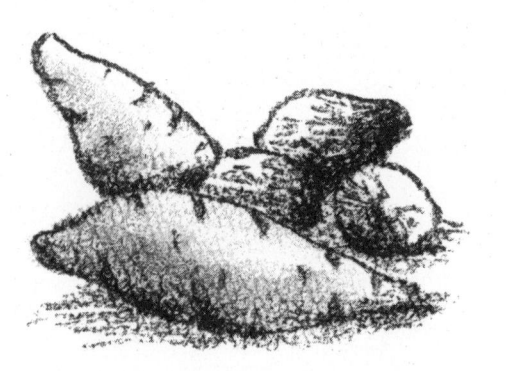

# 突然死・非行を防ぐ

## ほうれん草、ごぼう、豆類などマグネシウム含有野菜でストレスに克つ

突然死は、睡眠不足や過労などストレスが引がねとなって体内のマグネシウム含有量が減少し、冠動脈緊縮という症状を引き起こすことが原因です。また、睡眠不足や過労の人にマグネシウムを補給すると頭脳の働きを含めて全身の体調が平常に戻るという実験データもあります。マグネシウムは1日に300ミリグラム摂る必要がありますが、日本人の平均摂取量はその半分以下で、不足しています。マグネシウムが多く含まれる野菜には、ほうれん草、ごぼう、とうもろこし、大豆、ごまなどがあります。にがりを使った豆腐はマグネシウムをたっぷり摂れます。

# 老化を防ぐ

## にんじん、ほうれん草、トマト、ブロッコリー…赤・黄・緑で寿命を伸ばす

老化は体の細胞の酸化から始まるといわれます。その酸化を促進するのが活性酸素。ところが、緑黄色野菜を摂ることで、酸化を促進する活性酸素を抑制して若さを保つことができることが分かりました。

緑黄色野菜には、老化の原因になる活性酸素の働きを抑える抗酸化物質がたくさん含まれています。特に赤、緑、黄色が鮮やかな野菜に豊富で、にんじん、ブロッコリー、ほうれん草、レモン、いちごなどがその例です。

抗酸化物質のベータカロチンを多く含む野菜のベスト4は、①モロヘイヤ、②しそ、③パセリ、④にんじんです。

にんじんはわずか5分の1本で1日に必要なベータカロチンを摂取できますが、生で食べるとカロチンを10％程度しか吸収できません。脂肪を加えると60～70％まで吸収できるので、油で炒めるか、バターやチーズなどを少し取り合わせるだけでも効果があります。

●1日に必要なベータカロチンと緑黄色野菜

| | |
|---|---|
| にんじん 1/5本 | ほうれん草 1/8束 |
| 西洋かぼちゃ 1/8個 | ブロッコリー 1株 |
| パセリ2本 | トマト3個 |
| グリーンアスパラ 20本 | ピーマン20個 |
| 青じそ25枚 | オクラ70本 |

厚生労働省の認定した可食部分100g当たりのベータカロチン量を参考に1日に必要な600マイクログラムをおおよその緑黄色野菜の量に置き換えました。

# 生殖機能を回復

## 精子の減少、不感症症候群をミネラル野菜で解消！

ミネラル不足が生殖機能にまで影響を及ぼし、男性の精子の減少、奇形化、運動性の低下などの異常現象が心配されています。この精子異常の原因はセレンや亜鉛の不足です。また、女性の不感症症候群が多く見られるようになったのは、微量ミネラルのマンガン欠乏が原因だという研究者もいます。

セレンは、にんにく、たまねぎ、大豆、キャベツ、にんじん、大根、きのこ類など、亜鉛は、枝豆、たけのこ、ほうれん草、にんにくなど、マンガンは玄米ご飯、大豆、納豆、ごま、ほうれん草、さつまいもなどに多く含まれています。これらの野菜をこまめに食べることで生殖機能の回復をはかれます。

# 免疫力を高める

## 食べるごとに免疫力を高めるきのこ類は生活習慣病、エイズ、肝炎にも効果

えのきをよく食べる人と普段あまり食べない人のがん発生率を比較した調査では、えのきをよく食べる人のほうが、食べない人に比べて圧倒的にがん発症率が低くなっています。特に食道がん、すい臓がん、胃がんに効果がありました。きのこ類は3大死因のガン、心疾患、脳卒中をはじめ、高血圧や動脈硬化、悪玉コレステロールの抑制、肥満防止、利尿効果、肝臓障害、感染症、骨粗鬆症《こつそしょうしょう》など、さまざまな病気、疾患に対して効果を発揮します。

がんに対するきのこ類の効果は、がん細胞を直接攻撃して撃退するよりも、体内の免疫力を高めて発がんやがんの進行を抑える性質のものだといわれます。きのこ類は免疫力を高めることによって、インフルエンザウィルスを撃退することも分かっており、エイズや肝炎にも効果があるようです。

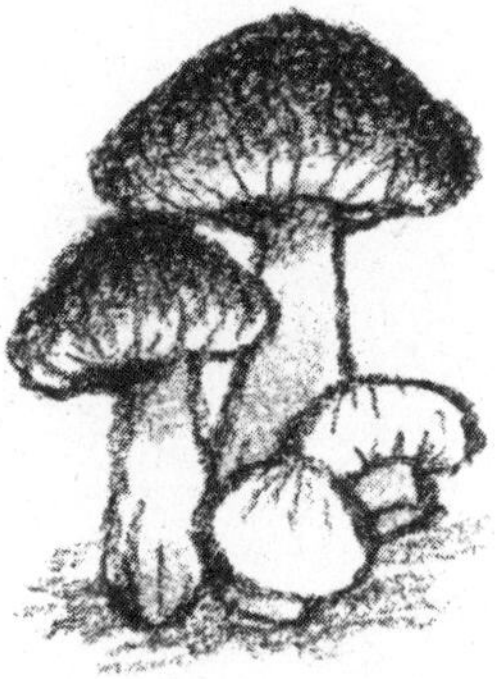

またきのこ類には、カルシウムの吸収を高め、骨に定着させるビタミンDとなる成分が含まれています。ビタミンDを摂取するには、天日乾燥させた干ししいたけが便利。一般の干ししいたけは機械乾燥ですので、使用前に30分程度日光に当てる必要があります。

# 体調を改善する

## ねぎ類の香りと辛味が体調を改善

ねぎ、あさつき、にらなど、ユリ科植物のねぎ類は昔から漢方や民間療法で体調を整える効果のある食物として珍重されてきました。

ねぎ類の香りと辛味成分は体内の生理活性物質に作用して、血液をサラサラにし、血流をスムーズにして体や臓器を温めて活性化し、痛みを和らげます。そのため、生理不順や冷え性にもよく、体調を改善します。

また、ねぎはカリウムを多く含んでいます。カリウムは体内のナトリウム（塩分）を排出させる働きがあり、高血圧を防ぐにはうってつけです。ねぎは緑の葉の部分にカロチン、ビタミンCが多く含まれています。

# アトピー・アレルギー改善

## α-リノレン酸が豊富な青じそパワーがアレルギー症状の元を断つ

しそはビタミンやミネラルが豊富で、ベータカロチンの含有量は野菜の中でもトップクラスです。また殺菌力にすぐれ、血行を促進するなどさまざまな効果があり、最近ではアレルギーを改善する効果が注目を集めています。

しそがアレルギーによいのは、しそに含まれるα-リノレン酸が体内の脂肪の質を改良するからです。しその葉から煮出してつくった、しその葉エキスが、抗アレルギー剤とほとんど同じ効力があったというデータもあり、化粧かぶれ、花粉症、アトピー性皮膚炎の症状の緩和に期待されています。

α-リノレン酸を含むしそ油はがんや生活習慣病の抑制にも効果があります。α-リノレン酸を多く含む野菜はしそ以外にも、日本かぼちゃ、春菊、サラダ菜などがあり、しその葉をエキスにして毎日飲む、しそ油を効果的に料理に使う、日本かぼちゃやサラダ菜を組み合わせて食べるなど、それらの野菜をたくさん摂ることが大切です。

●しそ油とアレルギー症状

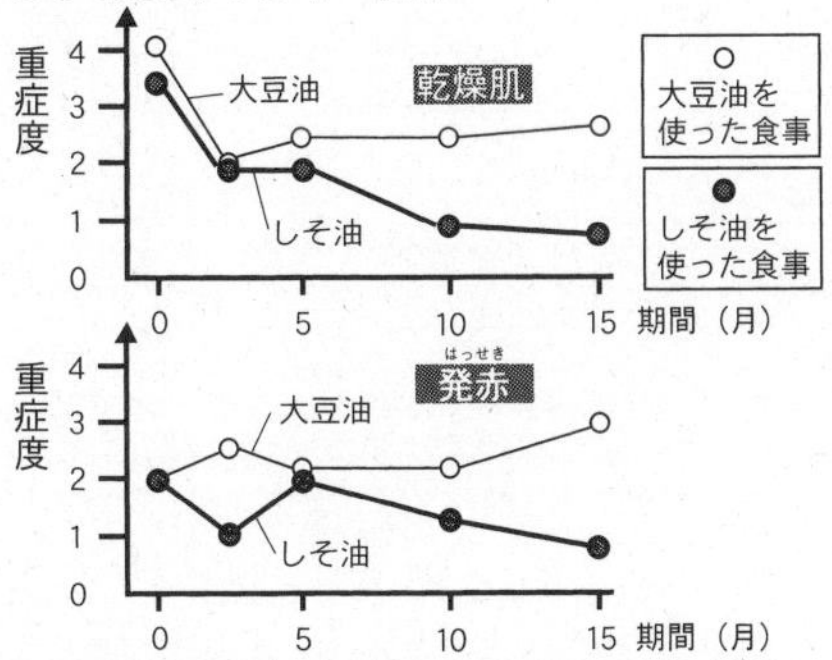


表は名古屋大学医学部・鳥居新平名誉教授の実験報告によるものです。

## にんじんとごぼうのきんぴらはアトピー抑制効果のある惣菜

アトピーになりやすい人はマンガン、マグネシウム不足といわれます。マンガンはにんじん、マグネシウムはごぼうに豊富です。油で炒《いた》めてにんじんのベータカロチンも引き出すきんぴらはアトピー、がん予防に効果的です。

## にがりでつくった豆腐でアレルギーを抑制

アトピー改善のために、効果的にマグネシウムを摂るには、にがりで作った豆腐を食べること。にがりには海水に含まれるマグネシウムが多く、豆腐にはマグネシウムがたっぷり入っています。豆腐は表示を確認して、にがりで作ったものを選びましょう。

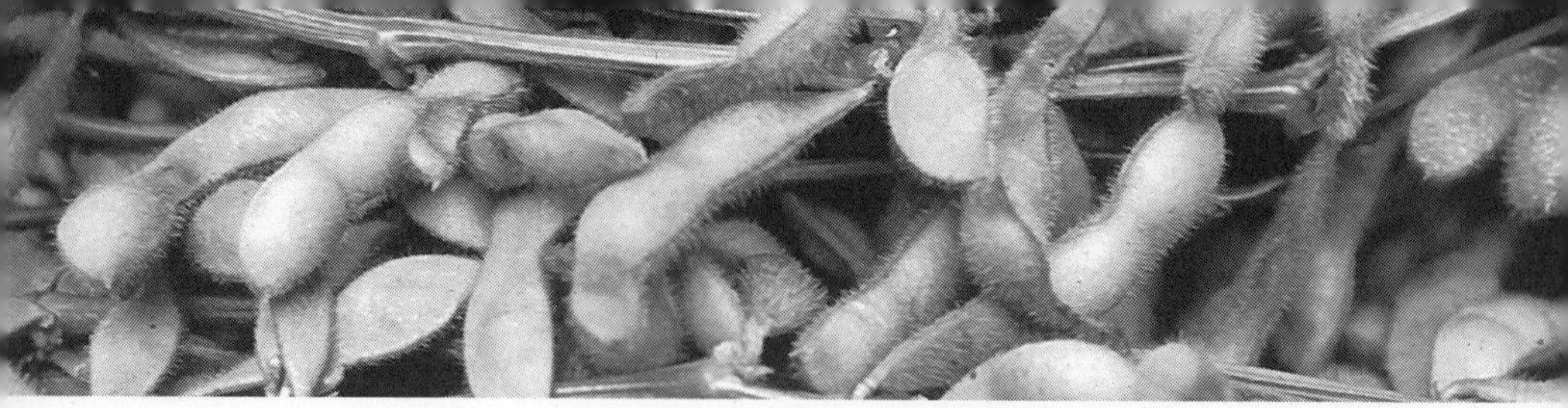



# 野菜の選び方、買い方

## 野菜の旬を逃すな ハウス野菜は栄養成分欠乏

旬《しゅん》とは、太陽の恵みを受けた露地栽培野菜の出盛り期で、栄養価が最高に達し、味も最もおいしい時期です。一方、太陽の光が不足し、農薬や化学肥料に頼る旬を外れたハウス栽培野菜は味、栄養素とも低下します。

野菜によって旬が違います。例えばほうれん草は、本来冬が旬の野菜で、夏は栄養価も低く、おいしくありません。冬の寒さの中で畑の養分をじっくり吸収して育つから栄養素が豊富でおいしいのです。旬を知れば、栄養価を逃さず、おいしさを十分に楽しめます。

## 野菜は丸ごと購入、カット野菜はビタミン、ミネラルが流出

薬品で漂白されたり、カットされた野菜はビタミンやミネラルなどの栄養素が流出しています。さらにコンビニ、スーパーの売り場で並んでいる間にも栄養素やおいしさが流れ出ています。

栄養素を逃さず、おいしく食べるには、手間を嫌がらずに丸ごと購入して料理することが大切です。

●主な野菜の旬

|  |  |
|---|---|
| 冬 | ほうれん草、春菊、山いも、れんこん、にんじん、白菜 |
| 春 | 小かぶ、新キャベツ、たけのこ、にら、新じゃがいも、三つ葉、パセリ |
| 秋 | たまねぎ、にんにく、さつまいも、じゃがいも、きのこ類、ラディッシュ、ブロッコリー |
| 夏 | レタス、新ごぼう、つるむらさき、オクラ、トマト、ピーマン、枝豆、なす、きゅうり、かぼちゃ、山菜類 |

主な野菜の旬を四季に分けました。この表以外にも夏野菜ではらっきょう、新しょうが、ししとう、みょうが、高原キャベツ、さやいんげん、にがうりなどがあります。

# 栄養成分を逃さない保存法

## 温度しだいで栄養素が激減 野菜の保存には適温がある

野菜は何でも冷蔵庫で冷やしておけばよいというものではありません。実は野菜も風邪をひき、冷やしすぎると腐ってしまいます。特に夏野菜のなす、きゅうり、ピーマンは冷やしすぎると風邪を引きやすい野菜の代表格です。しょうが、バナナ、さつまいもなどは冷蔵庫に入れないほうがよい野菜です。

また、段ボール箱などに入れたままにしておくと、野菜の呼吸熱で温度が高まり、栄養価、おいしさが飛んでしまいます。野菜は、早く適切な温度で保管しましょう。

●主な野菜の保存適温表

| | | |
|---|---|---|
| しょうが | 14℃ | |
| さつまいも、バナナ | 13℃ | |
| なす、きゅうり<br>かぼちゃ、すいか | 10℃ | ハウスメロン、ピーマン<br>オクラ、少し青いトマト |
| 里いも、さやいんげん | 8℃ | |
| マスクメロン、ふき | 5℃ | |
| じゃがいも | 3℃ | |
| ちんげんさい、ねぎ<br>カリフラワー<br>スィートコーン（皮付き）<br>モロヘイヤ、わさび<br>長いも、山いも<br>青じそ、大根<br>ほうれん草、にんじん<br>白菜、ごぼう | 2℃ | 完熟トマト、枝豆<br>うど、あさつき、<br>さやえんどう、にら<br>かぶ、ブロッコリー<br>ゆり根、三つ葉、レタス<br>アスパラガス、小松菜<br>キャベツ、いちご<br>セロリ、春菊 |

農産物流技術研究会会長・聖徳大学大久保増太郎講師の研究報告より作成。

## ほうれん草はタテ置きするとおいしさ保存 野菜は置き方で栄養価が激減

冷蔵庫の野菜室に立てて保存したほうれん草と、寝かせて保存したほうれん草では、立てて保存したほうがおいしいことが分かっています。実験では2日間（30度）で、おいしさの主成分のグルタミン酸は約4倍、グルタミンは約34倍の大差がついたそうです。

## 食べごろを逃すな 野菜によって違う収穫ステージ

野菜によって収穫ステージが違い食べごろを逃すとおいしくありません。熟してから食べる野菜の代表がトマト。

一方きゅうりは幼児期を食べます。熟年期は種が大きく、果肉がスカスカで固くおいしくありません。ブロッコリーなどはつぼみを食べる野菜です。

## りんごといっしょに保存は、要注意

りんご特有の香りの成分エチレンは、他の野菜や果物の熟成、老化を早めます。りんごを冷蔵庫で保存するときはビニール袋に入れるなどエチレンが外に出ないようにします。早く熟成させたい場合は一緒に袋に入れます。

# 栄養成分を逃さない食べ方・調理法

## 生野菜信仰の崩壊 野菜は5分間煮てスープも飲む

最近の研究報告では、冷たいサラダは体調を崩させ、美容どころかさまざまな病気の原因になるとの指摘もあります。またビタミンCは硬い細胞膜内に隠れており、生では、細胞膜は歯で噛《か》んだくらいではほとんど壊れず、ビタミンCの多くは体内を素通りするだけという指摘もあります。

最近の通説では、生野菜で摂《と》ると、吸収するビタミンCはよくて20～30％といわれています。ビタミンCは熱で壊れやすく、実際にほうれん草をゆでると1分間で約26％、3分間で約52％失われますが、生よりゆでたほうが量を食べられることを考えればゆでて食べたほうがビタミンCを多く吸収できるでしょう。

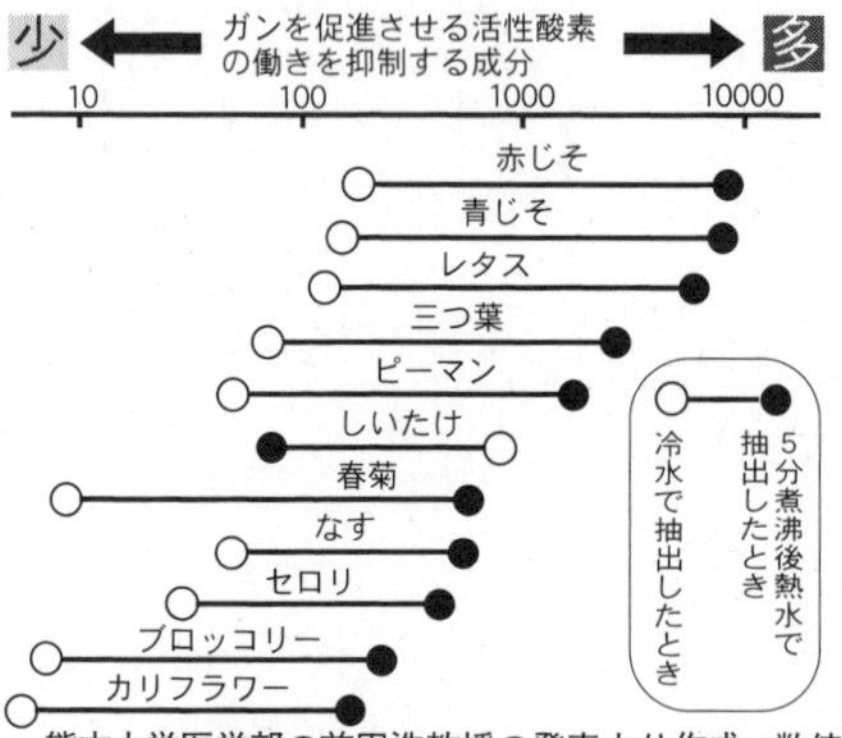


熊本大学医学部の前田浩教授の発表より作成。数値（単位）は実験比較上のものです。

ビタミンC以外の栄養素では、野菜を5分間煮た煮汁のほうが生野菜から冷水に溶け出る栄養素の量よりも数倍から100倍以上も多いというデータがあります。また、煮汁に溶け出た成分は生野菜のときにはなかったビタミン類やカルシウムなどのミネラル類、淡色野菜のフラボノイド、緑黄色野菜のカロチンなど数10種類もあり、野菜を5分間煮て、野菜とスープを丸ごと摂れば栄養成分を逃すことなく吸収できるでしょう。

## 野菜は丸ごと食べて栄養価を逃すな

大根やにんじんは根よりも葉に、キャベツや白菜は青くて硬い外葉や芯《しん》にビタミンCが多く含まれています。野菜のいちばん栄養価の高いところを捨ててしまってはもったいないのです。

にんじんの葉はかき揚げ、大根の葉はみそ汁の具や炒《いた》めもの、キャベツ、白菜の外葉や芯は細かく切って温野菜にするなど工夫すれば栄養素を逃すことなく、おいしく食べられます。

## ぬか漬けで大根のビタミン$B_1$が12倍 漬物で野菜の栄養価が倍増

漬物《つけもの》は、食べにくい野菜のアクを出し、柔らかくおいしく変えます。また、発酵によって生ずる乳酸菌が腸内の有害菌の繁殖を抑えます。さらに驚くことに、生野菜に比べて栄養価がグンとアップします。

例えば、ぬかみそに漬けた野菜のビタミン$B_1$含有量は、生野菜に比べると驚くほど増えています。なすは2・5倍、きゅうりは5倍、かぶは9倍、大根は12倍にも達しています。その理由のひとつは、ぬか床に使う米ぬかがビタミン$B_1$の宝庫だからです。

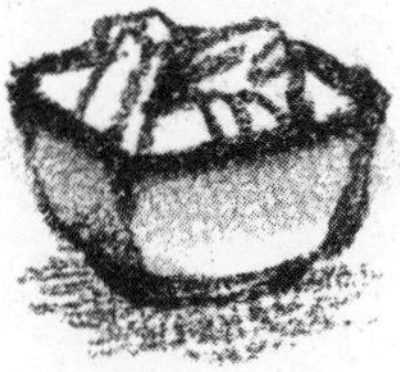

また、漬物にすると、野菜の水分が塩分に吸収され、しんなりとしますが、ビタミン類やカルシウム、カリウムなどのミネラル成分はそのまま野菜の中に残りますので、同じ重さなら生野菜に比べて漬物のほうが、栄養価が高くなるのです。

## 噛めば噛むほど高まる野菜の相乗効果

標準体重の男性が、1口の食べ物を噛《か》む回数は8・9回、女性は9・4回。肥満体重の男性は7・7回、女性は8・1回です。よく噛むことが肥満解消につながり、子どもは学業成績が向上、高齢者はボケ防止につながります。さらに、噛むことで唾液《だえき》が出て、がん、老化の原因となる活性酸素を抑制します。唾液を十分に出すには、1秒に1回、合計30回噛むとよいといわれています。

## さつまいも、じゃがいもはじっくり加熱して皮まで食べる

さつまいもは蒸《ふか》す、焼くなど、じっくり加熱すると甘味が出ます。電子レンジでは甘くなりません。さつまいも、じゃがいもは、がん、肝臓障害、胃・十二指腸潰瘍を防ぐ成分を含み、栄養素は皮の周辺に集まっていますから、皮まで食べるほうが効果的です。

## きのこはいったん冷やして栄養価、うまみを引き出す

きのこ類は細胞に傷がつくとうま味がにじみ出てきます。そこで、調理前にたたくと香りも強くなります。また冷凍すると、きのこに含まれる水分の体積が膨張して細胞を押し広げ自然と傷つきます。いったん冷凍庫で冷凍し、調理するときは水から煮て約25分間加熱し、煮汁をほとんど吸収した状態にするのがおいしく食べるコツです。

# 手軽に野菜をたくさん摂る方法

## 毎日の具だくさん味噌汁でがんに克つ

具がたくさん入った味噌《みそ》汁は、がんを防ぐ最も効果的な食べ物だということをご存知でしたか。味噌汁によく使われる具の種類とがんの発生率調べたデータによると、胃がんの発生率が高い地域でよく使われる具はわかめと豆腐、ねぎとたまねぎに大半が集中し、ほかに油揚げ、卵、じゃがいも、にら、かぼちゃがほんのわずか使われているだけです。

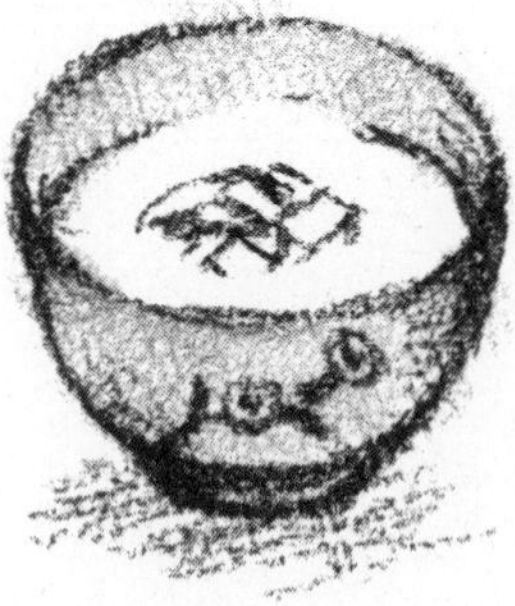

一方、がん発生率が低い地域では、かぼちゃ、ねぎ、たまねぎ、じゃがいも、にんじん、大根、たけのこ、わらびなどさまざまな野菜が使われています。豆腐、わかめも優良食品ですが、がん発生率の高い地域では他の栄養素が不足してバランスが崩れているからがん死亡率が高くなってしまうのです。

最もがん発生率が低かった鹿児島地方では、1杯の味噌汁に最高で12種類の具が入っていたそうです。胃がん発生率の高い地域では一般的に味噌汁を1日に1杯弱、低い地域では2杯前後の味噌汁を摂ります。これだけ具が入っていれば汁が減るので、塩分摂取量も少なくなります。毎日の具だくさん味噌汁で自然治癒力がアップします。

## 混ぜご飯、炊き込みご飯で多種類の野菜をラクラク摂取

ご飯の食べ方しだいでがん発生率に差が出ます。野菜などのおかずを十分に摂らずにご飯ばかり食べていると、栄養バランスが崩れ発生率が高まるのです。一方、いろいろな具を混ぜる混ぜご飯や、野菜をたっぷり使ったカレーライス、チャーハンを多く食べる人はがんの発生率が低くなっています。

にんじん、ごぼう、しいたけ、こんにゃく、油揚げなど、混ぜご飯には7〜8種類ぐらいの具は簡単に混ぜ込めます。混ぜご飯に使えないのはレタス、キャベツぐらいなものです。また、混ぜ込むだけでなく、ごま、のり、青じそ、三つ葉などトッピングにすればいくらでも野菜の種類を増やせます。

# 知っておきたい野菜の色素

## 野菜の色には役割がある いろんな色をまんべんなく摂って治癒力を高める

野菜の緑色の色素はクロロフィル（葉緑素）です。植物の光合成に関わっており、口臭や汗などの臭いを消す脱臭作用があります。また、増血機能や傷の治りを早める働きのほかに、胃潰瘍、十二指腸潰瘍、アレルギーを抑える作用があります。

黄色や赤の色素はカロチノイドです。にんじんに含まれるベータカロチンやアルファカロチン、トマトの赤い色素リコピンなどが知られています。ベータカロチンやリコピンはがんを防ぐ作用が注目されています。またベータカロチンは、肝臓でビタミンAになります。ビタミンAの不足は発育や視覚障害の原因となります。

たまねぎや柿などに含まれている褐色の色素はフラボノイドです。がんや肝臓病の予防効果があります。

赤キャベツやさつまいもの皮、しそ、ブルーベリーなどに含まれている紫（赤紫）色の色素がアントシアニンです。目の病気や血栓、動脈硬化、心疾患など血管障害系の病気や肝臓障害に効果があると考えられています。

このように野菜に含まれる天然の色素は、健康に大きな役割を果たしています。1つの色の野菜だけを摂るのはでなく、野菜のさまざまな色や香り、独特の風味、歯触りなどを楽しみながら、多くの種類をまんべんなく摂ることで自然治癒力、免疫力が高まり、病気にかかりにくい体をつくることができます。

| 色 | 野菜 | 色素 | 効用 | 効果的な摂取方法 | 調理例 |
|---|---|---|---|---|---|
| 赤色 | トマト<br>赤ピーマン<br>金時にんじん | カロチノイド系<br>●リコピン<br>●カプサイシン等 | がん予防<br>動脈硬化予防<br>健胃 | 熱に強いので<br>炒めてもよい | ミネストローネ<br>ラタトゥイユ<br>魚介トマトシチュー |
| 黄色 | にんじん<br>かぼちゃ | カロチノイド系<br>●アルファカロチン<br>●ベータカロチン | がん予防<br>心臓病予防<br>免疫増強 | 熱に強いので炒めてもよい<br>脂肪分との同時摂取に<br>より吸収が向上 | グラタン、ほうとう<br>パウンドケーキ<br>かぼちゃのそぼろ |
| 緑色 | ほうれん草<br>緑ピーマン | ポルフィリン系<br>●クロロフィル等 | がん予防<br>抗アレルギー | 熱と酸の組み合わせに<br>弱いので注意 | おひたし<br>サラダ、和え物<br>マリネ |
| 褐色 | たまねぎ<br>にんにく | フラボノイド系<br>●ケルセチン等 | がん予防 | 熱と酸の組み合わせに<br>弱いので注意 | オニオングラタンスープ<br>ガーリックトースト<br>ポタージュ |
| (赤)紫色 | 赤キャベツ<br>しそ | アントシアニン系<br>●ルブロブラシン等 | がん予防<br>血管の保護 | 熱に強く水溶性なので<br>スープ等がよい | 梅干しサラダ<br>みそ炒め、コールスロー<br>しそジュース |

藤井正美『概説食用天然色素』、大澤俊彦（監修）「がん予防食品の開発」津志田藤二郎、食品と開発（1996）

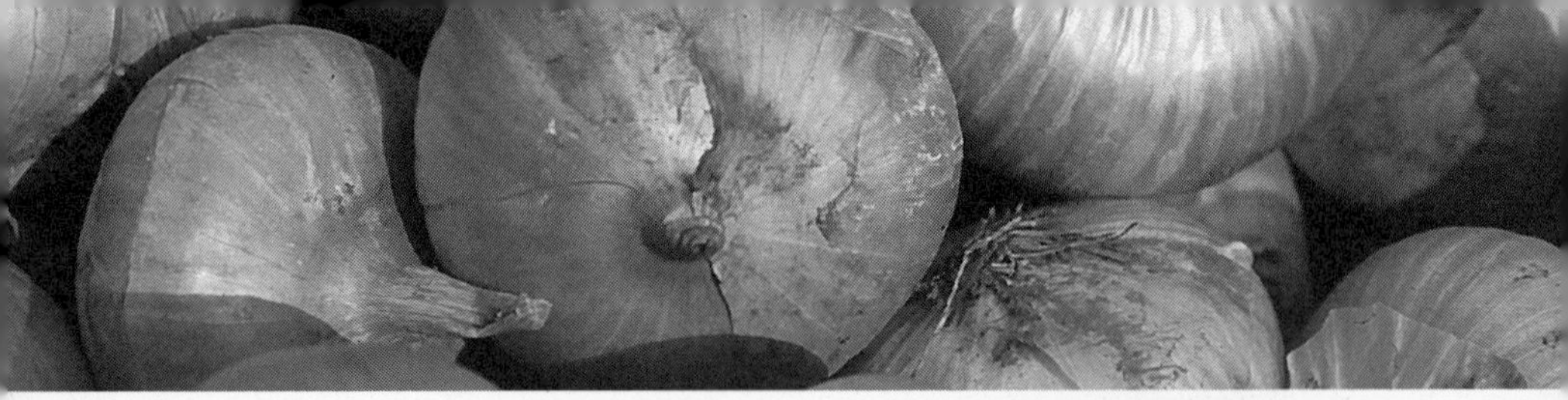

# PART 3 食生活の常識のウソ

## 「お米を食べると太る」と決めつけるのは間違い

かつての日本人や、東南アジアの人々はお米をたくさん食べる割に、肥満は多くありません。お米の成分は炭水化物で、体内に吸収されてすぐにエネルギー源となり消費されます。肥満の原因は、油で揚げたものや肉食など、脂肪とたんぱく質の過剰摂取です。

## 早く「たんぱく質信仰」から目覚めよう

脂肪分の過剰摂取が肥満の原因になり、がんの発症を促す作用があることは知られています。最近ではたんぱく質を多く摂りすぎるとがんの発生率が増加すると考えられ、大腸がんは肉食が原因とされています。

世界的なスポーツ選手の多くが、高たんぱくの肉食を減らし、野菜、果物、穀物主体の食事に切り換えています。

## 植物性油の「リノール酸が体によい」は間違い

これまで、植物性のサフラワー（べにばな）油やコーン油などに多く含まれる不飽和脂肪酸の1つ、リノール酸が心疾患や脳卒中などの引がねになるコレステロール値を低下させると栄養指導されてきました。

ところが、リノール酸のコレステロール値低下作用は一過性のもので、長く摂取した場合にはコレステロール値の低下はみられず、過剰摂取はかえって心疾患やがん、生活習慣病の引きがねになることがわかりました。

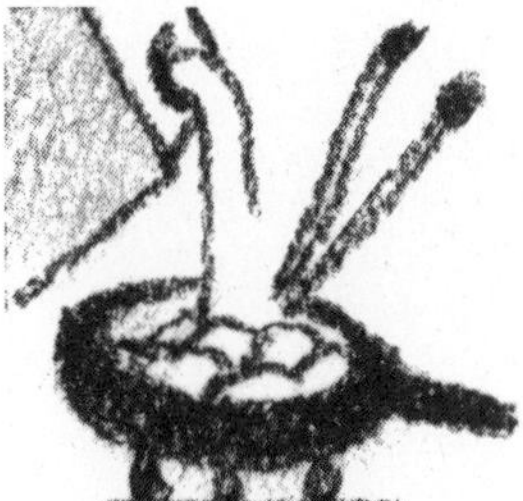

植物性油にはもう1つ、α-レノリン酸を含む油があります。α-レノリン酸は体の調子を整える働きがあります。油を使うときには、しそ油、えごま油、あまに油などα-レノリン酸を多く含む植物油を使うほうがよいでしょう。また、魚油にもα-レノリン酸が含まれています。

## 「塩は悪者」ではない

これまで味噌汁や漬物は塩分の過剰摂取を招き、高血圧、胃がん発生の最も大きな要因となっているといわれてきましたが、それは、使われている塩が悪かったのです。JTの専売事業だった時代には、海水に含まれる多くのミネラル分を不純物として取り除いた高純度の精製塩（イオン塩）しかありませんでした。

今では天然ミネラル分をたっぷり含んだ海水塩（自然塩）が出ています。塩は本来「ミネラルの宝庫」なのです。海水塩にはミネラルが含まれており、味噌汁の具が入れば塩分濃度は大幅に下がります。塩を使うときは、ミネラルたっぷりの海水塩を選びましょう。

## 「カルシウム摂取キャンペーン」の落とし穴

カルシウムの健康補助食品があふれ、国がすすめる「健康日本21」でもカルシウム食品をたくさん摂るようにと示されていますが、ミネラル類のうち、カルシウムだけを重要視する傾向がありますが、カルシウムだけを大量に摂るのは危険です。

カルシウムを摂っても、マグネシウムが不足すると、かえって骨のカルシウムが減って、細胞内にカルシウムイオンが沈着し、高血圧、動脈硬化、心筋梗塞《こうそく》などの原因になります。カルシウムを摂るには、マグネシウムの補給が欠かせません。ミネラルはバランスよく摂取することが大切です。

### ミルクパラドックスの恐ろしさ、カルシウムは野菜で摂るのが効果的

日本では「骨＝カルシウム＝牛乳」という栄養学の図式ができていますが、これは間違いです。牛乳の飲み過ぎは骨からカルシウム脱落を起こし、かえって骨の密度を低下させ、スカスカにしてしまうということが知られています。これを「ミルクパラドックス」といいます。

ですから、骨粗鬆症の発症率はアメリカ人（23％）、イギリス人（22％）、日本人（12％）とのことです。

また、高脂肪の牛乳は、脂肪分がミネラルの吸収を妨げるといわれています。

牛乳は低脂肪牛乳にし、カルシウム摂取はさまざまなミネラル分をバランスよく含む野菜からの摂取が効果的です。

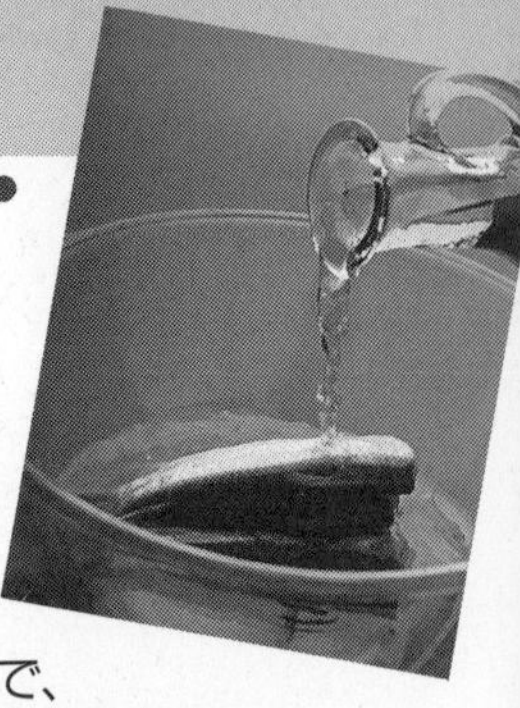

# 免疫力・自然治癒力を高める
# 発酵パワーのすごさ！

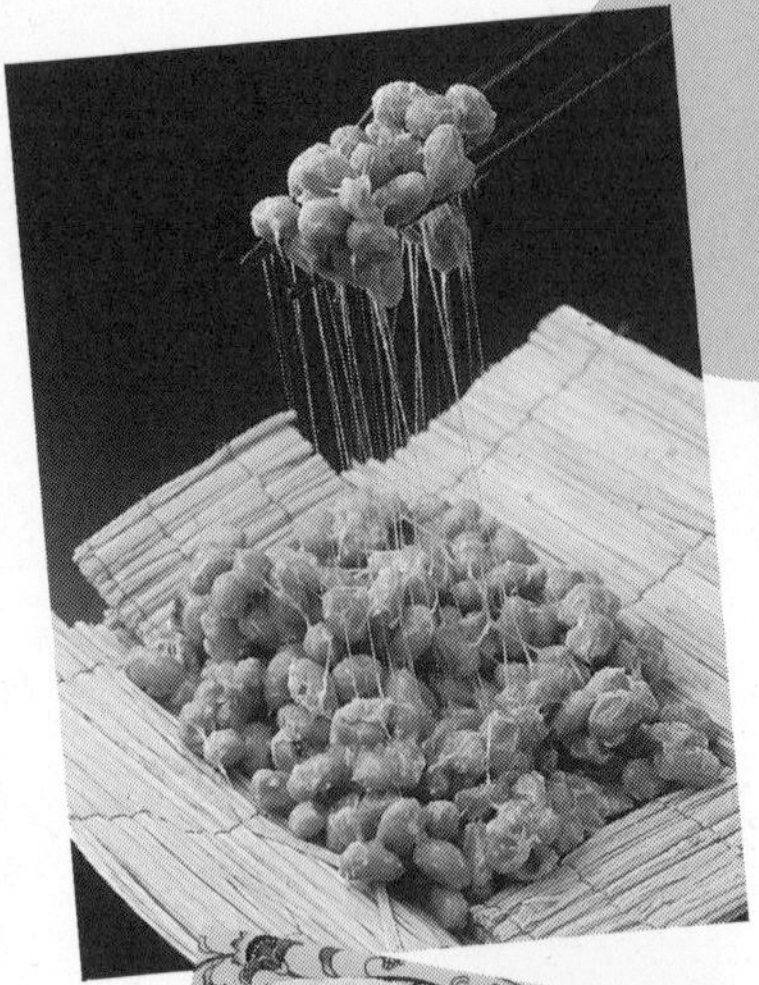

保存が効き、特有の風味があることで、
世界各地で独特の発酵食品が作られてきました。
今、この発酵食品のパワーの秘密が次々に解明され、
健康長寿の食品として改めて注目を集めています。
O-157もたちまち消える殺菌力の強さ。
がん、動脈硬化、心臓病、高コレステロール、
糖尿病予防に驚く効果。栄養成分倍増で、
うま味たっぷりの発酵食品パワーで
免疫力・自然治癒力がメキメキアップします!!


農・食・環境ジャーナリスト
**矢崎栄司**
「緑の企業になる方法」や「漢方家庭薬湯入浴法」などの環境、健康に関する著書があり、近刊「危機かチャンスか、有機農業と食ビジネス」（ほんの木刊）が発売中。


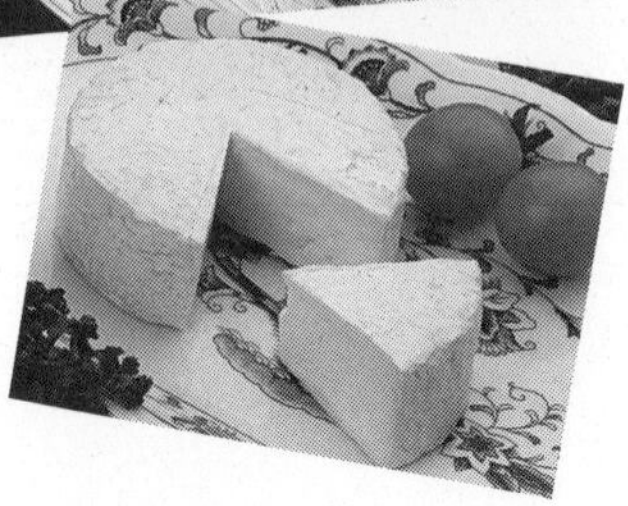

## 医薬品、食品、環境、エネルギーに至るまで、発酵は21世紀のキーワード

発酵食品は、カビ、酵母、細菌などの微生物の働きによってできます。発酵とは、これらの微生物が行う代謝や作り出す酵素によって食品に含まれるたんぱく質、炭水化物、脂質、繊維質などが変化することで、味、香り、色など特有の風味ある新しい食品に仕上げられます。

### カビ

発酵食品に使われるカビの一種コウジカビにはデンプンを糖化する働きやタンパク質を分解する働きがあり、日本酒や味噌、醤油、みりん、漬物などの製造に使われます。

また、カビの中には納豆菌、クサイロカビ、青カビなどさまざまな種類があり、納豆菌は納豆、クサイロカビは鰹《かつお》節、青カビはロックフォールチーズ（ブルーチーズ）やカマンベールチーズなどの製造に使われています。

### 酵母

酵母は糖をアルコール（エタノール）にする働きがあり、ビールやワイン、日本酒の製

造に欠かせません。またパン製造にも酵母の一種である天然酵母菌やイースト菌が使われます。

**細菌**

乳酸菌が代表的で、糖を乳酸に変える働きがあり、ヨーグルト、乳酸菌飲料、チーズ、ハム、ソーセージ、漬物、な※れ鮨をはじめ、日本酒や醤油などの製造にも使われます。

食品製造だけではなく、抗生物質をはじめとする医薬品の製造、各種のアミノ酸やビタミン、ホルモン（生理活性物質）なども微生物による発酵で作られており、発酵製品の大半を医薬品が占めています。（食品は約20％）

また、有機質肥料の生産、家畜糞尿《ふんにょう》や汚水処理、水質浄化、生ゴミの堆肥化、生分解性プラスチックの製造、バイオマスなどの新エネルギー開発をはじめ、食、医、農業、環境、エネルギー、新素材開発の分野に至るまで広く利用が進められており、発酵は21世紀のキーワードともいわれています。

## がん、動脈硬化、心臓病を抑制……発酵食品は医食同源の健康食品

発酵食品は体験的に体によいとされ、昔から長寿村では必ずその地域独特の発酵食品が作られ、たくさん食べられてきました。そして最近では発酵食品の持つ効果（保健的機能性）が次々に明らかにされ、改めて発酵食品パワーのすごさが注目されています。

例えば、納豆は大豆を煮て、納豆菌により発酵させて作りますが、煮ただけの大豆に比べてビタミン$B_2$が10倍にも増加し、必須アミノ酸を含む遊離アミノ酸も発酵前の煮大豆に比べて倍増しているというデータもあります。

納豆に繁殖した納豆菌は殺菌力が強く、腸内での有害菌の繁殖を防ぎます。実験段階では同じシャーレ内のO-157病原性大腸菌をアッという間に駆逐《くちく》し、O-157抑制効果が期待されています。

さらに納豆からは血液中の血栓を溶解するナットウキナーゼ、高血圧を降下させる作用を持つアンギオテンシン変換阻害酵素という二つの重要な酵素が見つかっています。

もう一例を挙げてみると、キムチは乳酸菌発酵により製造されますが、発酵することで消化吸収がよくなるのと同時に、発酵中に乳酸菌が多くのビタミン類を生成し、発酵する前に比べてハクサイのビタミンAが10倍以上、ビタミン$B_1$、$B_2$、ナイアシンが2～3倍と各種ビタミン類が倍増しているという例も報告されています。

このように食品が発酵することによって栄養成分がグンと増え、体によい新しい効果（機能）を持った酵素が生まれてきていることが分かってきました。

そうした成分、酵素の作用で、納豆には血管内のコレステロールを排除し、血栓を溶解し血圧を下げたり正常にしたりして脳卒中や心筋梗塞を予防する効果、味噌《みそ》には胃が

※なれずし（馴鮨）：塩漬にした魚の腹に飯をつめ、よくなれさせた鮨。

ん、動脈硬化性心臓疾患、胃潰瘍、十二指腸潰瘍の予防効果、食酢には糖尿病、肥満防止、潰瘍《かいよう》抑制、血液中のコレステロール値を下げる効果、ヨーグルトには整腸作用の他にがん、高血圧、老化予防などの効果があることが分かってきました。

発酵食品は腸内の善玉菌を増やして、食べた物を腐敗させる悪玉菌（腐敗菌）を排除し、腸の働きを整え老化を防ぎます。

そのため食物の消化・吸収がよく、発酵によって高められた栄養価や発酵によって新しく作り出された有益な酵素、成分をしっかり吸収することができます。

発酵食品は、人間の免疫力・自然治癒力を高める最高の食品のひとつといってよいでしょう。

## ■発酵食品の種類と効果（機能性）■

| 名称 | 原料 | 発酵微生物 | 主要成分および酵素 | 効果（機能性） |
| --- | --- | --- | --- | --- |
| 味噌 | 大豆・麦（米）<br>食塩・米コウジ | コウジ菌 | タンパク質、ビタミン、ミネラルが豊富。<br>レシチン、リノール酸、リノレン酸<br>エチルエステル含有。<br>米コウジのアスペラチン | がん、動脈硬化、高血圧、<br>胃潰瘍、十二指腸潰瘍、<br>肝硬変を抑制 |
| 醤油 | 大豆・小麦<br>食塩・米コウジ | コウジ菌<br>耐塩性乳酸菌 | アミノ酸、ビタミン、ミネラル<br>コウジのアスペラチン | がん細胞の増殖抑制 |
| 納豆 | 大豆 | 納豆菌 | タンパク質、ビタミンB2、ビタミンKが豊富。カルシウム、リン、カリウムなどミネラルが豊富。ナットウキナーゼ、アンギオテンシン変換阻害酵素 | 皮膚炎、脱毛予防、食欲回復、骨強化、動脈硬化、血栓、脳卒中予防、高血圧、がん抑制 |
| 食酢 | 酒<br>（米・米コウジ） | 酢酸菌 | アンギオテンシン変換阻害酵素<br>米コウジのアスペラチン | 疲労回復、血中コレステロール、中性脂肪の減少、体内の脂肪分解促進、高血圧の抑制、糖尿病、脂肪肝改善、過酸化脂質抑制、がん細胞増殖抑制、老化制御 |
| ぬかみそ漬 | 野菜・米ぬか・食塩 | 乳酸菌・酵母 | ビタミン、ミネラル、タンパク質が豊富<br>繊維質、水溶性ペクチン等 | がん、高コレステロール症、動脈硬化、肥満、心臓病、糖尿病予防、便秘解消、整腸作用、美肌効果 |
| 甘酒 | 米・米コウジ | コウジ菌 | ブドウ糖、必須アミノ酸、ビタミン（B1、B2、B6、パントテン酸、ビオチン）が豊富。米コウジのアスペラチン | がん細胞の増殖を抑制、<br>疲労回復 |
| キムチ | ハクサイ、ダイコンなど<br>野菜・トウガラシ | 乳酸菌 | ビタミンAなど各種ビタミン、食物繊維が豊富。<br>カプサイシン、ベータカロチン、カプソルビン、クリプトキサンチン含有。 | 体内の脂肪分解促進、<br>コレステロール抑制、<br>抗がん作用、<br>中性脂肪低下効果、食欲増進、<br>血管拡張作用 |
| テンペ | 大豆 | クモノスカビ | アミノ酸類（遊離アミノ酸が大豆の20～200倍に増加）、ペプチド類、パルミチン酸、ステアリン酸、オレイン酸、リノレン酸、ビタミン（B2、B6、ニコチン酸）が豊富 | 血管強化、脳溢血防止、<br>クモ膜下出血の防止<br>血中コレステロール低下、<br>老化制御、美肌効果 |

連載

# エッセイ

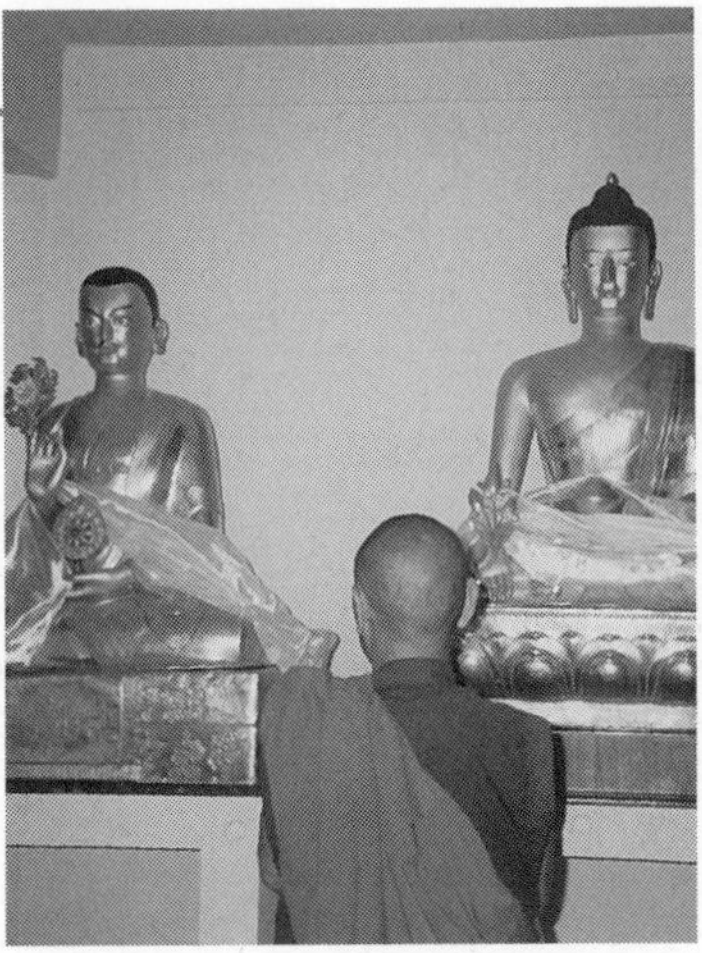

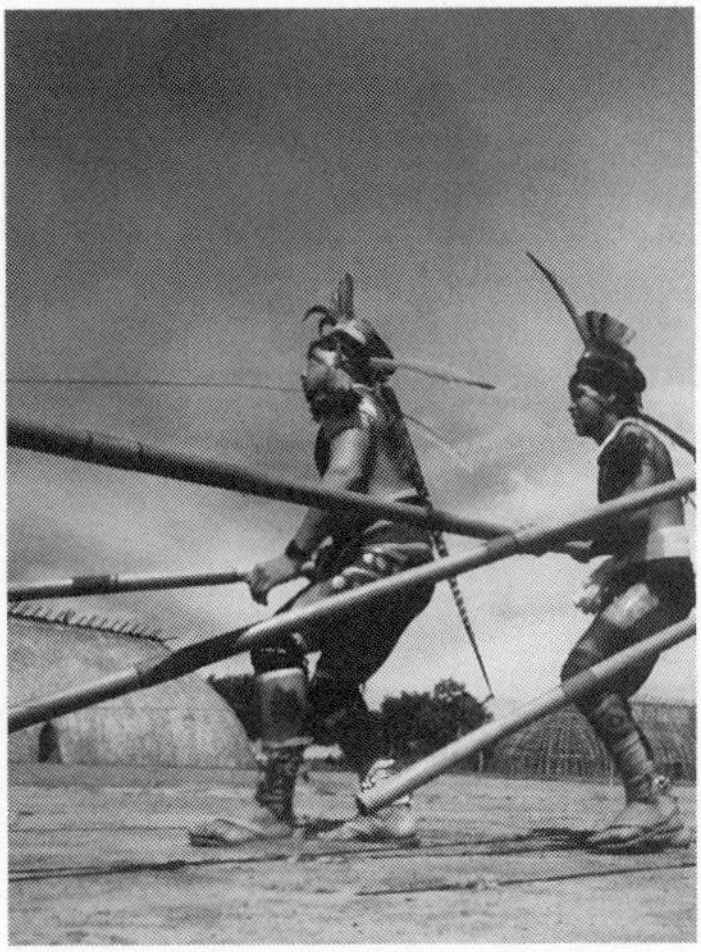


Kenko Minami

南 研子

（熱帯森林保護団体代表）


アマゾン、インディオからの癒し「今日という日に感謝する」

女子美術大学卒業。1989年５月アマゾンでの熱帯森林保護団体を設立。その後18回に渡りジャングルで先住民と共に毎年３カ月間以上暮らし、支援活動を展開中。著者に「アマゾン、インディオからの伝言」がある。


Yasushi Ogawa

小川 康

（チベット医学占星術大学２年生・薬剤師）


チベット医学童話「タナトゥク」インド・ダラムサラより

富山県出身。東北大学薬学部卒。日本人で初めてインド・ダラムサラにある、チベット医学占星術大学に合格。現在２年生。薬剤師。自然観察インストラクター。

連載
第2回

# 母への感謝と18回めのアマゾン訪問

死を覚悟して、毎年ジャングルに入る。
6月に永遠に旅立った母の供養のあとすぐ、
18回めのアマゾンへと向かった南研子さん。
今号は、若き日々の苦悩の時代を綴った。
自殺未遂、精神的な病。
それらを克服した南さんだからこそ
インディオの叡智を心の耳で
感じとることができるだろう。


南研子
（熱帯森林保護団体代表）


アマゾン、インディオからの癒し


みなみけんこ
女子美術大学卒業。1989年イギリスの歌手スティングがアマゾンを守ろうというワールド・キャンペーン・ツアーを行い、日本を訪問した。その際、同行したのが縁で、同年５月「熱帯森林保護団体」を設立、活動を開始。ブラジルでの1992年世界先住民族会議を機会にその後17回にわたりアマゾンのジャングルで先住民と共に、毎年３カ月間以上暮らし支援活動を展開。現在、熱帯森林保護団体代表。著書に「アマゾン、インディオからの伝言」（ほんの木）がある。


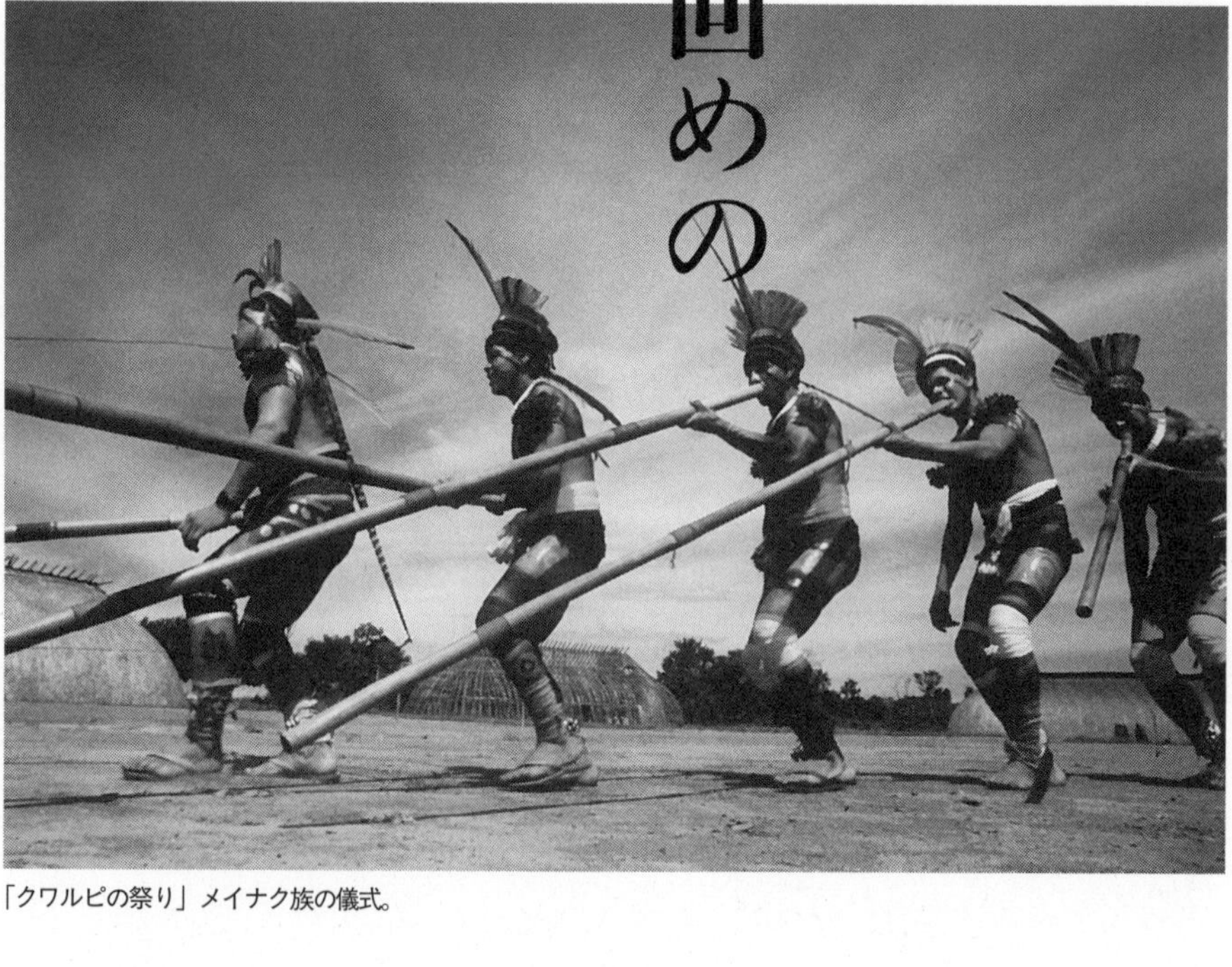

「クワルピの祭り」メイナク族の儀式。

## 20歳代のわたし

2003年7月11日、私は18回目のアマゾン訪問のために、日本を離れる。多分帰りは、秋深き頃になるだろう。それにしても我ながら感心してしまうほど、アマゾンにのめりこんでいる。だがそのために周囲の人々、それも家族や親しい友人には特に、色々な意味で迷惑をかけたり、無理をいったりしてきたので申し訳なく思っている。が、お陰様で私はとても恵まれた環境にいる。地位や名誉、お金はないが、自分に嘘《うそ》をつかずにありのままで生きていける人間関係があったからだ。

そんな私が家族という事を考えた時、なぜか必ず下宿屋を想像してしまう。というのも、33年前に結婚して最初の数カ月は亭主と2人で生活をしていたが、この暮らしはそう長く続かず、常に誰かしらが同居するようになった。

そんなこともあり都会暮しをやめて、私たち夫婦は東京の郊外、八王子に築200年経った農家を借りて住んだ。この家は結局私たちの留守中に同居中の友人の失火で丸焼けになってしまったのだが、この下宿屋もどきの農家には常に10人近い居候《いそうろう》がいた。心が病んでいるので休養を必要とする人、都会の暮らしについていくのがしんどくなった人など様々だった。当時から友人たちの中でも絵かきや音楽家など、心やさしい芸術家の人々は、癒しを求めて私たちが借りたこの八王子の山中の農家にやってきたのだった。

この村は、平家の落人《おちうど》が住んでいたというだけあって、不思議な所で、まだ当時、赤軍派の事件などが世を騒がしていた時代だったため、私たち下宿屋もどきの農家も警察からマークされていたようだった。

私たちが住んでいた村には、1軒だったが精神科の病院があり、週末には必ずそこの患者さんたちが10数人、付き添い人と手をつなぎ散歩に出かける。10軒くらいしかない小さな村だったのと、特に我が家は村のどんづまりにあり、その先は山への入り口だったので、患者さん達は我が家の前で、病院へ戻る途中ひと休みするのが恒例だった。

農家なので、雨戸を開けっ放しにすると家の中が丸見えになる。患者さんがじゅずつなぎに、まるで、舞台を観ている観客のように我が家の庭に座り込み、変った芸術家たちのやっているヒッピーのような、何とも楽しげで、少々訳のわからない私たちの生活をじーっと観察したりしていた。

そのうち「のど乾いたから水を飲まして!」とか気楽に声を掛けてくるので、こちらも「はいはいどうぞ」なんていう風に親しくなっていった。

## 他者のあたたかさが救いになる

なぜこのような話を、家族の話から飛躍して、八王子の農家、下宿人と共に思い出したかというと、私も自殺未遂をした後、精神科のお世話になったからだ。それに至るプロセスを少し述べてみる。

それは結婚してしばらくたってからのことだった。まず不眠症になり、まっすぐに歩けなくなった。食欲もなくベッドに寝ていると天井がどんどん身体にせまってくる。そのうちベッドが生き物のように動きだし、私を食べようとする。怖いのなんのって。冷や汗が出てくるが、身体を動かすことが出来ず、「助けてー」と叫べど声にならない。そのうち気が遠くなり、気を失う。もしそんな事を人に話したら、そんなの幻覚だと、いわれそうだ。

しかし、本人にとってみたら、しらふでこんな状態が起こること自体、恐怖だ。私はこういった恐怖から逃げる手段として、ガス栓《せん》をひねった。幸いなことに、死ぬ前に発見され、一命を取りとめ精神科の世話になった。そしてお陰様で薬を使わず、深い催眠療法による治療で、潜在意識に溜っていた未解決の事柄を吐き出したことで完治した。

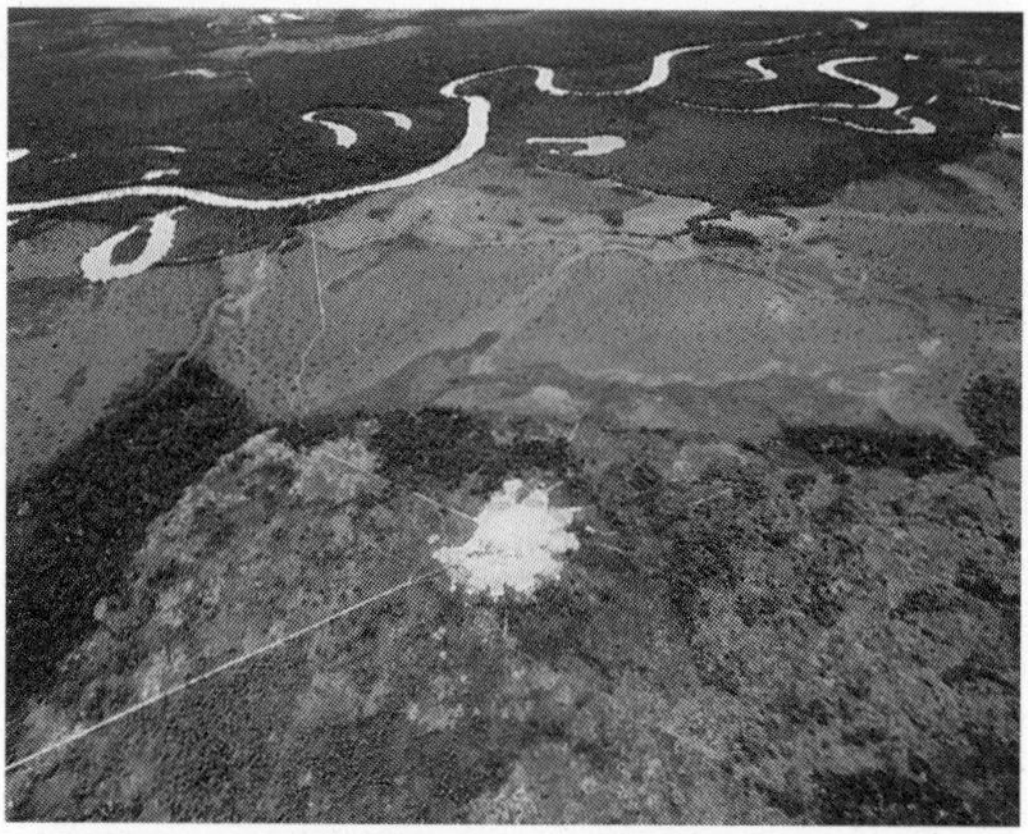

シングー川と、中央の白い所がインディオの集落。

もしこれが、電気ショックや強い薬を使っていたら今の私は存在しなかった。自殺する人は死にたいから自らの命を絶つのではないと、私は思う。ある基準を設けたこの社会の価値観が合わず、まるでサイズの合わない靴を、始終はいているような、心が敏感で、周囲に不快感がある人。人によっては被害妄想になったり、厭世的《えんせいてき》になったりするが、その人なりの価値観が独自にある。そんな人たちが、この社会の価値観に意味を見い出せなくなれば、他の選択肢は死しかなくなるだろう。もし、ほかの惑星に移り住むことが可能になれば、自殺者は減るだろう。しかし、人は自ら選んだ死でもさえ、寸前まで本当は誰かに理解してもらいたかったり、辛さを共有したいものではないかと思う。そんな時に他者のあたたかさが救いになる。

そんな一件もあって、都会暮らしをやめて、私たち夫婦は山中の小さな村の古い農家を1軒丸ごと借りて、移り住んだのだった。

その下宿屋のような我が家に、当時、都会から、友人、知人に聞いて来るのだろう、そういったギリギリまで追いつめられた人がよく駆け込んできた。

10代後半のかわいい顔をした女の子も、都会からやってきたそのひとりだった。親が無理やり、精神科に入院させ、電気ショックや薬づけにしていたが、何かの隙《すき》をみて逃げ出して我が家にきた時は、目は虚《うつ》ろで、よだれを垂らし、ろれつが回らず、おむつをして痩《や》せこけていた。

それでも「研子さん！　たすけてー」と、会ったばかりの私に、かぼそい声で泣きながらしがみついてきた。すぐに両親は居場所が私たちの所とわかり、追っかけてきて「娘は病気なんです。帰してください」と喚《わめ》く。私はぴしゃりと言った。

「お帰りください。彼女は今、私を必要としています。責任を持ってお預かりします」親はしぶしぶ帰って行った。

私は彼女のために特に何かをした訳ではない。まず薬の依存性を取り除き、家事を手伝ってもらい、ここでの田舎の自然の中で、ゆっくりとした時間を共にもっただけだった。おむつも取れ、話し方もしっかりした頃、うちに出入りしていた若者と仲良くなり、結婚して、今はある地方で幸せに生きている。もう25年以上も前の話である。たぶん彼女にとって、同じ体験をした私と一緒にいることで、しぼんだ心が癒されていったのだと思う。生きる環境や周囲の人間の理解や心構えで人は本来の自分を取り戻せるのである。

人間は誰だって何らかの不安を抱いて生きている。お金が無い事、病気の事、将来の事、老いの怖さなど数えたらきりがない。そして失礼な表現かもしれないが、この人々の不安を癒すことを商売にしているのが、医薬品業界であり、生命保険会社や化粧品業界などである。

確かに、古今東西、女性は若く、美しくありたいと思っている。私だってそう思っているが、現実は厳しい。健康に関しては、どういった状態が健康なのかが判断出来なくなるほど、巷《ちまた》には情報が氾濫《はんらん》している。

一病息災《そくさい》という、ひとつくらい持病があった方がかえって健康でいられる、というような古い言葉が死語になりつつあるくらいだ。私が子どもの頃は、泥だらけになって遊び、ハナ垂《た》れ小僧が袖《そで》で、鼻をぬぐっていた。冬になると、手足があかぎれやしもやけになる子も多かったが、アトピーの子どもはいなかった。

ここ数10年の医学の進歩は凄《すさ》まじく、たくさんの人が命拾いをしている。結構なことだと思うが、反面、過剰なまでに、健康を意識するようになった。私は医学の専門家ではないが、健康であるという状態は、健康の事を考えない時ではないかと思う。そしてそういう時は精神も安定している。

私は仕事柄、一般の人より死に直面するケースがはるかに多い。それはアマゾンのジャングルという、かなり特殊で過酷な環境下に身を置く必要があるからだ。今から考えると「よく生きていたなあ」と思うことが多々ある。

私たちの支援対象地域は貨幣制度が未だ確立しておらず、住民であるインディオには文字も無い。独自の文化は全て口頭で継承していく。ちょっと想像して頂きたい。文字がもし私たちの世界に無いとしたら、どんな社会になっているかを。

確かに私たちは物質的には、豊かで便利な暮らしをしている。しかしそれが人間にとって本当に幸せなことなのだろうか。経済効率を優先させ、消費に拍車をかける社会構造になっているので、金を持っている人間が何でも自由で、あたかも偉そうに見える。いつの世も権力者がいて、自己保身も兼ねて階級制にして人間を分ける。

たとえば、今の世は病気になっても、良いか否かは別と

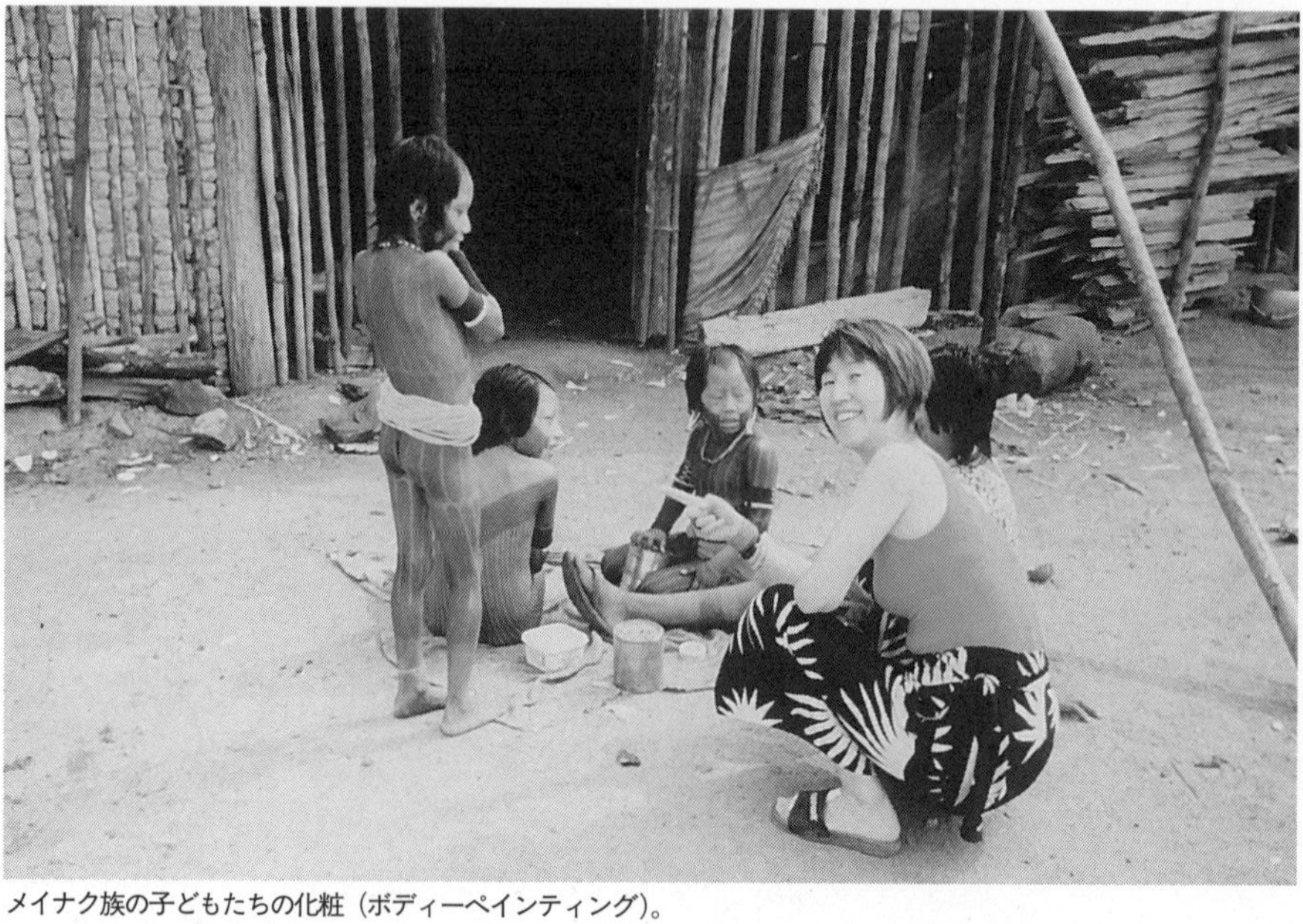

メイナク族の子どもたちの化粧（ボディーペインティング）。

して、金さえあれば最新の治療を受けることができる。そして医者はまるで患者の命を物体のように扱う。中には良心的な医者もいることは認めるが、大方はそうでもしなければ、職業としてやっていけないのだろう。神さまでない限り、人の寿命などわかるはずがないのに、余命などを平気で告げる。私たち文明人は、金、権力、欲望に追従し、全ての面で謙虚さと感謝を忘れ、おごりたかぶっているのではないか？

アマゾンのインディオは、なにかにつけて感謝する。お日様が出て感謝、雨が降っても感謝、病気になって感謝、悪いことがおこっても、良いことがあっても感謝する。そして年寄りになっても寝たきりもいないし、白髪《しらが》も禿《は》げもいない。自殺者や犯罪者も皆無。いじめも差別もない。

カヤポ族のリーダー、ラオーニは言う。

「私たちは、全てのもののおかげで生きている。いや生かされている。その時々で、色々な精霊が知恵を授けてくれて道を指し示す。もし自分の心が曇っていたら、何も見えない。だからいつも心に嘘や淀《よど》みがあってはいけない。そして、どんな事が起ころうと、自分に来た事柄は受け止めなければいけない。それが困難であればあるほど、解決した後は自分が大きくなれる」

文字も読み書きも出来ない人の言葉とは思えぬほど、真理をついていて、そのひと言が重い。いや文字が無いからこそ、わたしたちが失った大切な感性が発達し、心が磨《みが》かれているのだろう。いったい、文明の進歩とは何であるかを考えさせられる。私たちは知識の積み重ねに専念し、本当に大切な事が抜け落ちて生きているように思う。

## 15年生きた、急性白血病の友人

人は時として自分の身に降り掛かった災難を期に、人生の宝を発見することが多い。ある友人の話をしよう。彼は若い頃、映画のシナリオライターになる事を夢見ていたが、結婚と同時に稼がなければならなくなり、サラリーマンになって家計を支え出世した。ある時、体調を崩し病院に行き、検査した結果、「急性白血病」と診断され、余命1年と言われた。彼は残された時間の中で、最優先課題のひとつとして、不義理をしていた友人たちの訪問を始めた。我が家に来た彼を見て、私は愕然《がくぜん》とした。精気のない顔、諦《あきら》めきったような表情だったからだ。我が亭主は、平然と言う。

「人間いつかは誰でも死ぬからね。それが早いか遅いかの差くらいなもんよ。あっちで待っていてよ。でも、もっと生きたい？」

私は心の中で「そんなこと当たり前じゃない」と思った。

亭主は続ける。

「あのさあ、強い薬飲んで、医者の言葉信じていたら、医者の言った通りになるよ」

それももっともな話だ。医者に自分の命を預けて、主体性がないというわけだ。ちょうどその頃、亭主も胃潰瘍《いかいよう》でバケツ一杯の血を吐き、死線を彷徨《さまよ》った。仕事先の地方の病院に入院し、薬漬《くすりづ》けになり、薬疹《やくしん》がでて西洋医学に疑問を抱き、そうそうに東京に戻り、薬を捨て、民間医療を試みていた。ヨーガと玄米正食、光線治療で完治にちかづいていたころだった。

私もヨーガをやっていたので、「急性白血病」と診断された友人にその先生を紹介すると、早速に彼は訪ねた。ヨーガの先生は彼に自己暗示療法を行っている所を勧めた。そこでは気持ち良い音楽が流れ、自己暗示の心理訓練をするそうだ。「オレは癌《がん》ではない」と何千回も繰り返して言う療法をするらしい。

数カ月後に再び彼がうちを訪ねて来た時は別人のように元気になっていた。

「病院の先生も驚いているよ。なんだか数値も良くなっているみたい。でも貰《もら》った薬は飲まずにゴミ箱にすてているんだ。困ったことに、あまり良くなったので、学会で僕のケースを発表したいと言うんだ」

と笑って話す。

この話から私は思った。毎日のように「オレは病気ではない」を繰り返すと、白血病さんも、なんだか居心地が悪くなるのだろう。自己存在を認めてくれたら存在理由もできて頑張れるが、存在しないといわれたら、活動もしにくくなる。この方法は、アマゾンのインディオ社会の病気は、この世にないという考えかたに通じるものがある。結局この友人は、その後15年生きて、旅立っていった。

一概には言えないが、どんな状態になっても拒絶せずに、まず丸ごと一旦は受け入れじっくりと解決策を模索すると、意外とそれが答えの出る近道だったりする。

## 母とのすてきな別れ……

病気に限らず、どんな事でも、他者に託すことなく、主体性をもって臨むことが大事だが、残念なことにこの文明社会は自分達が暮らす環境において、他者に依存しすぎる傾向にある。そうでなかったら、医者や政治家がもっと謙虚なはずだ。

人は誰でも「死」に対しての不安がある。私だってある。でもこれは避けて通れない課題でもある。これだけ文明が

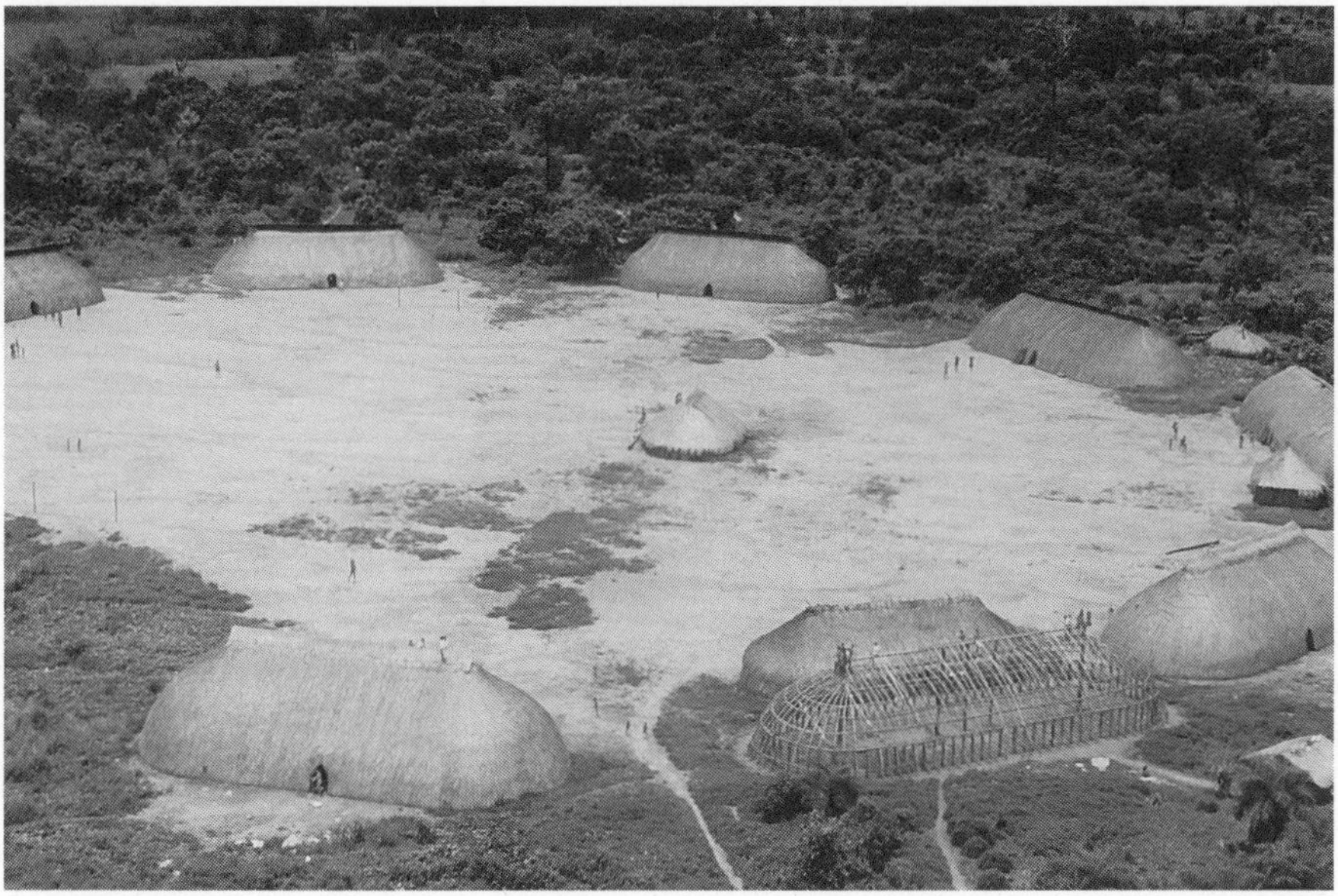

メイナク族の集落とやしぶきの家。

進歩したにもかかわらず、死をテーマにした話題が世の中にそう多くない。

個人的なことだが、私は最近まで92歳を越えた実母の介護をしてきた。母と同居し、老いゆく様を辛い経験だったが共有した。母は独立心が強く、すてきな女性だった。妥協することが嫌いで、未婚の母も経験した。

同居した当初は、ひとりでちょくちょく銀座にお洒落《しゃれ》をしてウナギなど食べに行ったりした、モダンなおばあさんだった。3年前に転び、足が不自由になった頃から、何かが変化し始めた。1年前からおむつになり、ほとんど寝たきりの状態になったが、頭は冴《さ》えていた。痴呆《ちほう》も辛いが、本人にとったら、身体が不自由なのに頭が冴えているのとどちらが幸せかは分からない。私はアマゾンの仕事と介護で、心身共に疲れ果てていた。私を助けてくれる古くからの友人や、息子の彼女がいたからこそ、それでも身がもっていたが、今年に入り、ストレスからくる胃潰瘍《いかいよう》になったり、腰や肩を傷めた時に母との同居の決定的限界を感じた。

常づね母は「もし、施設に入るような事になったら、なるべく遠くにしてちょうだい。その方がお互いにとっていいから」と言っていたので、父の故郷で墓がある徳島に、大変温かな対応をしてくれる施設を見つけ、3月に入居が決まった。その頃にはもう、母と私の関係はかなり険悪な状態で、必要最低限しか会話を持つことができなかった。出発の前日に持ち物の事で、わたしが母の夏服を箱に積めている様子を見て母が、さらっと言った。

「夏物はいらないわ。私は夏まで生きないから」

母は家を出る時玄関で、

「このお家にありがとうと言いたいわ。お世話になりました」

と、住み慣れた我が家に一礼した。そして私たちは、介護を手伝ってくれていた友人の運転する車で徳島へと向かった。

施設に送り届け、私はあっさりと母と別れるつもりだったが、そうはいかなかった。いざ帰る段になって、自分でも驚いたが母のヒザに顔を埋《うず》めて私は号泣《ごうきゅう》してしまった。

「お母さん、ありがとう私を産んでくれて！　ごめんね、こんな結果になっちゃって！」

母は、

「私こそ感謝しているわよ。しっかりアマゾンのお仕事をするのよ」

と私の頭を撫《な》でながらいった。

まるで今生の別れのようだった。そして母に対して、それまでずっと心の中に持ち続けていたマイナスのものが、涙と一緒に洗い流されたようで、凄《すご》くすてきな母との別れが出来、私は幸せだった。

ところが本当にこれが、母との最後の別れになった。6月8日母は突然、他界した。前日まで全部食事を平らげて眠り、その数時間後に旅立った。あっぱれといいたい。

人は自分の死を予知できるのだろう。私は日頃から自分の死の場面を、思い描いている。

それは、にっこり笑って「ありがとう」と満足気に死ぬ。その日を迎えるには、今日一杯やるべき事、やりたいと思っている事に全力を注ぎ、実行することだ。

私は疲れたら、サプリメントやブラジルで買って帰ったプロポリスも飲む。かといって自然食にもこだわってはいない。目の前にある食べ物に、たとえ添加物が入っていようが、感謝して頂くようにしている。そして毎晩、寝る前に、この世での借り物である肉体にありがとうと言う。

私は思う。いかに死ぬか、ということはいかに生きるかと同じことなのではないだろうかと。人が肉体を持って生きるという決められた時間の中で、どれだけワクワクした体験が出来、喜怒哀楽のめりはりがある時間を持つかがポイントだとも。それは、一生を掛けて1枚の絵を描く行為に似ている。私は未完成の絵の前に立ち、今どのように仕上げていくかを楽しんでいる最中だ。完成にはまだ。数10年必要だと思っている。

（続く）

©富山県国際伝統医学センター（「四部医典《しぶいてん》タンカ」より）

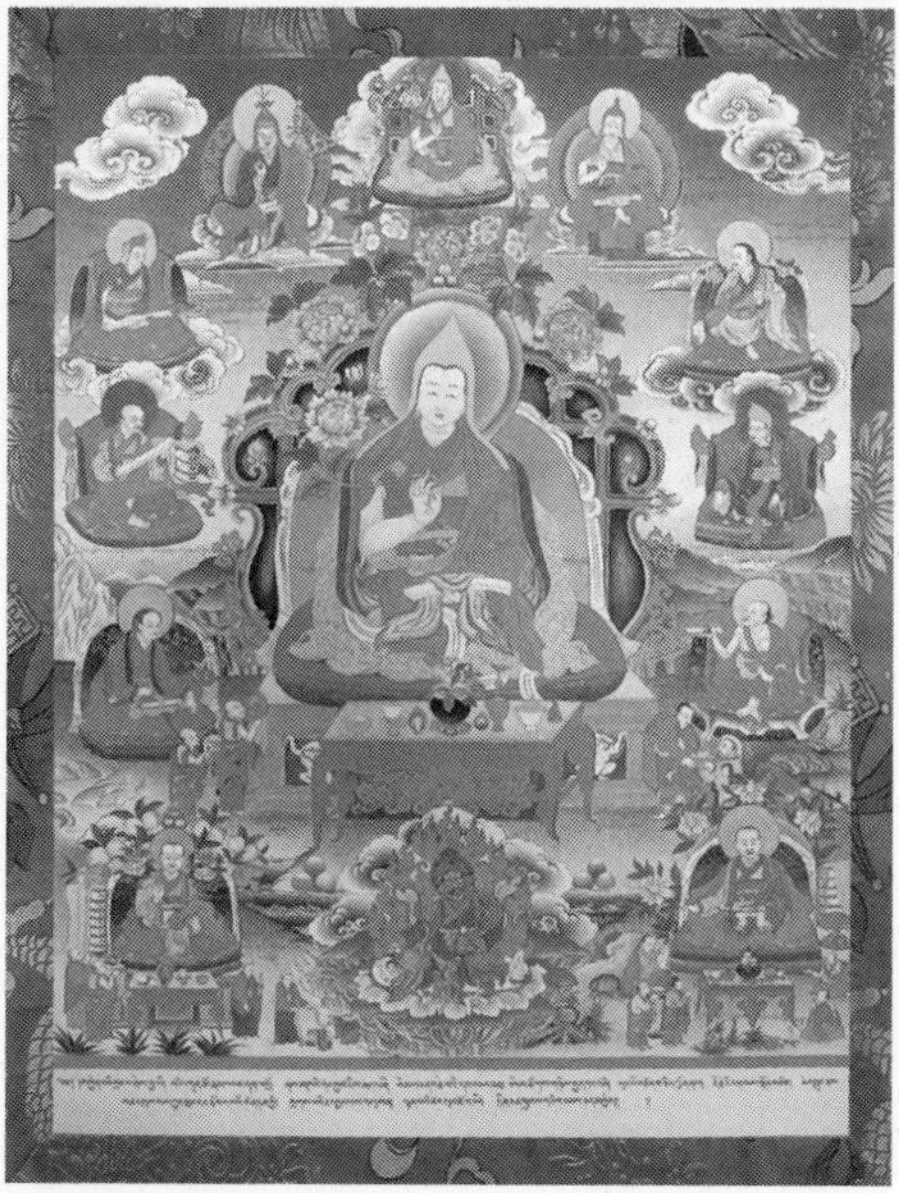

連載 第2回

チベット医学童話

# 「タナトゥク」―インド・ダラムサラより―

チベット医学の特徴のひとつに、医師らが自ら祈りを込めてつくる丸薬がある。年に１回だけ満月の月光のもとに調製される「方解石月光丸」。現代科学では、はっきりと解明できないチベット医学の深い知恵をインド、ダラムサラから小川さんがお届けします。

小川康（チベット医学占星術大学２年生・薬剤師）

おがわ　やすし

富山県出身。東北大学薬学部卒。薬草会社、薬局、農場などで勤務。99年１月よりインド・ダラムサラにてチベット語・医学の勉強に取り組む。2000年５月、メンツィーカン受験、チベット人以外の外国人として初めて合格。2003年３月無事２年生に進級。現在チベット医学占星術大学２年生。薬剤師。自然観察インストラクター。

前回のあらすじ

原因不明の呼吸器病が迫りつつある草の谷ニヨン村。テンジンはこの病を防ぐ教えを求めてお薬師様の住む医薬の都タナトゥクを目指し旅立ちました。様々な困難に出合いながらもサーラ国のタシの助けもあって、ついにタナトゥクへと辿《たど》り着いたのでした。そしていよいよ都の中心にある大宮殿において、お薬師様の化身《けしん》、智慧《ちえ》の行者と心の行者の問答という形によって医学の説法が始まりました。説法は論説部第13章に差しかかっています。

「昔、昔、満月の夜、聖者が空腹で倒れていました。それを見つけた熊と狐とウサギは彼を助けるために森へ食べ物を探しにいきました。熊は川から魚を、狐は木の実を持ってきて聖者に捧げました。ところが不器用なウサギは何にも見つけることができません。ウサギは聖者に火をおこしてくれるようにお願いしました。聖者は言われたとおりにしました。するとウサギは『私の肉を召し上がってください』と言って火の中に飛び込みました。みんな慌《あわ》てて火を消しましたが手遅れでした。聖者が黒焦げになったウサギを天に掲げると、そのウサギの崇高な魂は満月へと吸い込まれ、お月様の表面にはウサギの姿が浮かび上がったのでした」

「よいか、皆のもの。これこそがまさに究極のお布施の精神である。困っている人がいたらお布施をし、虫1匹でさえも自分と同じように感じ、嘘をつかず笑顔で人に接し、自分に危害を加える人でさえも手を差し伸べること、これらが病を防ぎ、癒すために日常生活の中で最も大切なことである。

これにて論説部第13章、日常生活の態度の章を終える」

お薬師様の化身、智慧の行者はウサギの話を例にとってお布施など、良い行いの大切さを分かりやすく説かれました。聴衆の皆は夕暮れの空の中に浮かぶもうすぐ満ちそうな月を眺めながら智慧の行者の教えを心の中で繰り返しました。

タナトゥクの大宮殿には月の光が差し込みはじめています。智慧の行者はしばしの沈黙の後、第14章の説法を始められました。

「次は季節ごとの養生方《ほう》について説明する。皆のものよく聴くがよい。人間の体は太陽と月の影響を強く受けている。従って季節の移り変わりに沿った生活をすることが大切である。最も大切な節目は夏至と冬至である。太陽暦と太陰暦では毎年おおよそ11日の差異が生じるから、例えば今年の夏至が太陰暦で5月15日ならば、翌年の夏至は15＋11＝26日前後にやってくると考えなさい。

　夏至から次第に太陽の力が弱まり、月の力が強くなってくる。それとともに人の体力も増進してくる。冬至からは次第に太陽の力が強まり月の力が弱くなってくる。同時に人の体力も衰えていく。つまり、1年を太陽と月がそれぞれ優勢な半年ごとに分けて考えなさい。1年を細かく分ければ春夏秋冬である。また春と夏の間の梅雨の養生も大切である。

　春には苦・辛（胡椒《こしょう》など）・渋味のある物

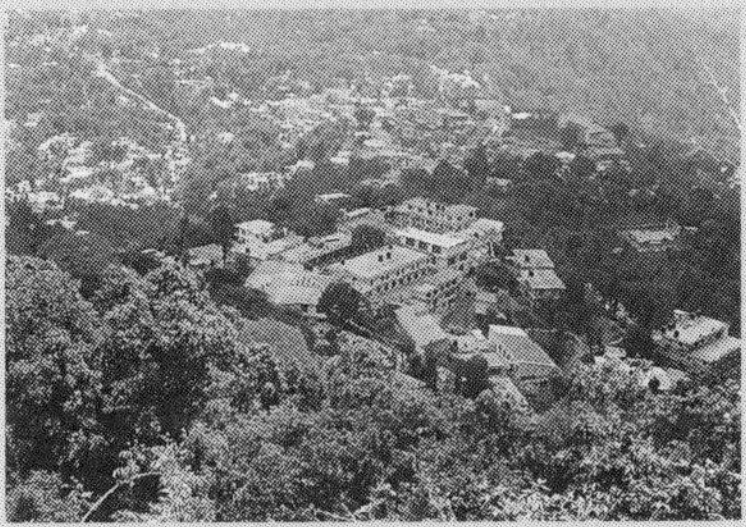

メンツィーカンの全景。

「タナトゥク」ーインド・ダラムサラよりー

を食べなさい。蜂蜜《はちみつ》と生姜《しょうが》湯を飲みなさい。心掛けて運動をし運動後にはヒラマメの粉で体をマッサージしなさい。木立の中や美しい庭園でリラックスしなさい。梅雨には特に胃の熱を大切にしなさい（前号参照）。甘（黒砂糖など）・酸（年代物のお酒など）・塩味のある物を食べなさい。涼しい場所を避けるように。

　夏には甘味のあるもの、豚肉のように冷たい性質を持ったものを食べなさい。塩・辛・酸味の食物、日光浴は避けなさい。冷水で体を洗い、水割りのお酒を飲みなさい。白檀《びゃくだん》など香りの良い建物の中で暮らしなさい。

　秋には甘（ブドウなど）・苦・渋味の物を食べなさい。樟脳《しょうのう》や白檀の香りを衣服や住居に漂《ただよ》わせなさい。

　冬には寒さで毛穴が閉じてしまうので熱が体内に隠れてしまう。この時期には甘・酸・塩味のある物を食べなさい。胡麻《ごま》油でマッサージをし、脂っこい食物、肉のスープ、バター、黒砂糖、牛乳を摂《と》りなさい。住居は2階に住むようにしなさい。

　治療法においては秋には下剤を、春には吐剤を、夏には浣腸などによる緩やかな下剤を与えよ。しかし、季節に異常がある場合は臨機応変に対応せよ。

以上にて論説部第14章、季節ごとの養生についての章を終える」

「外は暗くなってきた。外に出たら美しい月を見上げて帰るがよい。しかし足下《あしもと》にも気をつけるように。今日までの教えをしっかりと復習、暗唱し、3日後の8月17日に再び集まるように。明日、8月15日は月の光が最も清い日である。従って年に一度の月光丸の調製が行われる。皆のものも製薬工場デキリンに出向いて仕事を手伝うように」

そう告げると、智慧の行者はお薬師様の心臓に、心の行者はお口にと吸い込まれていきました。ラピスラズリの玉座の上では、相変わらずお薬師様が深い瞑想《めいそう》に籠《こも》ったままでした。

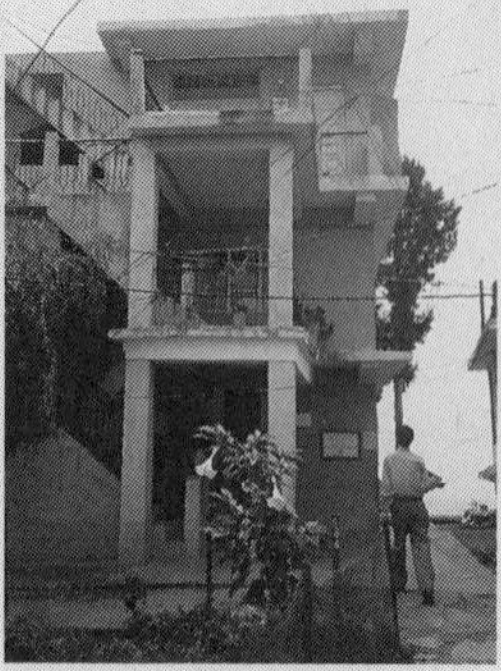
メンツィーカンの病院。日本人の医師、山本哲士先生の寄付によって建てられた。

2人は大宮殿の外に出て、都の中を散策することにしました。都の中は宝石でできた医薬の館、薬草や薬木、清流、湖、池などが月光に照らされて浮かび上がっています。象や熊たちはそろそろ就寝の時間のようです。孔雀やオウムも今日1日タナトゥクの都に響かせたすてきな鳴き声を止め、明日のために喉《のど》を休ませなくてはいけません。

「タシ、僕たちはタナトゥクにいるんだよね。信じられるかい？　それもお薬師様の教えを直接授かることができるなんて夢みたいだよ」

「ほんとに今でも不思議な感じがする。これもテンジンが遥か遠くの国から来てくれたおかげさ。君の熱意が奇跡を呼び起こしたんだよ。ありがとう」

「礼を言わなければならないのは僕の方さ。盗賊《とうぞく》に襲《おそ》われて無一文になった時は、正直言って何もかもあきらめていたんだよ。何とかして早く故郷に帰ろうって。でも不思議なものだね。そうやって肩の力が抜けたとたんに運が回ってくるんだから、人生って不思議だ。ありがとう。それにしても美しい月だね。この月が僕らの健康に影響を与えているなんて、何だかロマンチックな感じがする。僕の国では、月のうさぎさんは餅《もち》つきをしていると言われているけれどタシの国ではどうなの？」

「餅《もち》つきか、現実的な話だね。僕の国では月の乳海《にゅうかい》を一生懸命搔《か》き回しているといわれています。そして、その乳海から月光が生まれ闇夜を照らしてくれるのです」

　タシは月を見上げると歌を口ずさみました。

東の山の頂きから
白い満月が昇る
懐かしい母のお顔が
満月に映って輝いている。

「これはダライラマ6世が残された詩でサーラ国民に最も愛されている詩のひとつです。我々サーラ国では月によって暦を定め、月に様々な思いを寄せてきました。どうですか、美しい詩でしょう」

「本当に美し……」

　テンジンは、故郷の母を思い出し言葉に詰まってしまいました。故郷を離れて1年弱、ここタナトゥクから見える月を今、故郷ニヨン村に住む母も見ているのだろうか。テンジンは涙を見せないように、こぼさないように煌々《こうこう》と照る月を見上げて、タシと肩を並べて歩いていきました。

　その夜、テンジンは小さい頃、母から聞いたおとぎ話の夢を見ました。


　昔、昔、神々は土と水をこねて、そこに火と風を吹き込んで人間を作りました。神々は様々な肌の色、身長の人間を作り、それに移り住んで人間界での生活を楽しみました。美しい物に触ったり、限界があることを知ったり、じゃれあって遊んだり。最初のころ、神々は、人間は自分たちの乗り物であり、自分自身が作った物であることを忘れてはいませんでした。体は光輝き、人間界には光も薬も不要でした。苦痛も病気も無く、死に対する怖れもなく、神々は自由に人間の体から出

「タナトゥク」ーインド・ダラムサラよりー

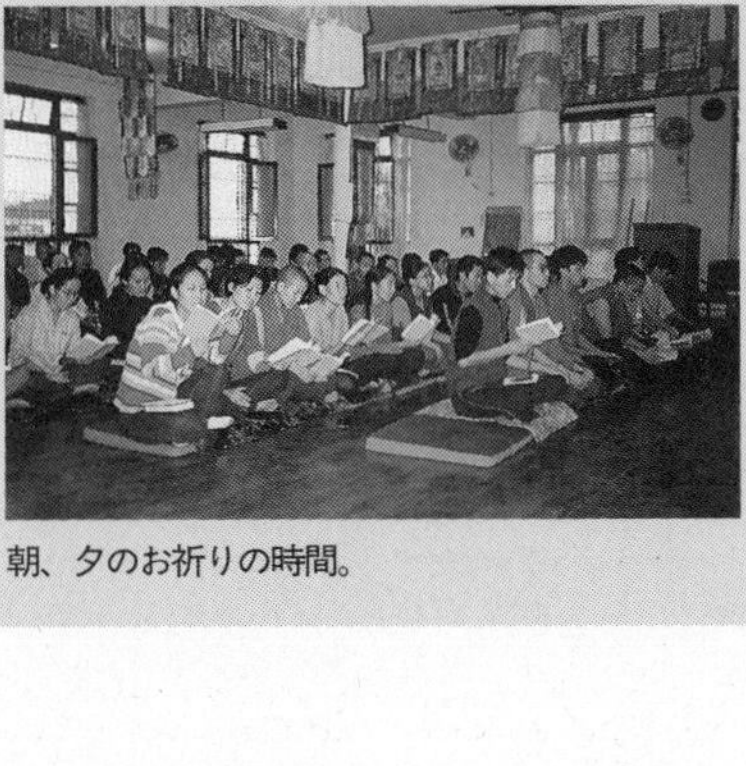

朝、夕のお祈りの時間。

入りしていました。

ところが、人間でいることが楽しくてしょうがなかったのでしょう。次第に人間の体の中にいることに執着を憶《おぼ》え始め、かつて体から輝き出ていた光も薄れてきました。そして、ついには自分が神であることを忘れて人間そのものになり、光は消え去って世界は闇《やみ》に包まれてしまい、人間は病気や死に支配されるようになりました。

その時、暗闇から天空に太陽が現れ、世界を明るくし寒の病気を癒しました。太陽が沈むと月が空を照らし熱の病気を癒しました。人間は闇の中から解放され病気を癒す方法を与えられました。

自分が神であることを決して忘れない偉大なる神々が、人間になってしまった神々を哀れに思い、火を集めて太陽を、土と水をこねて月を創って天空に掲げたのです。熱と寒の間には風が生じて人々は風の感触を知りました。

こうして、人間の世界は形創られたのです。夜の空に煌々《こうこう》と輝く月を眺め、太陽の暖かい光を浴びる時、私たちは昔、神そのものであり自由な存在であったことを思い起こさなくてはいけませんよ。

---

小さい頃、満月の晩になると、母と一緒にお団子をつくって食べていました。その時、母からこのおとぎ話を何度も聞かされていたのですが、きっとこのおとぎ話もほんとうにあったことなのだろうなぁ、と、その朝テンジンは不思議と強く心に感じたのでした。そういえば小さい頃、兄と一緒にふざけあって、お月様のような丸いお団子の他にも人間の形や動物の形をしたお団子を作って楽しんだけれど、もしかしたら、大昔の神々であった時の記憶がそうさせたのだろうか、でもこれはちょっとロマンチックすぎる空想だな、とテンジンは1人で笑ってしまったのでした。

テンジンとタシの2人は身仕度《みじたく》を整えると大宮殿から少し坂を下ったところにある製薬工場デキリンに向かいました。すると、向こう側から作業着を着た

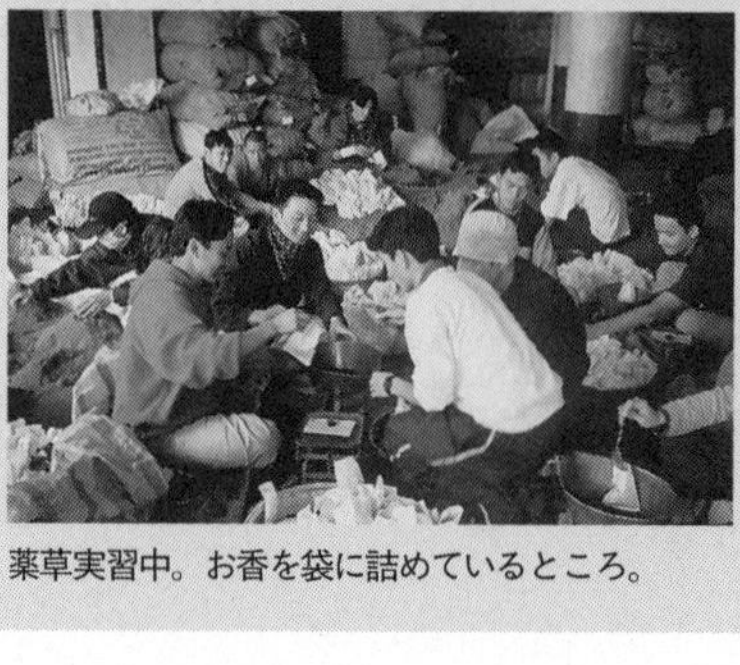

薬草実習中。お香を袋に詰めているところ。

男性が袋を背負って走ってきます。

「お急ぎのようですがどうされたのですか」

タシが尋ねました。

「いやそれが、今晩の月光丸の仕事には、例年よりもたくさんの人たちが手伝いに来てくれるそうだ。ほら、お薬師様の説法でたくさん詰め掛けているだろう。それでせっかくだからたくさん月光丸を調製してしまおうと工場長がいうんで、これから原料の方解石を西のマラヤ山まで取りにいくのさ。なにしろ月光丸は1年に今晩、一度だけしか調製が行えないからな。石を取り終えたら、ついでにマラヤ山名物の温泉にも浸かってきてしまおうかとも考えているんだが、残念ながら時間が無さそうだ。それじゃ、またな」

製薬工場では、すでに仕事が始まっていて活気に満

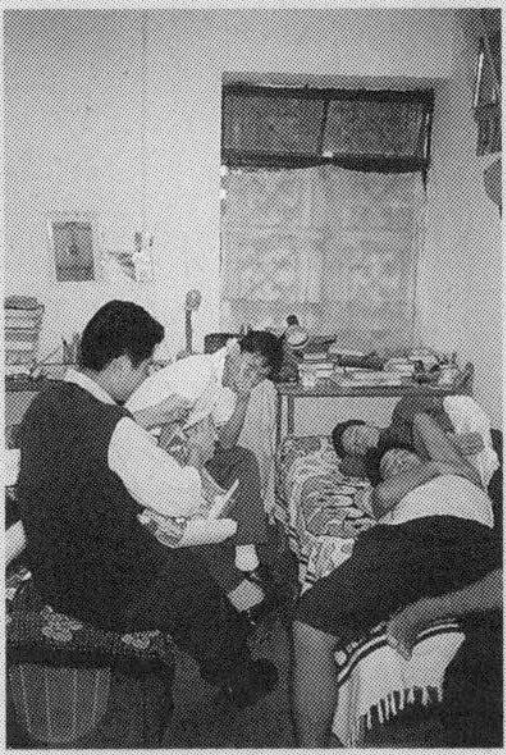
メンツィーカンの男子寮にて。リラックスタイムのひととき



ちあふれていました。神聖なというよりは、あちらこちらから笑い声が聞こえ、リラックスした雰囲気が漂っていて2人はホッとしました。多くの人は、白い粉をさらに細かくすり潰《つぶ》す作業をしています。ある人は、ぐつぐつと鍋を煮立てています。

「そこの若い2人、この石を屋上まで運んでおくれ。重くて、たくさんあるから腰を傷めないように」

2人は、1メートル×50センチメートルの長方形をした大きな石のすりこぎ板を一つ一つ協力して運び、屋上に並べ終えるとクタクタになってしまいました。なにしろ 1つ40キログラム近くもあるのです。

「お疲れさまです。お茶でもいかがですか？ 今日はこれから徹夜で仕事を行いますから、休み休み仕事をなさってください」

その時、テンジンは一瞬、時が止まったように感じました。お盆を手に持つ彼女の美しさに、すっかり心を奪われてしまったのです。気のせいか、どこかニヨン村の女性の雰囲気を漂わせている……。

「どうかされましたか？ お疲れのようですね。あの石はカシミールから掘り出してきた特注品ですから重

かったでしょう。でも、あの石の上で調合するといい薬ができるのです。力仕事をたくさんすると体の中でティーパという熱性の要素が強くなりますから、このお茶は白檀などを配合して体の熱を沈めるように作ってありますよ。どうぞ」

「ありがとうございます。あ、あの……、お名前を伺ってもよろしいですか」

テンジンはどきどきしながら尋ねました。

「私ですか。ラティと申します」

「製薬工場で働いているのですか？」

「……。お2人とも一休みしましたら、都の外れにゾモの牧場がありますから、そこからゾモの乳を運んできてください。これもたくさん量がありますよ。それでは失礼します」

ラティは質問には答えずに仕事を言い付けると、また微笑みを浮かべて去っていきました。しかし、テンジンの心の中にはその美しさが残ったままでした。

日が沈んで満月が煌々《こうこう》と輝き始めた午後6時、いよいよ月光丸の調製が始まりました。2人がせっせと運んだ石の両側にずらっと並び、2人1組で粉状にした真っ白な方解石にゾモの乳を加え、丸い石を使って練《ね》っていきます。1人が石で練って片方がそれをひっくり返していくのですが、その光景は、まるで故郷ニヨン村の餅《もち》つきそのものです。

♪ぺったんこ、ぺったんこ
今日は楽しいお餅つき
ぺったんこ、ぺったんこ

声には出さず、心の中で懐かしい歌を歌いながらテンジンは夢中になって練っています。その冷んやりとした手の感触、柔らかさ、真っ白な色は幼い頃のお団子作りを思い出させてくれました。

練り終えると、パンケーキのように形を整えて月光の下に一晩さらすのです。広い屋上は次第に真っ白な方解石で敷き詰められてい

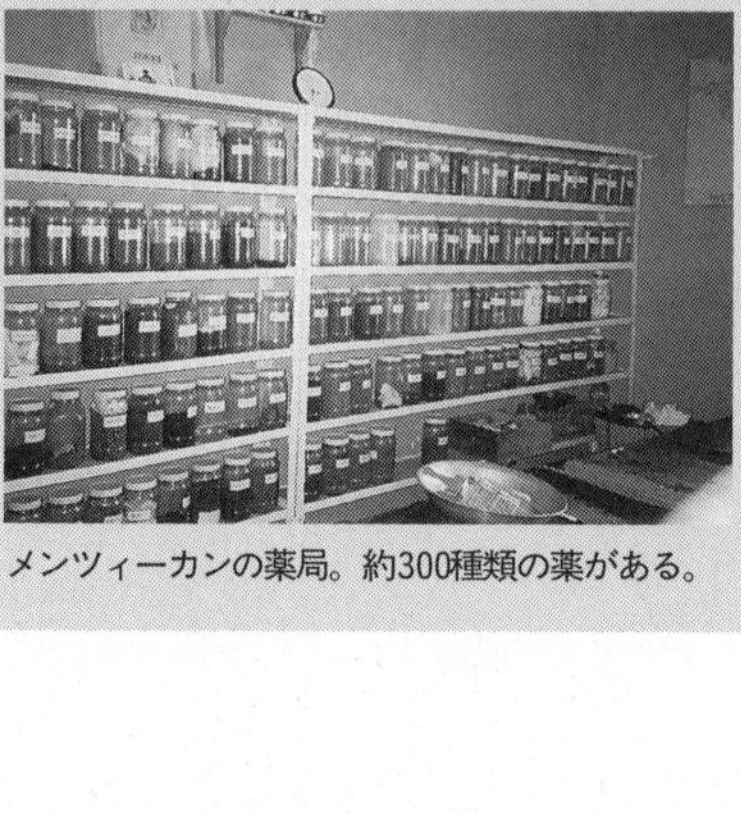

メンツィーカンの薬局。約300種類の薬がある。

き、その白い絨毯《じゅうたん》は月光に気持ちよく打たれています。そのとき、テンジンにはふっとした疑問が浮かび、隣のおじさんに尋ねました。

「あのー、変なことをお尋ねしますが、もし、今日、雲が陰ったらどうするんですか?」

「ハッハー、御心配なさいますな。8月15日の夜はお薬師様の御加護《ごかご》で、決して雲は陰らないことになっています。世界というのは、実に上手くできている」

テンジンは改めて昨晩夢に見たおとぎ話を思い出し、おじさんの話に納得して何度も大きく相づちを打ったのでした。

一面に並べられた真っ白な方解石と、その上に輝く満月のコントラストを眺めた時、新雪の上に輝く故郷ニヨンの月をテンジンは思い出しました。そういえば何故だか満月の夜になると、それまで降り続いていた雪が止んで、真っ白な新雪の上に満月が昇ったっけか。新雪と満月、真っ白な方解石と満月、真っ白なお団子と満月、もしかしたら、神様が私たちのために美しい風景を演出されているのかもしれない。でもそんな神様の粋な計らいも、それを愛《め》でる平和な心がなければ無駄になってしまう。

ニヨンの人々の心に再び平穏が訪れるように、美しい草の谷に笑い声が戻るように、1日も早く謎の呼吸器病を防ぐ教えを持ち帰らなければいけないのだ、たとえあの「お月様のうさぎ」のように、この身を投げ出したとしても……、みんなが待っている。

テンジンは輝く満月を見上げると、決意を新たにしたのでした。(続く)

「タナトゥク」ーインド・ダラムサラよりー

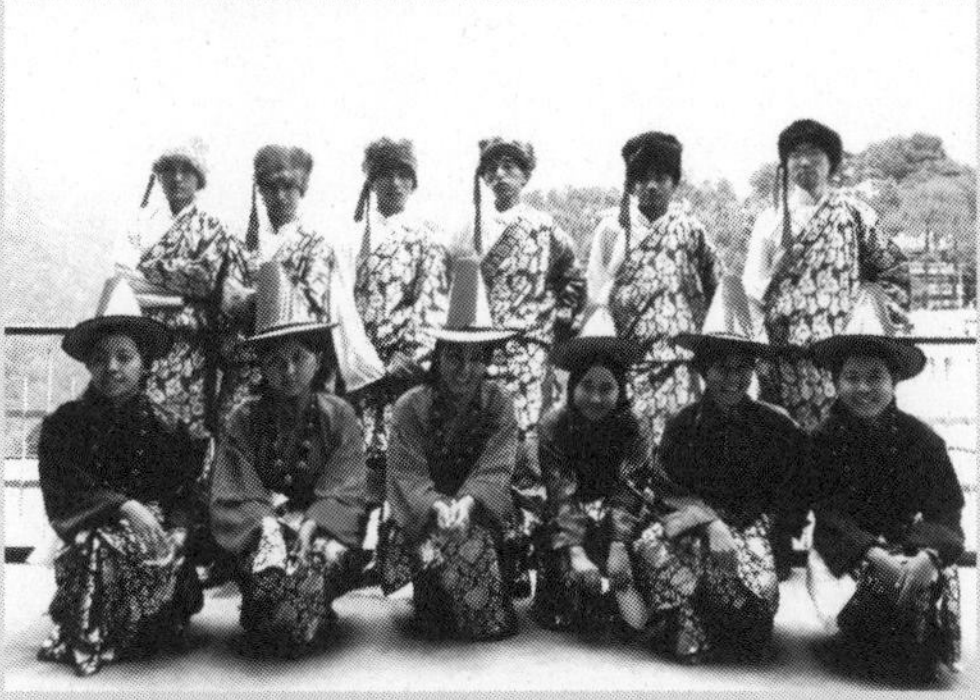

「ダライラマ法王誕生日」記念式典にて
クラスメートと。上段右端が小川さん。

私が学ぶメンツィーカンを日本語に翻訳しますと、メン（医学）ツィー（占星術）カン（学校）、すなわちチベット医学占星術大学となります。チベット医学は、占星術と深い結びつきがあり「医学コース」の他に「占星術コース」も設けられています。現在は、12名の学生が占星術を専門的に学んでおり医学コース同様、修学期間は5年で、厳しいカリキュラムが組まれています。我々医学生にも、週に1時間占星術の授業があり、主に医学と関わりのある季節の移り変わりなどについて学んでいます。

占星術といいますと、未来を占うホロスコープというイメージが強いと思いますが、チベット占星術の中ではほんの一部分にすぎません。占星術師の最も大切な仕事は、1年のカレンダーを作ることにあり、その年の気候、災害などを予測します。実は元来、チベット占星術は医学よりも農耕と強く結びついて発展した歴史があり、現在でも農村部では、占星術師に今年の降雨量などを予測してもらい作付けを決定しています。その他結婚式や御葬式の日取りも決めたりします。

チベットの暦は、月の運行によって定められる太陰暦に基づいていますが、日本古来の太陰暦とは微妙に異なるようです。現在でも、チベット人社会ではチベット暦が用いられており、特に仏教の行事などは西暦に関係なくチベット暦で決定されます。

昨年（２００２年）のチベット暦8月15日、西暦9月21日、日本では中秋の名月にあたる満月の夜、メンツィーカンではチョンシ・ダオー（方解石月光丸）の調製が1年に一度、この夜だけ行われました。雨期が明けたばかりの秋のこの夜は、空が最も澄んでいて月光が地上までたくさん降り注ぐのです。チョンシ（方解石）は寒の性質を持った鉱物ですが月光にさらすことにより、さらにその力が強まり熱性の病気、例えば、十二指腸潰瘍《かいよう》や胃炎などに処方されます。

チベット医学の特徴の1つに、医師自らが祈りを込めながら薬をつくることにあります。私たち医学生は満月の下、製薬工場の屋上に集合し準備にとりかかりました。ところが、なんと雲がかかって、満月を覆《おお》い隠そうとするではありませんか。未だかつて満月が隠れたことは一度も無いということですが、いよいよその記録も途絶えるのか、と思ったその時、祭壇の前に僧侶を含めた職員が集まりお祈りが始まりました。

そして、なんとなんと本当に雲が引いてしまったのはまさに祈りの力、お薬師様の御加護《ごかご》でありましょうか。単なる偶然か否か、私は少なくともあと4回は見届ける機会があります。

まんまるのお月様がどんどん高く昇っていきます。お月様の光は、元々は火からできた太陽の光。でも、水と土からできたお月様に反射した時、その光は火と水と土の要素がちょうどよい具合に混ざり合い、心地よい涼しい月光に変わって私たちを照らし癒してくれるのです。そして月光のパワーを存分に吸い込んだ月光丸は私たちの体の内側から月の光で照らし熱性の病気を癒すのかもしれません。

調製前と後での月光による構造的な変化、成分的な化学反応は、現代科学でははっきりと証明することはまだできないでしょう。しかし、あの満月の夜、チベット医学の深遠なる智恵に触れることができる喜びに心ときめかせながら、午前2時まで夢中になって方解石を捏《こ》ね続けた手の感触は今でも残っています。そして、患者さんが月光丸を手にしている時、あの夜の満月が心に浮かび、もしかしたらその思いが、患者さんの心に伝わり月光で心を照らすのかもしれません。

今年2003年のチベット暦8月15日は、西暦では10月10日に当たります。皆様も満月の夜、どうぞ外に出て月光に体をさらしてみてください。この満月の下、遠く離れたインド・ダラムサラでチベットの秘薬が作られていることを想像しながら……。きっとその時、月光が、私たち日本人が忘れかけている「心」を呼び起こしてくれるでしょう。

〈第2話　完〉

（次号に続く）

参考

実際には、教典の中ではウサギの物語は述べられていません。また、季節の養生についても日本の季節に合わせて記しました。人間の起源についてのおとぎ話はチベットの民話を基にして私が創作したものです。

ゾモ：チベット特有の家畜ヤクと牛を掛け合わせた家畜で、牛よりもひと回り大きい。

チョンシ：方解石、寒水石にあたりますが、分かり易く説明すると石膏《せっこう》に近いカルシウム剤です。

ダライラマ6世：（1683年〜1706年）

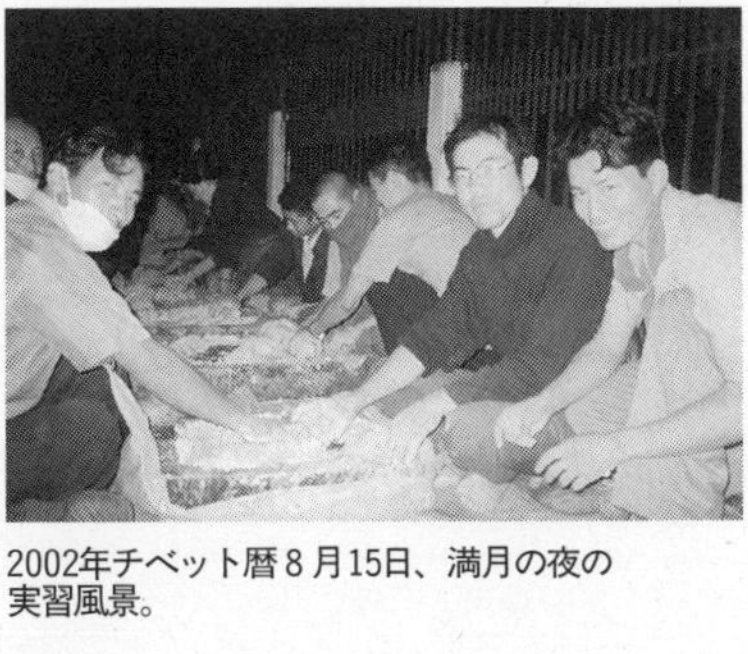

2002年チベット暦8月15日、満月の夜の実習風景。

# 乳癌《がん》を宣告されて

鈴木ゆみ（読者の手記）

「急いで手術しないと命に関わるって脅《おど》されたのよね」一年前、癌の告知に立ち会ってくれた親友のHさんとそう笑い合って、玉川温泉で2泊3日を過ごした。私は幸せな癌患者。攻撃的な現代医学の癌治療を避け、代替治療だけで癌との平和共存を目指している。その実践の過程で多くのことを学んだ。若い日、恋を知って人生の彩《いろど》りがぐっと豊かになったように、晩年の今、癌と出会って私の人生は一段と味わい深いものになった気がしている。癌は厭《いと》うべきものではない。癌への感謝、癌からの有形無形の贈りものについて語ってみたいと思う。

## 癌にだけはなる筈《はず》がない！

「お気の毒ですが悪性の可能性が大きいようです。」診察した医師は重々しく言った。数カ月前から、右乳首の脇に堅い凝《しこ》りがあるのが気になっていた。検査した方がいいかなと何度も思いながら、病院嫌いと癌にだけはならないという思いがあって、不安を打ち消してやり過ごしてきた。

「癌にだけはならない」と信じていたのには理由がある。10年ほど前膠原病《こうげんびょう》と診断され、食事療法で治した経験がある。食養家の厳しい食箋を守り玄米菜食、お茶に誘われても断る不義理もして、窮屈な生活を半年続け症状が改善された。元の生活に復《ふく》してからも、玄米をよく噛《か》んで食べる、肉や魚・添加物・砂糖は極力避ける基本路線は心がけてきたので、「癌になりやすい食生活チェックリスト」には一つも引っかからない健康食優等生を自負していたからだ。膠原病の人は癌にはならないと読んだ記憶もあったし、両親・祖父母誰も癌はいなかった。それで癌にだけはならないと決めて癌保険にも入らなかった。凝りが気になって検査を受けに来たにも関わらず、「乳癌なんて私には無縁なもの」そう信じる気持ちが支配的だった。

## 最高のアドバイザーに恵まれる

エコー・血液検査・CTといろんな検査に回される間、予期しない落とし穴に落ちたようで私の意識は空白だった。何が起こりどう対処すべきか判断が働かないまま、ベルトコンベアに載せられた部品のように流されていった。患部に針を深く刺して細胞を採取する検査は痛かった。後日、本の知識で細胞診は癌を刺激して散らす危険のある検査だと知ったが、後の祭り。医師はマイナス情報は告げず、癌を証明するための検査が出来る限り実施された。そして一週間後に必ず家族同伴で結果を聞きに来るようにと念を押されて診察室を出た。

「夫は遠方におりますので……」と渋ると、「娘さんは？ 息子さんは？」と家族調べまでされたが、子どもに頼る習慣はなし、土・日もないほど忙しい夫を陸奥《むつ》の果てから呼び返すのも……と、日常感覚を取り戻した私の意識は、事の重大さよりも現実的対応にピントが合っていた。

一時を過ぎ、戸外は梅雨明け直後の太陽がぎらぎら照り返していた。こんな時こそ安全運転で、と心に言い聞かせて車を発進させ、ものの5分も走らない内に、「そうだ！Hさんにお願いしよう」と思いついた。お互い忙しくて偶《たま》にしか会わないが、いつ何を話し合っても共感し合える得難い友である。しかも受診した病院の実力派OB、定年後患者の側に立った医療のあり方を考えるNPO活動を全国的に展開している医療問題のプロである。最高の思いつきに心が軽くなり、帰宅するとすぐ電話をかけた。運良く在宅ですぐに飛んで来てくれた。

「先ずセカンドオピニオンを求めること」と彼女は言い、告知に付き添い、検査データを全てもらうよう掛け合うことも約束してくれた。頼もしい介添人が決まったことで私はすっかり落ち着き、いつものように際限なく話が弾んで、簡単な晩ご飯を作って一緒に食べた。「惚《ぼ》けて死ねない恐怖に比べたら、癌で死ぬのって悪い選択肢じゃないよね」と言い合えるほど、不思議に切迫感や恐怖感は湧いてこなかった。

夫には結果が出るまで慌《あわ》てて帰る必要はないと、電話で状況を告げ、その日は子供たちを騒がせることも止めて、悪い夢も見ずにぐっすり眠った。

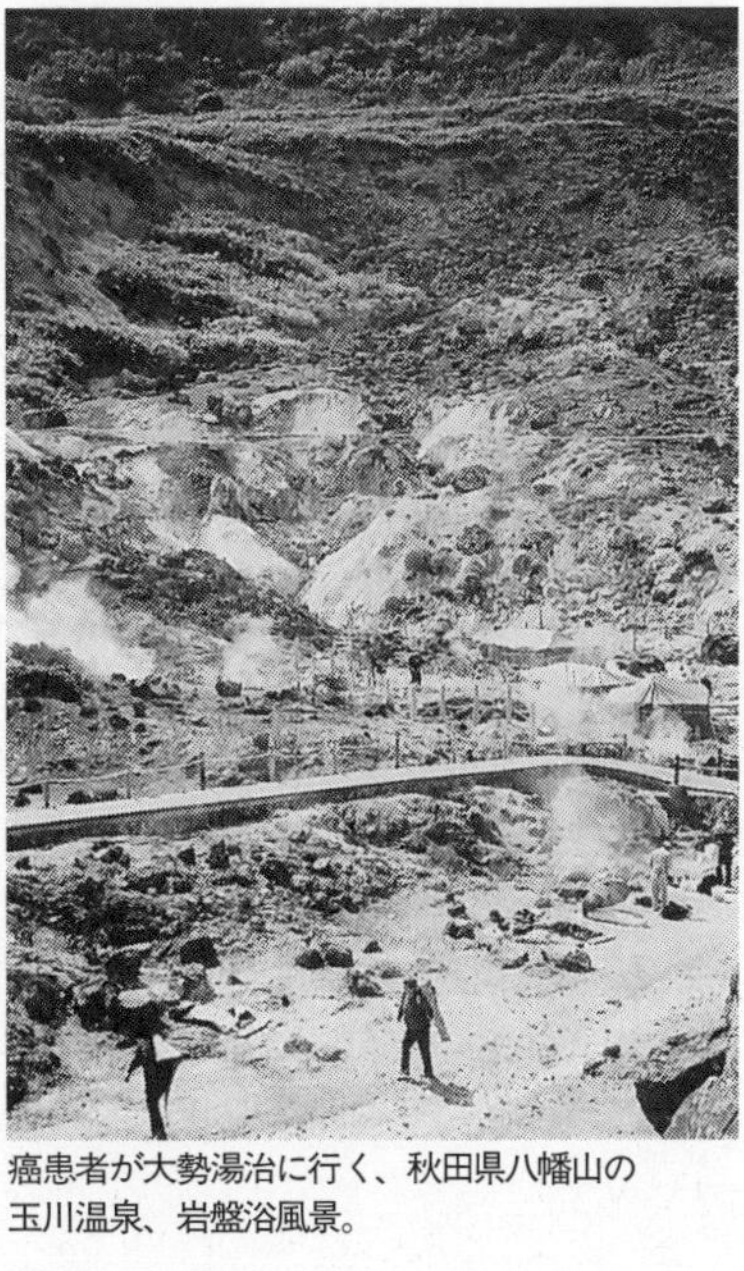

癌患者が大勢湯治に行く、秋田県八幡山の玉川温泉、岩盤浴風景。

## 手術をいそがないと命に関わる？

検査結果は全てクロであった。2002年7月29日、私は正式に「癌患者」と呼ばれる身になった。肺や骨への転移は認められないが、1、2週間を急いで手術した方がよいと医師は即入院を勧《すす》めた。私は「人生無常の自覚もあり、死を一途《いちず》に嫌悪する気持ちはない。どのような死が望ましいか考えるのは大切なことだと思うし、どう対処すべきか家族とも冷静に話し合ってみたい。セカンドオピニオンも求めたいので検査データをください。手遅れになっても先生の責任にはしませんから」と言った。患者が理屈っぽい上に介添えが煙ったい元上司とあって、医師は抵抗なく全データを持ち帰れるように手続きしてくれた。

データの交付を待つ間に夫の職場に電話を入れた。ことここに至っては、遠いから忙しいからと言ってもいられない。出来るだけ早く帰ってきて一緒に対応を考えて欲しいと頼んだ。それまでに人脈を頼って何処《どこ》でセカンドオピニオンを求めるか、何処で手術を受けるか等、それぞれに情報を集めることにした。

夫も私も幸せなことに、60余年の人生で多くの良き友、信頼できる先達《せんだつ》に恵まれている。その晩の内に幾つか電話のやり取りがあって、セカンドオピニオンは夫がかつて勤務した土地の大学病院で最先端の乳癌治療研究をしておられるN先生にお願いすることになった。また、手術は自宅から日帰り可能な乳腺専門のクリニックがよいということになった。私がアドバイスを求めた癌治療の先輩とN先生のご推薦が一致したことに不思議な縁を感じ、手術を受ける病院も既に決まったような気がした。今私の上に起こっている事態はそう悪いことではないという気すらしてきた。

## 娘から代替治療を勧められる

この時点まで、私たちはごく世間並みに病院で手術を受ける道を想定していた。現代医学を忌避《きひ》する気持ちは持っていなかった。しかし、娘ははっきり異なる意見を表明して、代替治療の幾つかのメニューを提案してきた。彼女は10数年前にアンドルー・ワイル氏のセミナーを受けにアメリカに行くなど医学生時代から日本の現代医療に疑問を持ち、その後も幾つかの代替医療について学んでいるようであった。しないでもよい手術で死期を早めた事例や薬の副作用の怖さなど病院勤務で経験して、「お父さんやお母さんが癌になっても病院には入れないよ。現代医学の癌治療は受けないで欲しい」とかねがね宣言していた。過激な発言だと思いつつも、私は癌にはならないからと聞き流していたのだったが……。

彼女は言った。「癌という字を見てご覧、病だれに口三つでしょ。飽食で癌はどんどん増殖する。先ず食事を改めること。」1日700キロカロリーという極めて厳しい玄米正食のメニューが示された。玄米食の威力を知っている私は、さほどの抵抗もなくそのメニューを実践することにした。善は急げ。セカンドオピニオンを待たずに始めた。「毎日しっかり歩くこと。歩いて歩いて歩行療法だけで癌を克服した人もいるんだから。彼女が傾倒した構造医学の大家のことらしかった。さらに彼女は生姜《しょうが》湿布と里芋《さといも》パスタという伝統的な家庭療法を患部に繰り返すようにと材料を持ち込んで指導してくれた。「玄米正食・歩行・里芋パスタ。この三本柱をまじめに続ければ癌は治る」と彼女は力説した。これまでいろいろ母娘の確執があり、ややもすれば反抗的、疎遠であった娘の思いがけない熱意が嬉しい驚きでもあり、切らずに治せるものなら……の思いが次第に膨《ふく》らんでいった。

## セカンドオピニオンで1カ月の猶予を得る

8月2日、夫に付き添われて遠路N先生の診断を仰いだ。特別に時間をとってゆっくり相談に乗ってくださった。まだ日本では行われていないが欧米で注目されている療法――電子レンジの原理で局所の癌細胞だけを焼き切る研究をしておられる気鋭の研究者とお見受けした。そういう療法も可能になりつつあるとの話の上で、現実の対処としては、急いで切るよりホルモン療法で癌を退縮させてから切った方がいいという見解を示された。1、2週間を急がねば命に関わると言われた初診のプレッシャーが取り除かれた。手術を急がなくてもよいのであれば、ホルモン療法の代わりに、既に始めた代替治療の効果を見る時間を頂きたいとお願いした。N先生は代替治療には関心がないご様子であったが、私たちの熱意と、紹介してくださった夫の畏《い》友《ゆう》がその病院の権威であったからであろう、1カ月だけと条件付で譲歩してくださった。

## サードオピニオンで現代医療に失望する

せっかく帰ってきたのだから第三の病院にも行っておこうと夫が勧めるので、3日後にまた炎暑の中を出かけていった。そのクリニックは乳癌の女性で溢《あふ》れ返っていた。2時間近く待たされて次の部屋へ呼び入れられ、聞くともなく聞いていると此処《ここ》で手術を受けた人たちの同窓会の雰囲気だった。皆さん華やかな装いで、楽しげな会話の中に院長の人気の程が窺《うかが》われた。

待ちに待って次の室へ進むと、裸の上半身にバスタオルだけを巻き付けた受診者が7、8人。これはとても話を聞いてもらえる雰囲気ではないと、場違いな所に紛れ込んだ違和感を感じた。案の定、流れ作業で初診の検査を指示され、マンモグラフィーも出来上がって院長の前に座ると、いきなり手術日を指定され、全摘か温存かを即答せよと迫られた。まだ手術する決心がついていないと言うと、「手術待ちが一杯いるのにせっかく日を取ってやったのだ、ぐずぐず言うようではあんた、必ず後悔するよ。不幸になるよ」と恫喝《どうかつ》された。押し売りに弱い断り下手の私だが、この時だけは這々《ほうほう》の体《てい》でお断りして退却した。現代医療事情の一つの典型的側面を見た思いがした。

確かに腕は立つのであろう。命の恩人と喜んでいる信者も多いのであろう。その人気と実績で、切って切って切りまくり財をなして、今や患者一人一人の人格や心の動きなど全く見えなくなってしまったのであろう。病んだ乳房は商品にしか見えていないのだと思われた。人の命を預かるという厳粛《げんしゅく》な思いや謙虚さは微塵《みじん》も感じられなかった。どんな名人であろうとこんな医者に命を預ける気にはなれないとぐったり疲れ果てて帰宅した。

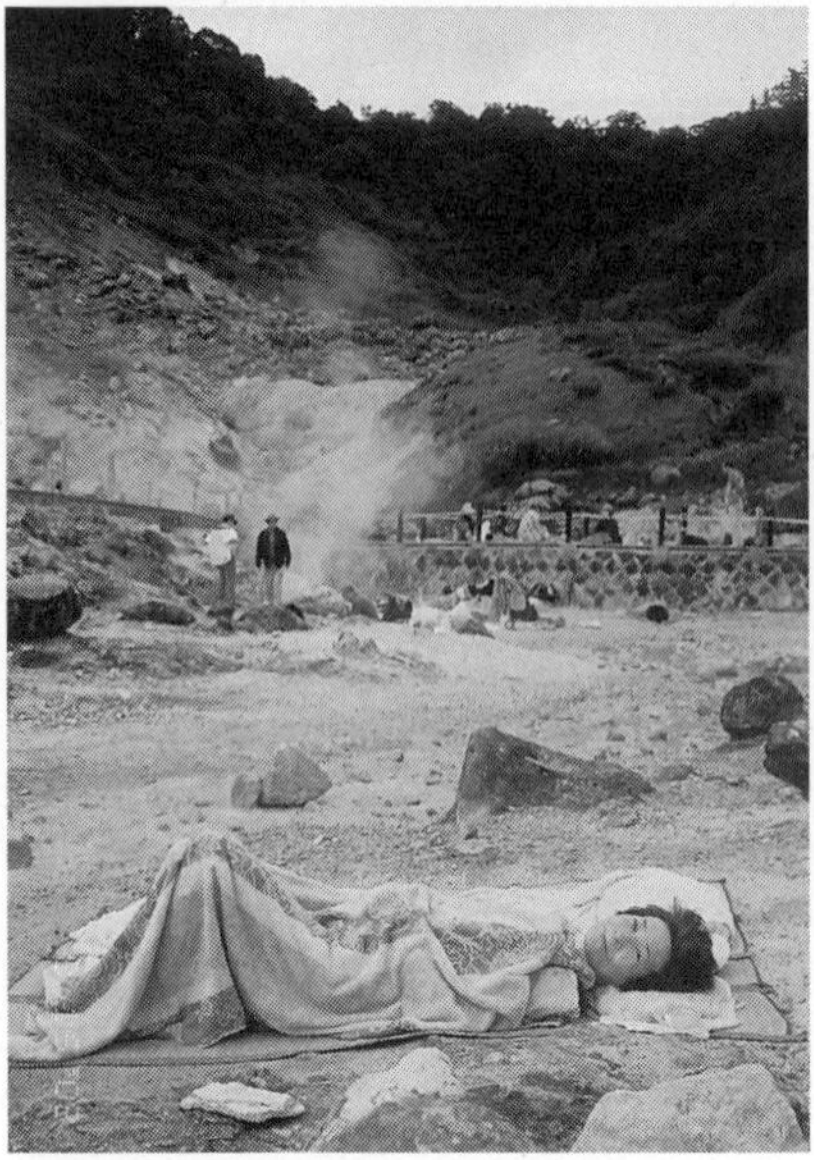
玉川温泉で岩盤浴をする筆者。

## 代替療法で家族に支えられる

現代医療への不信が急速に膨《ふく》らんだ。娘の意見が正しいのかも知れない、手術をせずに何とかなるものなら賭《か》けてみたいと本気になった。厳しい玄米正食と手間暇かかる生姜湿布・里芋パスタを毎日2回実行した。日の出前と夕方に分けて、家の近くを流れる日野川の土手と農道を2時間以上歩いた。

朝起きの苦手な夫が家にいる限り一緒に歩いてくれた。年に1、2回しか帰省しない息子も帰ってきて付き合ってくれた。娘は仕事の合間にやって来て玄米正食の調理法を教え、保存食を作っていってくれた。家族の絆《きずな》を改めて感じた。代替治療は昔ながらの家庭的な血の通った療法だと思った。

## 先ず「敵」を知るべし

ごく親しい友数人に事情をうち明けた。最近ご家族の癌を看取った2人から、参考にとどっさり本が届けられた。娘からは、自分で納得して治療することが大事だと、玄米正食の拠《よ》って立つ「無双原理」を始め「『食』で癒すガン」「食べ物で病気は治せる」といった正食理論の本を与えられた。とにかく癌に関して無関心・無知であったから、先ず「敵」を知ることが大事と、暑い日盛りは横になってひたすら読み耽《ふけ》った。

現代医学も代替医療も取り混ぜて、治療法に関するもの、手記・体験記の類《たぐい》と手当たり次第乱読した。寝ながらの読書、乱読・速読は得意技のひとつ、10日も経ずに数頁ぱらぱらとめくれば自分に必要な情報を提供してくれる本か否かを見分けられるようになった。基本的な理論や対処法が書いてあるものは夫にも読んでもらうようにした。

癌にかかった医者の手記を集めた本があった。面白いことにひとり残らず、放射線も抗癌剤も否定しているのだ。患者には使っておきながら自分は断固拒否という。効果よりも副作用の大きさを身に沁《し》みて知っているからであろう。癌について全く無知であった告知の時点で、「手術はやむを得ないにしても抗癌剤や放射線は嫌だ」と思った私の直感は正しかったと自信を持った。

以後、いろんな段階で最終決断は自分の直感に拠るべきことを体験していくので、この本は氾濫している癌体験記のひとつに過ぎないものの、私にとっては貴重な参考書であった。

## 癌の多様性と様々な療法を知る

乱読を通じて学んだ第一は、癌とは何と個性的な病気かということであった。症状の出方も有効な対処法も、体験記の数だけ無数にある。一口に食事療法と言っても、私がやっている玄米正食は生野菜厳禁、ナトリウムをしっかり摂《と》れと濃い味で煮込んだ少量の副食を摂るが、ゲルソン療法では塩分を禁じ生野菜や水分をたっぷり摂らせる。正反対の療法だが、玄米正食で癌を克服した人もいれば、ゲルソン療法で命拾いした人もいる。それほど癌という病気はいろんな顔を持ち気まぐれなのだ。

現代医学が代替療法を認めない理由は、万人に効かない、数値として証明できないことにあるらしいが、こんな千変万化の相手に一律な治療法を求めるのがそもそも無謀なのではないか。現代医療が癌を克服できない根本原因に触れた気がした。現代医学を否定するつもりはないが、癌に関しては代替治療の方が信頼できそうだと、ますます秤《はかり》が傾いていった。

## 生きざまに相応《ふさわ》しい治療法を選びたい

欧米では代替治療も立派な医療として認められていると知っていたが、学ぶにつれ改めて現代医療一辺倒の日本の社会構造（政官民一体となった企業優先の論理）を情けなく思った。明治以来の欧米崇拝の国民感情がそれを後押ししている。

医療に限らずあらゆる分野で、日本人は自国の優れた伝統文化を蔑《ないがし》ろにしてきた。自然を畏敬《いけい》し自然と共生する東洋の智慧《ちえ》を忘れ、自然を征服しようとする西洋文明の論理に追随してきた。それが今の社会の混乱や深刻な環境破壊に繋《つな》がっている。夫は木造建築の伝統構法、私は「源氏物語」をライフワークとして、伝統文化復権の語り部を任じてきた。命の選択もそうした生き方に相応《ふさわ》しいものでありたいと思った。

万能の治療法はなさそうだ。個性に適《かな》った治療法を探るならば、私たちの人生の軌跡の延長線上で考えていけばよい。伝統文化の復権——自然と共生する東洋の智慧《ちえ》をと言い続けてきたそのままを、癌とのお付き合いにも当てはめればよいわけだ。

### 癌は「敵」にあらず

初診で悪性と言われて狼狽《うろた》えなかったので、医師に気丈だと呆《あき》れられたが、「万一癌になっても知らさないで」とかねがね夫に頼んでいたほど元来は意気地無しである。それなのに不思議なほど恐怖感は湧かなかった。不意打ちを食らって一瞬呆然《ぼうぜん》とはしたけれど……。いろんな手記を読んで、死の恐怖との葛藤《かっとう》に長い時間、多くのエネルギーが費やされている現実に驚きを禁じ得なかった。

父の薫陶《くんとう》で、幼い頃から古典文学の無常観に親しんできたお陰もあるのだろう。死を厭《いと》う感情は強くない。癌と言われて死を身近に意識はしたが、恐怖や嫌悪の情とはかけ離れたものであった。つつましくも幸せに生きてきた人生に相応しく、美しい最終章を綴《つづ》りたいという思いであった。

玄米正食・歩行療法の効用もあろうが、不安で眠れない夜もなかった。強烈な進行性の癌なら何か違和感があるだろう。私の癌は多分そんなに悪性ではないのだろうと、親近感さえ感じるようになった。癌を敵視せず、攻撃的な治療を避け、穏やかな平和共存路線を採れば、相手もそれに従ってくれるのではないだろうか。そんな楽観的な気分になって、玄米正食・歩行・里芋パスタの三本柱を忠実に実行しつつ、心穏やかに暑い夏を過ごした。

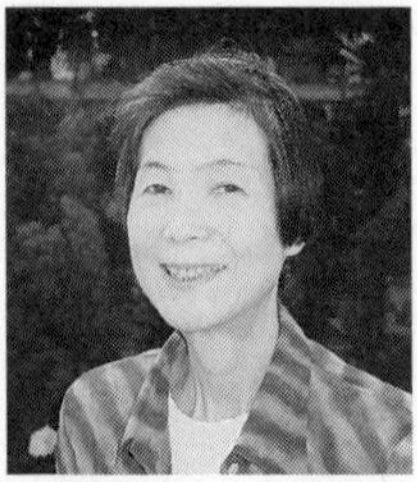

すずきゆみ
奈良女子大学文学部卒。30年間京都で高校教諭を勤めた後、滋賀県立女性センターを中心に、日本文学・女性史等の講演活動。同センターで「源氏物語を楽しむ会」を主宰。環境問題・国際ボランティアにも関わる。2002年７月乳癌を宣告され、転地療養として、秋より夫の赴任先秋田県能代市で暮らす。

# 本の通信販売 Book Shop

## 第2号でご登場いただいた方々の、著・訳書、おすすめ本のコーナーです

**これらの本はすべて「ほんの木」でお申し込みいただければ、通信販売でお求めになれます。くわしくは、**
TEL03-3291-3011、または FAX03-3291-3030にお問い合せください。
Eメール：info@honnoki.co.jp でも受付いたします。

### 東城百合子
TOJO YURIKO

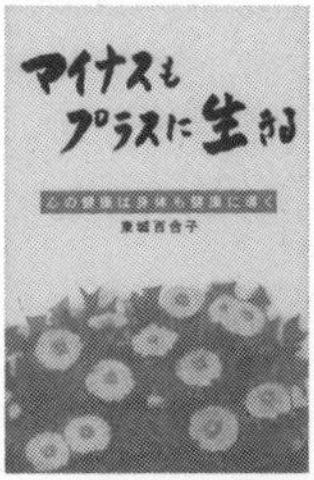


**マイナスも プラスに生きる**
2003年2月20日刊
定価：本体1096円+税
あなたと健康社
東城百合子著

1973年に月刊「あなたと健康」を創刊。以来30年間、出版活動、健康食料理教室、栄養教室、講演活動などをとおして、健康運動に尽力してきた東城さんの今までの苦難とすばらしい出会い、そして今日までに至った人生を綴った一冊。自然食料理家としてだけではない、あなたの知らなかった東城さんに出会えます。

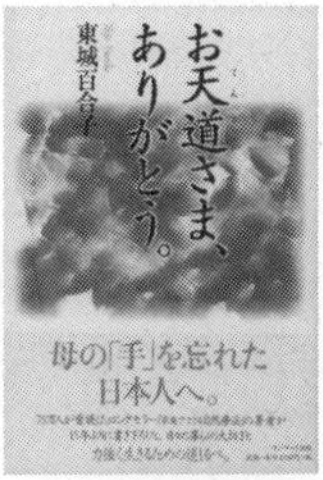


**お天道さま、ありがとう**
2000年5月15日刊
定価：本体1700円+税
サンマーク出版
東城百合子著

「食べものを捨てたら、お天道さまに申しわけない」毎日の生活の中でそういいながら、日々の暮らしの大切さ、力強く生きるための道しるべ、感謝する心を大切に養い、育てることを改めて教えてくれます。母は大地のごとく子どもを愛情豊かに包み込むことで、必ず次世代の力になり、社会に根を下ろします。

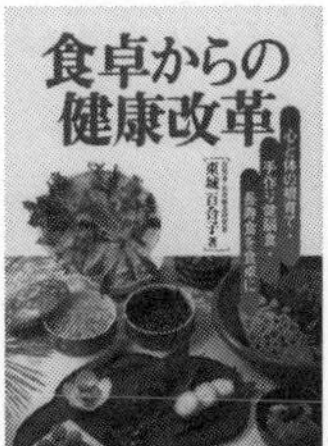


**食卓からの 健康改革**
1999年11月20日刊
定価：本体1300円+税
池田書店
東城百合子著

自然を師に健康運動を実践してきた著者が、食を中心にした健康づくりを提案。心と体の根《ね》育《そだ》て、手づくり健康、長寿食等を具体的に紹介。

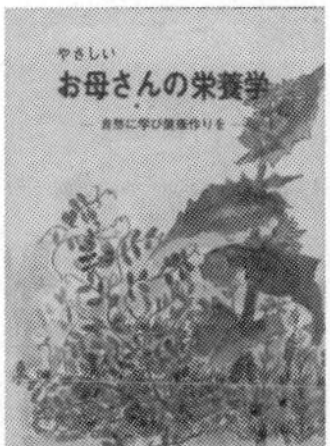


**やさしい お母さんの栄養学**
1979年5月10日刊
定価：本体1000円+税
あなたと健康社
東城百合子著

いつも希望に満ち健康の尊さを教えてくれる自然を師に、家族の健康づくりを日々願うお母さんのためのやさしい健康法、栄養学の本です。

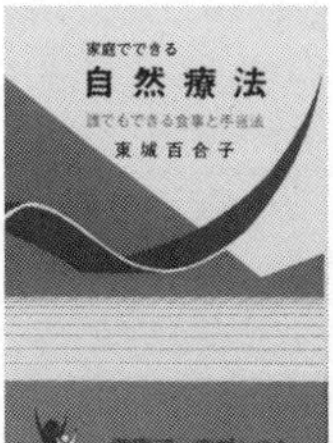


**家庭でできる 自然療法 改訂版**
1978年5月22日刊
定価：本体1600円+税
あなたと健康社
東城百合子著

野菜や身近にある野草で自らの長い経験と実践の中で良かったものを集録した自然療法の本。

## 船瀬俊介 FUNASE SHUNSUKE

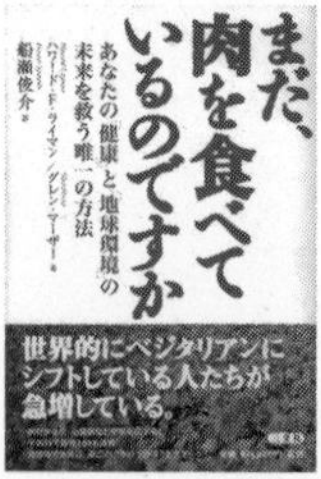


### まだ肉を食べているのですか

2002年11月25日刊
定価：本体1600円＋税
三交社
H・F・ライマン/G・マーザー著 船瀬俊介訳

著者は、本書で「肉好きは早死にする、牛肉1トンで穀物16トンも浪費、過放牧で北米は第2のサハラ砂漠と化す」と警告。副題があなたの健康と地球環境の未来を救う唯一の方法という本書は、菜食主義に科学的、医学的、さらに地球環境の視点から深く意味づけをしている。全米を代表する環境問題のリーダーたちも絶賛。

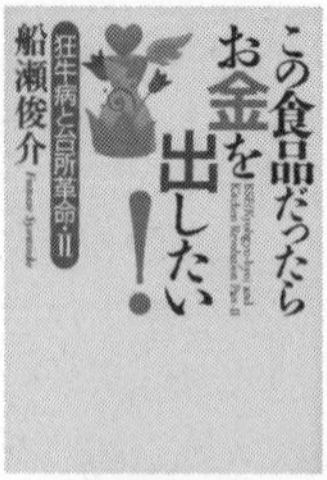


### この食品だったらお金を出したい！

2001年12月15日刊
定価：本体1200円＋税
三五館
船瀬俊介著

本書では、いわゆる「基本食」と呼べるような、日頃口にしている食品や、コンビニやスーパーでも簡単に入手できる食品を中心に、良い食品の見分け方を明らかにし、食品の真実とウソ、食べてよいもの悪いものを総チェック。危険な食品から家族や子どもを守り、安全な「台所」を創造するきっかけとしてください。

## 安保徹 ABO TORU

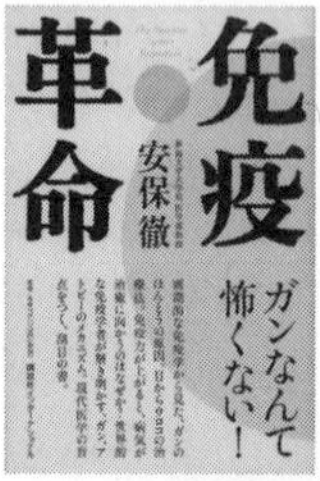


### 免疫革命

2003年7月11日刊
定価：本体1600円＋税
講談社インターナショナル
安保徹著

ガンなんて恐くない！現代医学の盲点をつき免疫学からガンの本当の原因をつきとめ、免疫力を上げ病気を治癒する独自の安保理論を展開。自律神経と連動して働くリンパ球、顆粒球の免疫システムを明らかにし、ガン・アトピーのメカニズムを解き明かし、免疫力が病気を治す謎を解いてきた免疫学者最新の書き下ろし書。

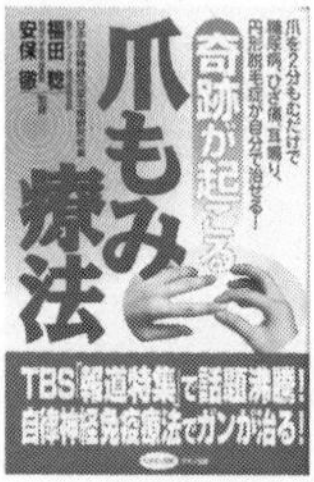


### 奇跡が起こる爪もみ療法

2002年6月23日刊
定価：本体1300円＋税
マキノ出版
安保徹、福田稔監修

爪の根元を2分もむだけで糖尿病、ひざ痛、耳鳴り、円形脱毛症などが自分で治せる、で話題の本。自律神経免疫療法による治療例も多く、体験談にくわしい。「免疫力が高まり」「病気が逃げていく」、いつでもどこでもできる簡単健康法です。福田稔医師を理事長として発足した「日本自律神経免疫治療研究会」編。

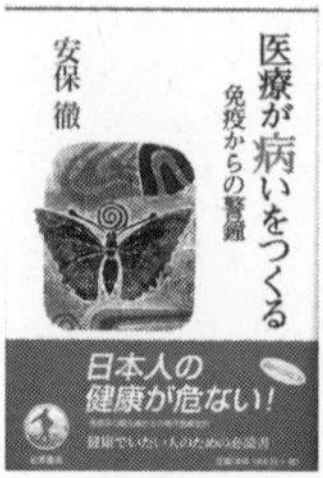


### 医療が病いをつくる

2001年11月27日刊
定価：本体1800円＋税
岩波書店
安保徹著

免疫からの警鐘とあるように、著者の専門、免疫学の真髄を語った本。単なる医療批判の本ではなく、心と体をつなぐ新しい免疫論。

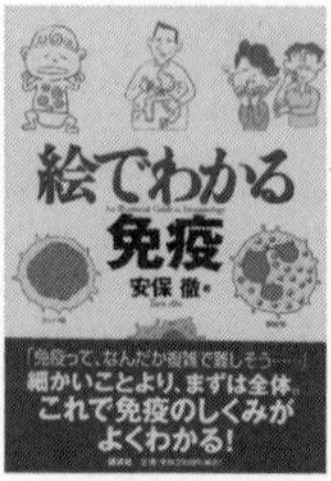


### 絵でわかる免疫

2001年6月20日刊
定価：本体2000円＋税
講談社
安保徹著

リンパ球・顆粒球・免疫って、複雑で難しそうと思っている方へ、細かいことより全体像をとらえることで免疫のしくみがよくわかる。

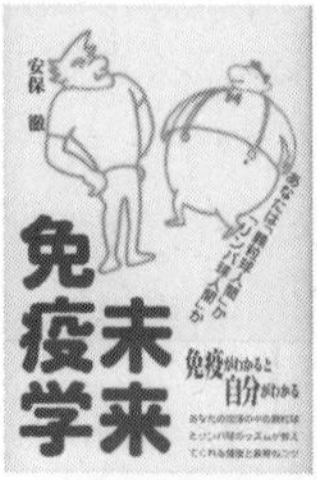


### 未来免疫学

1997年5月1日刊
定価：本体1810円＋税
インターメディカル
安保徹著

白血球中の二大防御細胞、顆粒球・リンパ球の研究をわかりやすくひもといた一冊。

## 島田彰夫
SHIMADA AKIO

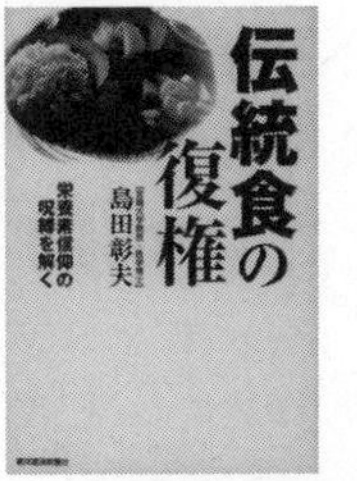


**伝統食の復権**
2000年11月16日刊
定価：本体1500円＋税
東洋経済新報社
島田彰夫著

「遺伝子組み替え食品が人体に与える影響、自然界に与える影響はまったく未知数である」と警告を発する著者が、栄養素信仰の呪縛を解く。乳食、肉食に対する問題も指摘。健康的な食のあり方を改めて考えさせてくれる一冊。

## 田上幹樹
TAGAMI MOTOKI

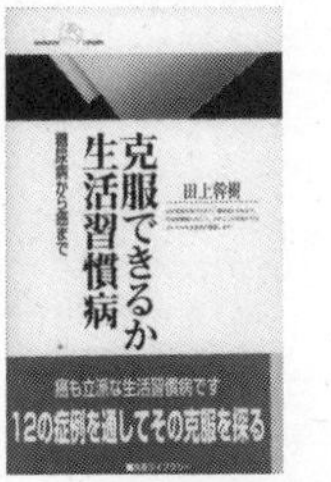


**克服できるか生活習慣病**
2003年7月20日刊
定価：本体860円＋税
丸善ライブラリー
田上幹樹著

「諸悪の根源は肥満にあり」、肥満がベースになって発症する病気が生活習慣病で、がんも立派な生活習慣病であると、著者が直接携わった12の症例を掲げながら、いかに生活習慣病を克服できるか糖尿病からがんまで、具体的に解説。

## 新居裕久
ARAI HIROHISA

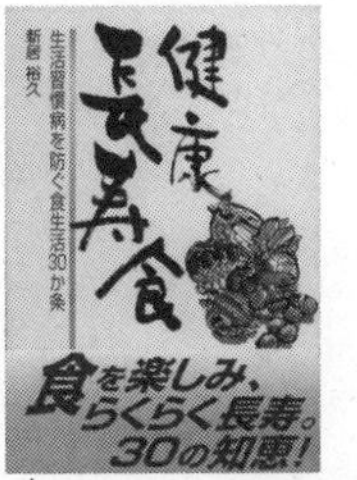


**健康長寿食、生活習慣病を防ぐ食生活30か条**
2003年９月25日刊
定価：本体1200円＋税
日本放送出版会
新居裕久著

本書は、食品のもつ3つの機能、すなわち栄養面での働き、味や香りなどおいしさを感じさせる働き、生活習慣病の予防や免疫増強、老化防止などの働きを知った上で、食品同士を上手に組み合わせ、栄養バランスの優れた食事をおいしく摂ることを紹介する。実践しやすいようにレシピと作り方も添えている。

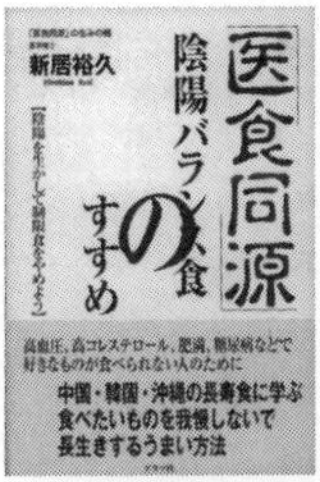


**「医食同源」陰陽バランス食のすすめ**
2002年6月30日刊
定価：本体1200円＋税
グラフ社
新居裕久著

高血圧、高コレステロール、肥満、糖尿病等で好きなものが食べられない人のために中国・韓国・沖縄の長寿食に学ぶ、食べたいものを食べて長生きする方法を提案。それには、「陰と陽のバランスをうまくとり、食事制限をやめる」と提案する著者の健康食、長寿食、若返り食への積極的なアドバイスをわかりやすく紹介。

## 帯津良一
OBITSU RYOICHI

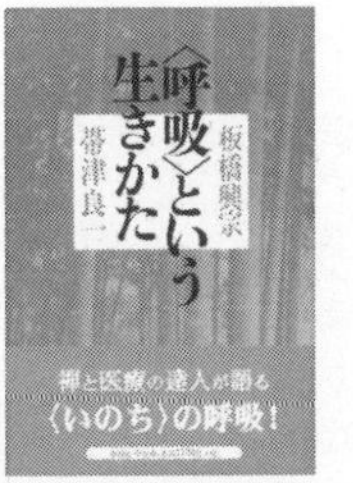


**呼吸という生きかた**
2003年７月30日刊
定価：本体1700円＋税
春秋社
板橋興宗 帯津良一共著

現代の禅の達人とがん治療の第一人者が、自らの志した道を振り返りつつ、その中で出会い極めた丹田呼吸を、各々の立場から語り合った珠玉の対談。こうあらねばならない、と思い詰めることの多い現代人にとって、成り行きで今日の立場に立ってしまったと話す2人の生き方と呼吸の話は大変参考になると思います。

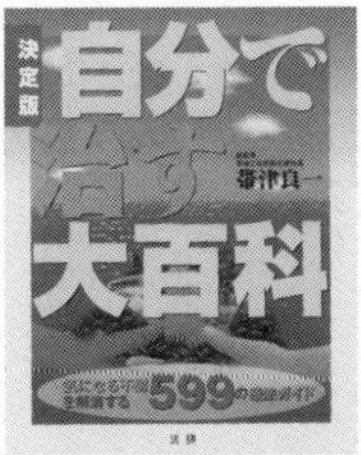


**決定版 自分で治す大百科**
2003年３月24日刊
定価：本体3800円＋税
法研
帯津良一総監修

総頁が圧巻の815ページ。著者の総監修本。「健康は自分で守るもの、気になる不調を解消する599の療法ガイド」というキャッチコピー通り、まさに決定版である。自分で治す、家庭で治す、文字も大きく使い易いガイドブックといえる。健康を医者まかせにしたくないと考えている方の座右の書としてお役立てください。

## 帯津良一
OBITSU RYOICHI

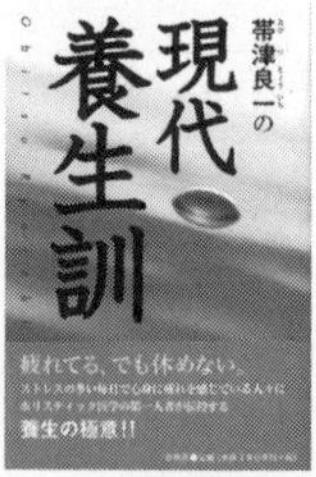


### 帯津良一の現代養生訓

2001年7月20日刊
定価：本体1800円+税
春秋社
帯津良一著

ホリスティック医学の第一人者が、西洋・東洋両医学から代替・民間療法等、あらゆる方法を駆使して新たな医療の方向性を探究する多忙な毎日の中で、心身の養生について考えたことを平易に書き綴った珠玉の健康論。ストレスの多い日常で心身に疲れを感じて生活している人々に、養生について新たな指針を示す書。

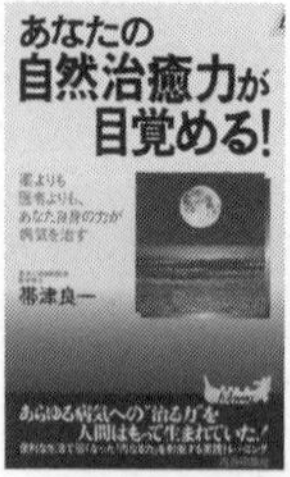


### あなたの自然治癒力が目覚める

2000年3月10日刊
定価：本体870円+税
青春出版社
帯津良一著

自然治癒力度チェック表から始まる、実践的内容で読みやすい。予防する力、治す力、体質、環境、ライフスタイル、食事、気功等が、具体的に述べられている新書。薬よりも医者よりも、あなた自身の力が病気を治す、とする著者の医療への思いが伝わってくる。便利な生活で弱くなった「内なる力」を刺激します。

## 上野圭一
UENO KEIICHI

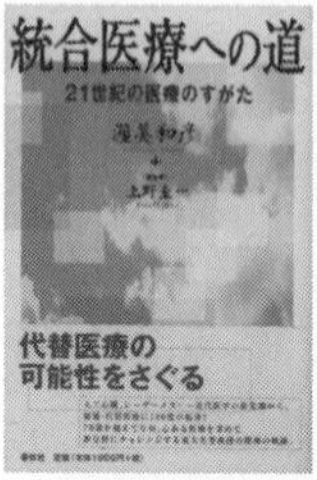


### 統合医療への道

2000年9月25日刊
定価：本体1900円+税
春秋社
渥美和彦 上野圭一共著

人工心臓、レーザーメス、近代医学の最先端技術から統合医療に転身し、心ある医療を求めて、70歳を越えて新分野にさらにチャレンジする東大名誉教授の精神の軌跡から21世紀の医療が見えてくる。現代医療の問題点と、代替医療の可能性、そして、医療多元主義時代のこれからの医療のあり方を考える一冊です。

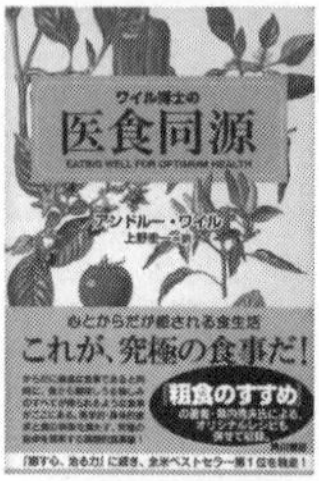


### ワイル博士の医食同源

2000年9月30日刊
定価：本体2500円+税
角川書店
アンドルー・ワイル著 上野圭一訳

心と体が癒される食生活について書かれた、全米第1位となった本。この本の特徴として、栄養素の概説にとどまることなく、実践的な健康食のレシピブックにもなっている。特に日本人向けの和食レシピも添えられている点が食文化を見直すきっかけになる。また、文体も平易で読みやすく、すっきりとまとめられている。

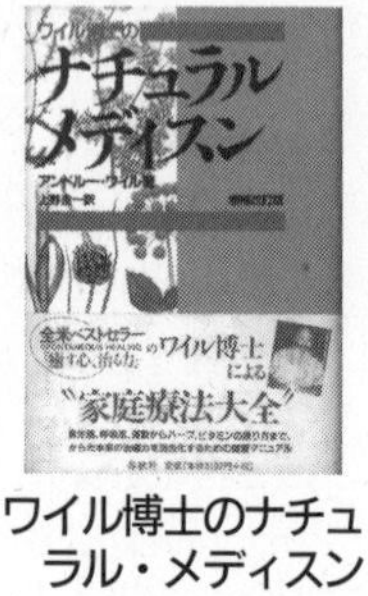


### ワイル博士のナチュラル・メディスン

1990年10月1日刊
定価：本体3107円+税
春秋社
アンドルー・ワイル著 上野圭一訳

アンドルー・ワイル博士の名著。2002年現在18刷のロングセラー。食べ物、呼吸、運動、休息、睡眠等を始め、病気の予防と健康のためのガイド、さらに呼吸法、ハーブの正しい使い方等、現代人のための安全で効果的な家庭療法を全公開。病気の予防と治療に自分自身が積極的な役割を果たす時代の幕明けを告げる書。

## 上馬塲和夫
UEBABA KAZUO

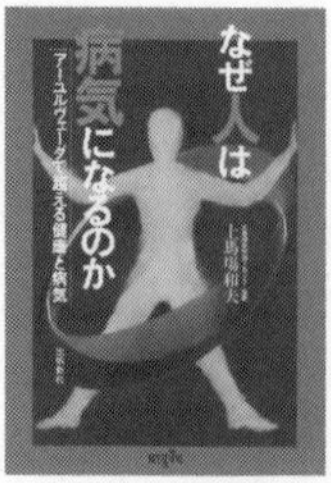


### なぜ人は病気になるのか

2000年5月11日刊
定価：本体3800円+税
出帆新社
上馬塲和夫著

現役の医師によるアーユルヴェーダの啓蒙・実践のわかりやすい教科書。多数の図版を交えて、アーユルヴェーダをやさしく解説。ドーシャ理論、病気の意味論をはじめ自己脈診、オイルマッサージ、ハーブ療法、台所を薬局に変えるキッチン・ファーマシーなどを収録。

## 上馬場和夫
UEBABA KAZUO

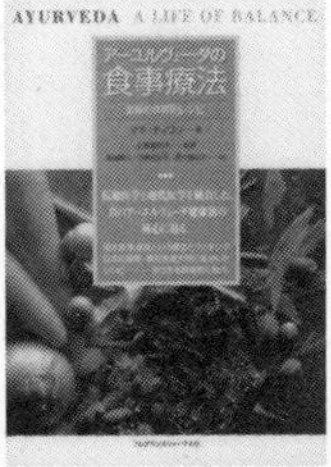


**アーユルヴェーダの食事療法**
2001年9月28日刊
定価：本体5000円＋税
フレグランスジャーナル社
マヤ・ティワリ著 上馬場和夫監訳

アーユルヴェーダの原理に従って日本でとれる薬草・食材を最大限に生かした作り方を具体的に紹介。伝統医学と現代医学を統合した、真に健康で有意義な長寿を得るアーユルヴェーダ健康法の核心に迫る至福の体質別レシピ集。

## 大住祐子
OSUMI YUKO

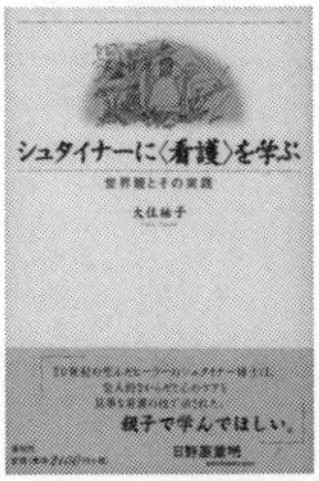


**シュタイナーに〈看護〉を学ぶ 世界観とその実践**
2000年7月31日刊
定価：本体2100円＋税
春秋社
大住祐子著

ドイツ・シュタイナー看護研究所に留学。3年半に渡って実践的に看護学を学んだ著者が、研究所での経験やそこで会得した人智学の世界観をやさしく解説。また身近な野菜を使った手当て方法、マッサージ法など具体的実践も紹介。

## 池田弘志
IKEDA HIROSHI

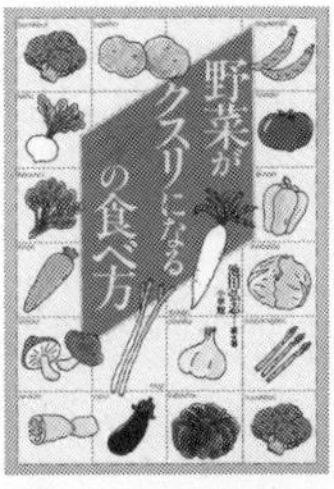


**野菜がクスリになる50の食べ方**
2000年10月20日刊
定価：本体1400円＋税
小学館
池田弘志著

野菜で解決、がん・生活習慣病・ダイエット。「がん予防に効果の高い7種類の野菜」「野菜の効き目は色でわかる」「便秘を解消する野菜の繊維パワー」など、すぐ効く90レシピ大公開。効能別の選び方作り方、最新データも徹底図解。

## 南研子
MINAMI KENKO

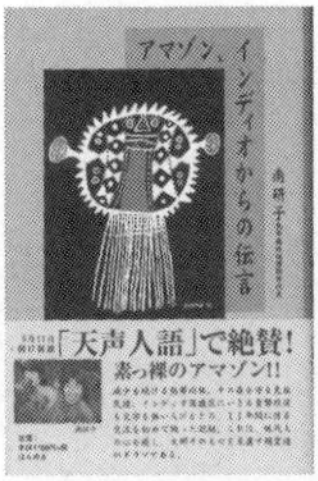


**アマゾン、インディオからの伝言**
2000年4月22日刊
定価：本体1700円＋税
ほんの木
南研子著

「天声人語」（朝日新聞）でも絶賛された、アマゾンのインディオ支援NGOの実話である。貨幣も文字もない暮らしこそ、癒しと平和に満ちているという不思議。文明こそが病であり、ストレスのない幸福とは何か、がよくわかる。

### 以上の本は、ほんの木で購入できます

お近くの書店で在庫があればお求めになれますが、各社の本を一度にお買いになる場合、小社「ほんの木」の通信販売が大変便利です。商品があれば1週間程度で発送致します。定価1200円以上の小社の本を一冊でも同時にお買い上げになると送料が無料。お支払いは宅配代引き、または郵便振込前払いで。詳しくは、左記をごらんください。

### ■「本の通信販売」のご注文方法■

〈ご注文・お問合せ〉
（電話）03-3291-3011（月～金9：00～8：00、土～5：00）
（FAX）03-3291-3030（24時間）
http://www.honnoki.co.jp/
メールアドレス info@honnoki.co.jp
〒101-0054 東京都千代田区神田錦町3-21
三錦ビル3F ほんの木 ブックショップ係
郵便振替 00120-4-251523（加入者名）ほんの木
（代引手数料）1回のご注文が5000円以上は無料。5000円以下は、210円（税込）がかかります。離島へは別途実費がかかる地域もあります。ご了承ください。（また、海外も別途料金となります）
詳しくはお問い合せください。（ほんの木）

●医術の拡大「ルドルフ・シュナイターとその医学」（ヴァルター・ホルツアプフェル著 大住祐子訳 定価：本体600円＋税）も、ほんの木の通信販売にてお取り扱いしています。

# 編集部と読者の皆様で作るページ

第２号をお求めいただきまして、
誠にありがとうございます。
初年度は１年間に４冊、
３カ月毎の発行を予定しております。
第３号は2004年１～２月発行予定です。
お便り等をぜひお寄せください！

TEL03-3291-3011
FAX03-3295-1080（編集部）

## ■登場している著者を見て迷うことなく購入しました。

●平成12年11月に胃がん宣告を受け、手術・抗がん剤等を一切拒否。食事（主として玄米・野菜）、瞑想、体操、ウォーキング等で、ただ今、がんの転移も拡大もなく元気そのもの。多分、宣告当時のがんの勢いの、80%以上を押さえていると確信しています。

安保徹先生の「爪もみ」も毎日欠かさず実行中。年間３００冊の読書量も、精神的な大きな助けになったことも書き添えておきます。帯津良一先生、上野圭一先生、安保徹先生の今後の記事に期待しています。

（さいたま市　髙野敏彰さん）

●安保徹先生、川村則行先生の論は明確で信頼できます。また、帯津良一先生の実践的な医療もすばらしい。いずれの方も西洋医学を学び、その限界を知ったからこそと思います。私自身は、日頃、なるべく有機栽培の野菜、穀物をとり、週1回の筋トレ、自転車通勤、ストレスを溜めないなどを健康のために実践しています。

（川崎市　瀬戸柳勝也さん）

●第1号のテーマや登場している著者は、大変すばらしく満足でした。病気や健康に関して、実際の生活に適用する具体的な方法などを知りたいです。また、シュタイナー医学について、ドイツの病院のことや日本でやっているところの情報もあれば取り上げてください。

（世田谷区　橋場満枝さん）

●今はまだまとまっていませんが、大変興味深く読ませて頂きました。素晴らしい先生方、素晴らしい視点、深く感動しています。日々の生活の中で、生かして参りたいと思います。期待通りでした。いえ越えるものでした。特に魂のつながりの中で感じとっている人の言葉が大変興味あります。

（神戸市　黒坂しのぶさん）

▼自然治癒力と免疫力をテーマに、「普通の健康本や雑誌とは違う学んで生かす新しいタイプの本」を作りました。今後も、実践的で納得できる情報を、独自の人選で、編集部の考えとともにお伝えしてゆきたいと思っています。どうぞ皆さんからも、知りたいテーマ、読んでみたい先生などについて、ご意見・お便りを何なりとお寄せください。

（編集部　高橋）

■こういうテーマ自体が珍しい読んで本当によかったです。

●息子が入院して薬づけになり、副作用でフラフラになっているのを見てから、病院へ行くのはやめました。帯津先生と渡辺先生のことは知っていましたが、本は読んだことがなかったし、他にもたくさんの先生がいらっしゃることがわかって安心しました。

レメディーは個人で購入して、本を見ながら処方しています。子供には本当によく効きます。ふだんから薬は飲まず、自分の力で治すようにしているので、何年も医者には行ったことがありませんが、医者に行くほどではないけれど、家庭でなんとかしたいということは、たくさんあると思うので、具体的に項目をあげて（例えば、目のこと、鼻について、肥満について……）いただくとうれしいです。私自身、小学生の頃から20年以上コンタクトレンズを使用しており、コンタクトレンズのない生活がしたいと思っています。

これからも医者を頼る前に、自分の中にある力を信じていこうと思います。

（さいたま市　鹿内双美代さん）

●幸い、玄米・野菜中心で毎日の食生活に気を付けているせいか、子どもも私も丈夫なので、試す機会は少ないのですが、何かあってからでは遅いので、今から薬に頼らない方法を知っておきたいです。

子どもの病気（はしか、おたふく、風疹など）で、予防接種に頼らない対応の仕方を知りたいです。また、病気を全くしない、というのもダメという人もいますが、そういうことも詳しく知りたいです。

花粉症についても、治し方だけではなく、どういう人がなりやすいとか、どういう環境でなりやすいとか、食生活なども含めて特集もして欲しいです。また、実際に自然療法で治したくても、ひとりでは難しいので、草の根的にそういうのを一緒にやっていけるグループやサークルを紹介して欲しいです。

知人にもすすめたい本です

（群馬県　小森谷玲子さん）

▼私も子どもの頃、風邪をひくと風邪薬、熱を出すと解熱剤をよく飲んでいた経験がありますが、それが本当に効いていたのかどうかよくわかりません。今は、病気は治るもの、抑えるのではなくて、体からのメッセージだと思っています。例えば、熱が出るということはストレス等で固まった体を一度ゆるませる体からの合図としてとらえると、薬で熱を下げることが必要かどうか判断できます。

（編集部　高橋）

■待望の書籍（連続講座）です。豪華キャストに感激しました！

●2年前、がんが見つかり、インターネットなどを通じて帯津良一先生、上野圭一先生などの著書とめぐり合って、いろいろ「改革」に取り組んでいるところでした。今は、食生活（完全な玄米菜食ではないが、それに近づけ、よくかむ）、気功・太極拳を行う。再発防止のため、漢方、ヒーリング、カウンセリングを受け、オステオパシーにも通っています。今までは仕事にのめり込みすぎていたので、一歩引いていろいろ考えています。

（国立市　松本美穂さん）

▼松本さん、ご自身の体験をお寄せいただきありがとうございました。病気に対する取り組み方は、10人いたら10種類の方法があるのではないでしょうか。第1号でもご紹介したように、代替療法にも何10種類とありますが、それぞれの療法の本質を理解して、ご自身にあった方法を取り入れてください。

（「改革」頑張って！）（編集部　高橋）

●巷には情報だけはいっぱいありますが、何がどう良いのか素人にはよくかわかりません。実際に実行している人の体験談など聞きたいです。日頃は動物性のものをとらないようにしていますが、他にどういうことに気をつけたり、どんな気持ちで過ごすことが大事かということを知りたい。体全体をとらえ、自然治癒力などに関心を持っている信頼できる病院や医師も紹介してほしいです。

（長野市　KMさん）

●私の私生活での必要な情報を非常にタイムリーに知ることができた。いろいろと知っていた知識が（頭の中でバラバラだった）、きれいに整理されたように思います。まだまだ知らない事がありますが、これからこの講座を受講することで勉強できそうです。受けて良かった……。私自身は、マクロビオテックを可能な限り取り入れていきます。また、健康食品や機能性食品と呼ばれる物に関しては、効用はあっても、加工品ではなかろうかという疑問があります。今後、ホリスティック医療を受けられる病院の情報やホメオパシーに関してくわしく知りたい。

（彦根市　西村尚美さん）

●どの記事も大変興味深く読みました。一日も早く、西洋医学と代替医療が手を結んで最前線の医療をすすめてほしいです。私自身は毎日玄米食を食べ、大豆食品を摂取するようにしていますが、日々の食事の目安を知りたいです。また、ホメオパシーには大変興味を持ちました。アトピーにも効くのでしょうか？　他にも、子どもの視力回復について、アレルギーなどの体質改善方法について、シュタイナー医療についてなどいろいろ知りたいです。

（横浜市　深見晶子さん）

▼日々の食事の目安を知りたいという深見さん、今号のテーマ「食」はお役に立ったでしょうか。また、ホメオパシーがアトピーに効くかというご質問ですが、ホメオパシー専門医の渡辺順二先生にお伺いしたところ、同じ悩みを抱えた方が、たくさん診療に来ていて実際に効果があるということでした。

（編集部　高橋）

## ■第1号は読みごたえあり、これからも期待しています。

●創刊おめでとうございます。本日、「第1号」を手にして、子どもを寝かせた後、集中力を駆使して斜め読み(?)を終えたところです。初めて耳(目)にする言葉が多く、なぜそれらを代替と表現するのか不思議でなりません。次号を早く学びたくなりました。南研子さんは個人的に大好きで、度々ご登場してほしいです。

「体に良い、健康であるために○○が良い」と、さまざまな情報が飛びかう現代。私自身は、良いものを摂るということより、「悪い影響を与えるモノを摂らない」事に心がけています。

自分の体を知り、心を知り、食べること、体を動かして働くことに精進したいと思います。また、医師や専門家の方だけではなく、いろいろなジャンルの方々に登場してほしいと思っています。(名古屋市　陸川代子さん)

●主人が74歳で、食道がん再発のため死亡。気力は充実しており8年前の胃の全摘出以来、絶えず検査していたにもかかわらず、病気に打ち勝てなかった残念さで空しさをどうしようもなく過ごしていましたが、この本から学んだことを、自分自身に生かそうと思っていますので、よろしくお願いします。

通りいっぺんで無く、深くふくらみのある内容を期待します。帯津三敬病院のことも知らなかったし、いろいろ学んで、よく知ろうと思いました。

また、玄米食・ローヤルゼリー、梅を源にした酢の飲み物や、乳酸菌抽出エキス、ビタミンCなどを摂っていますが、あれこれ摂りすぎもよくないかと心配もしています。

一般論としてではなく、人それぞれに異なる状態に合わせて、健康維持のために自分でできる手軽な体操、続けたい習慣などを考えたいと思っています。医師は、不安を取り除くなど精神面に心を向けてくれない。では、個々の心配をどう取り除いて明るく前むきに生活するか…やはり信頼できる人に相談するのが何よりでしょう。質問できるというかたちが希望ですね。

(世田谷区　若崎陽子さん)

●思っていたより、読みごたえのある内容と量で少し値段が高い本だと思っていたが納得した。

子供が朝、食欲がある日とない日の差が大きいので、朝食をしっかり摂るためのコツと料理のレシピなどを知りたい。

(徳島市　T・Kさん)

▼第1号から、たくさんのお便りありがとうございました。いただいたお便りを読んでいて共通していることは、誰もが情報、知識を持っているもののあれもこれもと、その整理に苦労されているということです。皆さんの体験談、ご意見をこれからもお待ちしています。どうぞよろしくお願いいたします。

(編集部　高橋)

●自然治癒力を高める連続講座の第1号を読みました。初めは、かなりカタイ本という印象を受けましたが、読んでいると、自然治癒力でもそれぞれの先生の専門や立場によって少しずつ違いがあるということがわかってきて面白かったです。この分野はとても広く、先生方と同じように、読み手である私たちも、各々が独自の考え、感じ方を持っているわけですから、自然治癒力を高めることと、自分を磨くことは、同義のように今、思っています。

　また、小川康さんの、チベット医学童話「タナトゥク」の続きを早く読みたいです。それから、自然食品店でチラシを置いてくれるというので送ってください。（岡山市　稲葉公子さん）

▼稲葉さん、チラシ配布のご協力ありがとうございます。他にも、たくさんの方々からチラシ配布のご協力をいただいております。この場をおかりして、ご協力いただきましたすべての皆様にお礼を申しあげます。ありがとうございました。まだまだ私たちだけの力量では、宣伝や広告も思うようにできず、いつも読者の皆様に助けられています。今後も、皆様のご期待に応えられる「本作り」を目指してゆきますので、どうぞ引き続きご支援の程をよろしくお願いいたします。（編集部　高橋）

## 編集部から「読者の皆様へ」

### ■皆様の体験談、ご意見、ご感想をお寄せください

病気克服談、体験記、写真など、400字～800字ぐらいでお書きいただき、ファックスか、メール、またはご郵送ください。また、今号でご登場いただいた先生方へのメッセージやご感想もお待ちいたします。「声」こそ私たちの、編集治癒力・免疫力・知恵です。採用の方には、小社漢方生薬入浴剤「芳泉」お試しセットをお礼とさせていただきます。

### ■チラシ配布にご協力ください

小社は小さな出版社ですので、満足に広告も打てません。読者の皆様のお力でチラシをご友人、知人、講演会などでお配りいただけないでしょうか。また、お知り合いや地域で、購読をおすすめいただけないでしょうか。

　あつかましいお願いですみません。「協力するよ！」と手をあげていただける方、ぜひご連絡下さい。小社入浴剤「芳泉」サンプルを御礼にお送りいたします。

### ■ほんの木へのあて先

〒101・0054
東京都千代田区神田錦町3の21
三錦ビル「ほんの木」編集部
自然治癒力を高める連続講座係まで
（電話）03（3291）3011
（FAX）03（3295）1080
（メール）info@honnoki.co.jp
（ホームページ）http://www.honnoki.co.jp

## 編集後記

▼今号は7月より、当初160ページの予定で取材を開始、食についてそれぞれ専門家の先生の立場により多様な見方があり、まずは驚いた。それらの意見を整理するために、「食生活の指針」を編集部でまとめて追加。そのため192ページに増ページとなった。また、10月に小社のスタッフの1人が退社したという事情も重なり出版が遅れてしまった。この間、今号を待ち望んでいた読者の皆様には、ご迷惑をかけてしまったことを大変申し訳なく思っています。自然治癒力を高めても予定を守れなかったことが残念。（高橋）

▼読者ページをお読みいただいた通り、手応え、反応のすごさにびっくりしています。私自身、何度読んでも新しい発見を感じます。

もしかして、私たち編集部が考えている以上に、この「自然治癒力を高める」というテーマは本質をついているのかもしれません。

血液、免疫力……私はずっと以前から人間の体の最重要テーマとして、このふたつに注目していました。自然治癒力の原点だと思っていたからです。それにしても、どうやって大勢の日本中の人々に広げてゆけばよいか…が悩みです。（柴田）

自然治癒力を高める連続講座2

# 自然治癒力・免疫力を高める食生活

第2号
2003年11月30日　第1刷
2009年5月8日　第4刷

出版プロデュース　柴田敬三
企画・編集　（株）パン・クリエイティブ
発行人・編集人　高橋利直
発売　（株）ほんの木

〒101-0054
東京都千代田区神田錦町3-21　三錦ビル
TEL 03-3291-3011
FAX 03-3291-3030
Eメール　info@honnoki.co.jp

郵便振替口座　00120-4-251523
加入者名　（株）ほんの木
印刷所　中央精版印刷（株）
ISBN978-4-7752-0012-4

●編集部へのご感想、お問合せは
TEL 03-3291-3011
FAX 03-3295-1080
Eメール　info@honnoki.co.jp
ホームページ　www.honnoki.co.jp
〒101-0054 東京都千代田区
神田錦町3-21三錦ビル
（株）ほんの木（編集部）宛まで。

良い本を広く社会に

# 幸せを呼ぶ香りのセラピー

## ～あなたが創るあなたの香水～

**山下文江著（フレグランスデザイナー&セラピスト）**

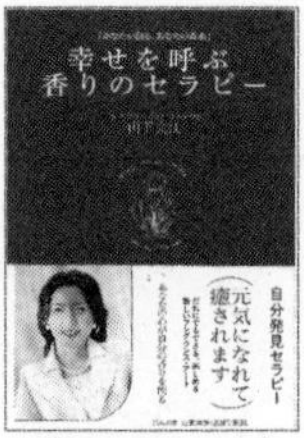


**香りのデザイン・調合方法やセルフカウンセリングの他、香りの分類や使われ方の歴史など香りのコラムも充実！**

調香師として、「バレエの舞台の香り」や「横浜の香り」などのプロデュースで活躍中の著者が、絶望のどん底から香りに助けられ、生きる目的を見つけた感動物語。自だけのオリジナル香水を創る日本初のワークショップが全国各地で大好評！　自分発見やセラピーとして、また、家族や恋人へのプレゼントとしても、新しい香りの魅力を発見できる一冊です。

**体験者の声**「目で見ることのできない香りのイメージを形にしていくプロセスは、今までに感じたことのないものでした。この香りづくりをとおして、『人とのつきあい方』や『“生”の大切さ』を教えてもらえたような気がします」（フリースクール男性教諭）

**定価1260円**（税込）
〈小社への直接お申込みは送料サービス〉

山下文江　調香師。調香、アロマテラピーをはじめ、香りの全般を国内で幅広く学んだ後、フランスグラースの調香専門学校ASFO GRASSEへ留学。癒し（フレグランスセラピー）と教育（フレグランスアート）をテーマに、オリジナル香りづくり『香楽』を、講演や講習会などで全国展開、好評を得ている。

---

# 姿勢は運命を変える！

## ～正しいボディバランスで心と体がラクになる

**城戸淳美著（内科・皮膚科医師）**

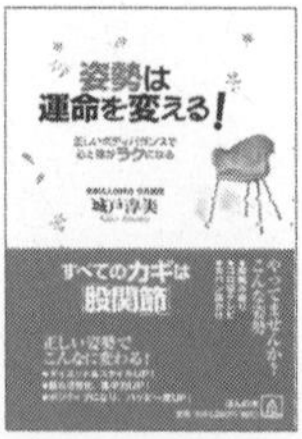


日頃の何気ない「姿勢」が私たちの体と心に与える影響をご存知ですか。医師であり、中医学にも精通する著者が、姿勢がなぜ大切か、日常生活での正しい姿勢などをあたたかいイラストとともに、わかりやすく解説。

**「やってはいけない座り方、立ち方」**
脚組み座／カバン肩掛け／ゴロ寝テレビ／片足重心立ち／脚投げだし座り／ふかふかソファに深々…

**「姿勢を正しくするとこんなうれしい効果が！」**
★ウエスト&ヒップ引き締め　★お肌や髪にツヤがでる
★スタイルが美しく見える　★視界がすっきりする
★疲れにくく健康になる　★脳も活性化し集中力アップ
★気持ち前向きポジティブに　★花粉症や抜け毛も

**★そのヒミツ、「股関節」の使い方にあり！**
**→詳しくは本書をお読みください。**

**定価1260円**（税込）
〈小社への直接お申込みは送料サービス〉

城戸淳美　東京女子医大卒業。東京女子医大付属消化器センター、東京医大に勤務後、北京中医薬大学日本分校で中医学（漢方医学）を学び、鍼灸なども習熟する中、身体のゆがみをとり自然治癒力を引き出す「骨格バランス健康法」を考案。現在、栃木県内の今井医院で内科、皮膚科の視点から心とからだをトータルに診る医療を行っている。

ご注文「ほんの木」　TEL 03-3291-3011　FAX 03-3291-3030
メール：info@honnoki.co.jp　〒101-0054東京都千代田区神田錦町3-21三錦ビル